药物分析检测技术与实践规范

主编◎王丽丽　罗 兰

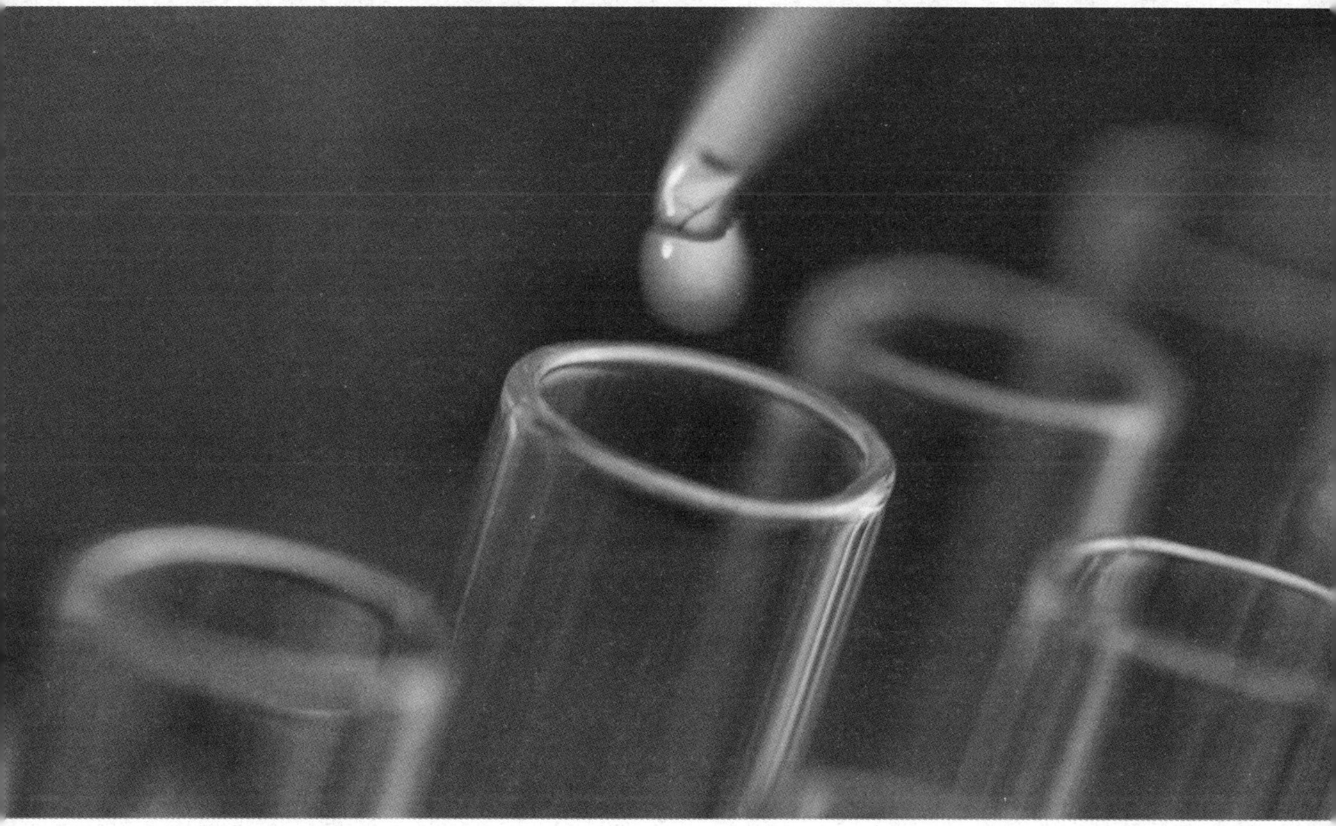

郑州大学出版社

图书在版编目(CIP)数据

药物分析检测技术与实践规范 / 王丽丽，罗兰主编. — 郑州 ：郑州大学出版社，2021.11
ISBN 978-7-5645-7847-3

Ⅰ. ①药… Ⅱ. ①王…②罗… Ⅲ. ①药物分析 - 高等学校 - 教材 ②药品检定 - 高等学校 - 教材 Ⅳ. ①R917②R927.1

中国版本图书馆 CIP 数据核字(2021)第 084618 号

药物分析检测技术与实践规范
YAOWU FENXI JIANCE JISHU YU SHIJIAN GUIFAN

策划编辑	李龙传	封面设计	曾耀东
责任编辑	薛　晗	版式设计	凌　青
责任校对	张彦勤	责任监制	凌　青　李瑞卿

出版发行	郑州大学出版社有限公司	地　　址	郑州市大学路 40 号(450052)
出 版 人	孙保营	网　　址	http://www.zzup.cn
经　　销	全国新华书店	发行电话	0371-66966070
印　　刷	新乡市豫北印务有限公司		
开　　本	787 mm×1 092 mm　1 / 16		
印　　张	17	字　　数	364 千字
版　　次	2021 年 11 月第 1 版	印　　次	2021 年 11 月第 1 次印刷

书　　号	ISBN 978-7-5645-7847-3	定　　价	49.00 元

作者名单

主　　编　王丽丽　罗　兰

副 主 编　张　镖　王思明

编　　委　（按姓氏笔画排序）

王丽丽（广州新华学院）

王思明（长春中医药大学）

刘　盈（广州新华学院）

关冠恒（广州新华学院）

张　镖（广州新华学院）

张素中（广州新华学院）

罗　兰（广州新华学院）

姚小丽（广州新华学院）

前　言

药物分析是我国药学专业规定设置的四大专业课程之一，是一门研究和发展药品全面质量控制的“方法学科”，研究运用化学、物理化学或生物化学的方法和技术来研究和探索药物及其制剂质量控制的一般规律，主要阐述化学合成药物或化学结构明确的天然药物及其制剂质量问题的一门应用性综合性很强的学科。因此，《药物分析检测技术与实践规范》对药学专业学生掌握相关领域知识和技术方面起着至关重要的作用。

本教材主要包括药物分析检测的基础理论、常见的药物分析仪器操作技能、分析方法的管理控制、药品质量控制，以及色谱常见出峰异常问题的原因及对策。本书以常用的仪器检测技术为主线，注重讲解光学仪器操作技能、色谱仪器操作技能，以及药品质量研究的相关内容。本书将药物分析理论与实践相结合，通过教学，培养学生具备探索药品质量的基本知识和技能，使学生能够胜任药品研究、生产、供应和使用过程中的药物质量分析和研究工作。

感谢广州新华学院各级领导、各单位编委对本教材编写工作的关心和支持，感谢郑州大学出版社各位领导和编辑老师对本教材编写和出版的关心与指导。

本教材在编写时力求适合高等院校药学专业的培养目标，注重内容的实用性、科学性、先进性，可作为应用型本科高校药学专业的学生使用，也可供质量检验部门及有关科研人员参考使用。由于编者专业水平、能力和经验有限，书中不足之处敬请读者批评指正。

编　者

2021 年 5 月

目 录

第一篇 药物分析检测基础篇

第二篇 仪器操作篇

第三篇 药物分析方法管控篇

第一篇　药物分析检测基础篇

第一章　绪论

学习目标:①能理解药物分析检测技术与学生就业质量的相关性。②能阐述药物分析检测技术的应用与发展。③能了解药物分析检测技术与实践规范的学习要求。

药学专业是一个实践性、创新性很强的综合性交叉学科。本科药学专业培养的人才主要面向医药生产经营企业、医疗卫生机构、医药院校、科研机构等工作单位。

教育部对药学专业的培养目标为:培养适应社会主义现代化建设和医药事业发展需要,德、智、体、美、劳全面发展,具备药学基础理论、基本知识、基本技能以及相关的医药、医学等方面的知识和能力,掌握一定的人文社会科学、自然科学和知识,能从事药物生产、科研、教学、管理等方面工作,具有良好职业道德和职业素质,富有创新意识的药学专门人才。从药学专业的培养目标可以看出,实习实践教学是使学生具备专业技术能力的重要培养手段。学生毕业后不管是在医药行业,从事医疗卫生机构的药物调配、管理采购、药事管理等工作,还是在医药生产经营企业,从事药物的研发、生产、销售等工作,都应具备较强的实践动手能力和创新能力。

一、药学专业实习实践教学存在的问题

重视知识的传授而忽视能力的培养,是传统教育存在的一个突出问题。实习实践教学难以取得成效是目前许多高校面临的难题,目前各高校都在积极探索能够将实习实践教学任务真正落到实处的方法和途径。从整体看,各高校对实践教学有各自不同

的心得与对策，由于各高校学科背景不同、培养目标不同，因此很难有一个统一的标准方案，但可以确定的是，实习实践教学只有构建综合性的整体解决方案，才能形成合力而产生相应的成效。

按照我校药学专业人才培养方案，实习实践教学包括社会实践和教学实习。由于经费的限制，实习实践教学通常只能在市内完成。依照传统的做法，分别按照学生的意愿和实习单位的要求，分成多个实习小组，每一小组由一位指导老师具体负责。从内容上，主要由实习单位（或实习基地）根据企业自己的具体业务情况进行安排，很少针对学生所在年级和实习主题进行专门的设计与安排。药学专业经过多年时间建设了一批实习基地，但真正能够发挥作用的并不多。原因：①实习内容以企业为主，比较固定，缺乏针对性，很难满足药学专业的实习实践需求；②校企关系不够紧密，很难形成常态化的实施机制；③药学专业的实习实践教学历来比较难以联系和安排，主要原因在于实习单位对信息的保密重视程度较高，普遍不太愿意让学生深入接触到工作中。从长远看，我校药学专业迫切需要制定一个适合应用型人才培养的、稳定的专业实习实践教学整体解决方案。

二、药物分析检测技术与药学专业学生就业的关系

从药学专业毕业生就业情况的调查结果来看，从事与专业对口工作的毕业生占2/3左右，包括医疗卫生机构、药物生产经营企业、药物研发企业、政府医药管理部门、医药营销机构。其中，从事工作中涉及药物分析检测的学生占1/3以上。由此可见，药物分析检测工作的重要性，同时也可看出，从事药物分析检测工作是药学专业学生就业的重要出路之一。

目前，药物分析检测人才主要有3个方向就业：①药物生产企业，从事药物的质量检测分析工作；②药物研发企业，从事药物的开发、合成、药理等研究工作；③政府监督管理单位，保证药品各个生产、流通、使用等环节的安全规范。随着我国医疗水平的不断提高，社会对药学应用型人才的需求越来越大，而其中既懂专业知识、管理知识，又懂实验操作技术的应用型复合型人才十分缺乏。因此，学校如果能使药学专业学生在校期间得到系统、全面的训练，不仅能够解决学生实践创新能力培养的难题，而且能够提高药学专业毕业生的核心竞争力，为日后走上工作岗位奠定坚实的基础。

三、药物分析检测技术的应用

药物分析检测技术主要利用各种技术与方法，围绕药物及其制剂的化学组成、理化性质、真伪鉴别、纯度检查及有效成分含量测定来研究药物的质量，对药物进行全面

检验与控制，具有很强的实践性和应用性。药品质量的检验、药物生产过程的质量控制、药物贮存过程的质量考察及临床药物分析工作，都为更好地确保用药安全、合理、有效，以及研究发现新药等工作提供了科学依据。

在新药研发过程中，不论是分子设计与定向合成，还是研究药物的生物活性，药物分析检测技术都起到至关重要的作用。在新化学药物的寻找与筛选过程中，常需要用到核磁共振、质谱、联用技术等；在新药筛选初评阶段，合理地设计和合成化合物后，常需要采用光谱、色谱、元素分析等手段确证化合物的结构和纯度；在新药药效、毒性、代谢评价阶段，常需要采用物理常数（熔点、沸点）、元素分析控制或光谱法（如红外光谱等）分析药物的纯度。同时，在药物研制过程中对中间体、反应产物和杂质的鉴定及产率的控制，药物分析检测技术都起到了至关重要的作用。天然产品（如中草药）是新药物来源的宝库，很多新药物是从天然产品中研发出来的。天然化合物的快速分析、天然药物中有效成分的提取、中成药的质量控制、中药鉴定等方面都依赖于高通量、高灵敏度的药物分析检测技术，如色谱法、光谱法以及联用技术等。薄层色谱法具有操作简便、快速的特点，可以提供中药材在可见光下或者荧光下的直观图像。高效液相色谱法具有应用范围广、流动相可选择范围大、色谱柱可重复使用等优点，在中药材鉴定及质量分析方面具有广泛的应用价值。近红外光谱技术因其方法简便、分析快速、操作无损、采样便利等特点而被广泛用于中药材的快速真伪鉴定。原子吸收光谱法在对中药材微量元素的测定方面具有专属性，如胶类中药材等。现代药物分析检测技术的发展推动了药物研究进展，为中药研究与开发、中药质量标准的发展提供了有力的支持。

药物分析检测技术在药品生产与临床使用过程中也具有重要的意义与作用，如运用药物分析检测技术寻找影响药品质量的主要工艺，从而优化生产工艺条件，促进生产和提高质量；运用适当的分析方法（如液质联用技术），进行药动学、药效学及相应质量标准的研究和制定，运用物理、化学、微生物测定方法，对不同制剂类型进行分析，检验其是否符合质量标准的规定要求，运用色谱法、联用技术等对临床上治疗窗窄、毒性大的药物进行体内药物分析，了解药物在体内数量与质量的变化，获得药物代谢动力学参数、代谢方式与途径等信息，建立其体内浓度监测方法，实行个体化给药。

随着药物分析检测技术的不断深入与发展，其在食品药品监督检测方面的应用也越来越广泛。在药品的管理监督过程中，药物分析检测技术是保证检测过程规范有效、检测结果正确和可靠、实现对药品质量严格控制的前提条件。如利用原子吸收分光光度法对相关药物痕量组分及微量成分进行分析，利用气相色谱法对药材中挥发性成分进行测定，利用离子色谱技术对蛋白质、氨基酸、羟基等进行检测，利用液-质联用对药物以及其代谢产物进行有效分析和检测。现代药物分析检测技术的发展，对于提升食品检测的效率、保障食品安全、推动食品行业的健康发展也具有重要的作用。如利用可见光分光光度技术来有效检测食品样品中硝酸盐、硼酸类物质、重金属的具体含量，利用气相分析法来检测食品中的农药残留有机硫、有机磷等物质，利用高效液相色谱法检测食品中的防腐剂、添加剂等物质。

随着生命科学、环境科学、新材料科学的发展，药物分析检测技术正发挥着越来越重要的作用，在科研、生产和生活中无处不在，尤其在新药研发以及药品生产等方面扮演着越发重要的角色。在现代药物分析新技术层出不穷的发展下，怎样切实发挥新技术与仪器应用的价值，实现药物分析检测技术与各学科之间的互补性与依赖性，做好完善和优化的工作，对于现阶段药物分析学科发展是至关重要的。

四、药物分析检测技术的发展

药物分析学发展初期主要是应用化学分析方法对药物进行定性和定量分析测定，在20世纪70年代以前，容量分析法在药物分析检测技术中一直占主导地位。之后，随着色谱和光谱等仪器分析技术的发展和成熟，它们逐步成为药物质量分析和控制的主要技术手段，药物分析检测技术从此走上了仪器分析为主的发展道路。

从20世纪90年代开始，随着色谱-光谱等现代联用技术的发展和广泛应用，使药物分析检测技术进一步向自动化和智能化、高灵敏和高通量方向发展。这使药物微量有关物质的分析鉴定和检查、药物体内过程的测定和代谢研究、药物复杂体系的全面分析和控制、假冒伪劣产品的检查和打击等，得以有效和顺利地实施，药物质量的分析和控制水平得到了全面的提高。

药品质量的优劣直接影响到药品的安全性和有效性。现代药物史上著名的“反应停”事件，以及近年来在我国发生的“齐二药(亮菌甲素注射液)”“欣弗”等危害患者健康与生命的药害事件，都与药品质量控制中出现的问题密切相关。

随着医药技术的发展，人们对于用药安全性和有效性要求的日益提高，将不断促进药物分析检测技术的发展和进步。

五、药物分析检测技术与实践规范课程的学习

药物分析检测技术与实践规范是在药物分析、分析化学、药剂学基础上开设的课程。

药物分析检测技术与实践规范课程的教学目标是使学生理解药物分析检测的基础理论，掌握药物分析检测的方法与技能及相关仪器的使用方法，从而能够胜任药品研究、生产、供应、临床使用及监督管理过程中的分析检验工作，并具备创新研究和解决药品质量问题的思维和能力。

药物分析检测技术与实践规范课程的内容主要包括药物分析检测基础理论、药物分析检测基本技能、常用的仪器操作技能、药物分析方法4个部分。通过本门课程的

理论学习与实践锻炼，学生应掌握以下专业知识和技能，以满足药品质量全面分析控制对药学专业人才的要求：①药物分析检测基础理论；②药物分析检测基本操作技能；③常用仪器的使用方法；④药物研究及分析检测过程中常见问题的解决。

在药物分析检测技术与实践规范课程的学习过程中，学生既要重视药物分析检测技术专业知识的积累，也要重视药物分析检测操作技能的严谨和规范训练，勤于思考，增强创新能力、独立分析能力和解决问题的能力，从而具备良好的专业素养和实事求是的科学作风，能够胜任药物研究过程中的分析检测工作。

（王丽丽　张素中　刘　盈）

第二章 ▶药物分析检测基础

学习目标:①能理解药物分析检测的基础理论。②能阐述药品检验工作的基本程序、对照品的使用与保管、一般杂质和特殊杂质的检查方法。③能遵守实验室规章制度、职业道德等。

第一节 药物分析检测基础理论

一、实验误差的来源

定量分析的目的是通过实验确定试样中被测组分的量。但由于受分析方法、测量仪器、试剂和分析人员主客观因素等方面的限制,使得测量值不可能与真实值完全一致;同时,一个定量分析往往要经过一系列步骤,并不只是一次简单的测量,每步测量的误差都会影响分析结果的准确性。因此,即使是技术娴熟的分析人员,用各项技术指标均符合要求的测量仪器、同一种可靠方法对同一试样进行多次测量,也不能得到完全一致的结果。这说明客观上存在着难以避免的误差,任何测量结果都不可能绝对准确。为了提高分析结果的准确性,有必要探讨产生误差的原因和减少误差的方法。

(一)误差的概念

任何分析测量所得的结果,总是和已知的真实含量或多或少有些差别,这些差别在分析上叫误差。

(二)误差的分类及来源

根据误差的性质,可将误差分为两类:系统误差、偶然误差。

1. 系统误差　系统误差(systematic error)又称可定误差(determinate error),是由某

种固定的原因所造成的误差。一般有固定的方向(正或负)和大小,重复进行测定时会重复出现。根据系统误差的来源,可把它分为方法误差、仪器或试剂误差及操作误差3种。

(1)方法误差:由于实验设计不适当或方法选择不当所引起的误差。通常对测定结果影响较大。例如,由于反应条件不完善而导致化学反应进行不完全,或副产物对测量产生影响;重量分析时由于方法选择不当,使沉淀的溶解度较大或有共沉淀现象发生;滴定分析时由于指示剂选择不当,使滴定终点不在滴定突跃范围内;色谱分析时由于色谱条件选择不当,待测组分峰与相邻峰未达到良好分离等。

(2)仪器或试剂误差:是由于实验仪器所给数据不正确或试剂不合格所引起的误差。例如,仪器信号漂移,使用未经校准的测量(或计量)仪器及容量器皿,温度对容量器皿容积产生的影响,电池电压下降对仪器供电设备的影响,真空系统泄露,器皿不耐腐蚀,所用试剂不纯或去离子水不合格等,均能产生这种误差。

(3)操作误差:是由于操作者的主观原因而在实验过程中所做的不正确判断所引起的误差。例如,操作者对滴定终点颜色的确定偏深或偏浅,对仪器指针位置或容量器皿所显示溶液体积产生判断差异,为提高实验数据精密度而产生的判断倾向等。

在一个测定过程中上述3种误差都可能存在,并且通常是定量的或定比例的,分别被称为恒量误差(constant error)和比例误差(proportional error)。因为系统误差是以固定的方向出现,具有重复性,且大小可测,故可采用适当的方法予以消除,方法如下。

1)与经典方法进行比较:将新建立的方法与公认的经典方法分别对同一试验进行测量并比较,可以判断新建立的方法的可行性。若新建立的方法不够完善,应进一步优化或测出校正值以消除方法误差。这在新方法研究中经常采用。

2)校准仪器:对天平、移液管、容量瓶、酸碱滴定管等计量、容量器皿及测量仪器进行校准,可以减免仪器误差。由于仪器的状态会随时间及测定环境的变化而变化,因此需要定期进行校准。

3)对照试验:对照试验是检查分析过程中有无系统误差的有效方法。具体操作步骤是用已知含量(标准值)的标准试样,按照所选的测定方法,以同样的实验条件进行分析,求得测定方法的校正值(标准试样的标准值与标准试样分析结果的比值),用以评价所选方法的准确性(有无系统误差),或直接对实验中引入的系统误差进行校正。

$$\text{试样中某组分含量} = \text{试样中某组分测得含量} \times \frac{\text{标准试样中某组分已知含量}}{\text{标准试样中某组分测得含量}} \times 100\%$$

4)回收率试验:当采用新建立的方法测出试样中某组分含量后,可在几份相同试样($n \geqslant 5$)中加入适量待测组分的纯品,以相同条件进行测定,按下式计算回收率:

$$回收率(\%)=\frac{加入纯品后的测得量-加入前的测得量}{纯品加入量}\times 100\%$$

回收率越接近 100%,系统误差越小,方法准确度越高。回收试验常在微量组分分析中应用。

5)空白试验:在不加入试样的情况下,按与测定试样相同的条件和步骤进行的分析试验,称为空白试验。所得结果称为空白值。从试样的分析结果中扣除此空白值,即可消除由试剂及实验器皿等引入的杂质所造成的误差。空白值不宜很大,否则,应通过提纯试剂或改用其他器皿等途径减小空白值。

2. 偶然误差　偶然误差(accidental error)又称随机误差(random error),是由一些不确定的偶然因素所引起的误差。如测定环境温度、湿度、电压、仪器性能等的偶然变化以及操作者对平行试样处理的微小差异等,均可能引起偶然误差。偶然误差的方向(有时正有时负)和大小(有时大有时小)都是不固定的,因此,不能用加校正值的方法减免。

偶然误差的出现具有一定的规律,绝对值相同的正、负误差出现的概率大体相等,它们之间常能部分或完全抵消,大误差出现的概率小,小误差出现的概率大。

减小偶然误差的方法:通过增加平行测定次数,平行测定的次数越多,测定值的算术平均值越接近于真值。在实际工作中,一般对同一试样平行测定 3 ~4 次,其精密度符合要求即可。

系统误差与偶然误差的划分并无严格的界限。当人们对某些误差产生的原因尚未认识时,往往将其作为偶然误差对待。另外,虽然两者在定义上不难区分,但在实际分析过程中除了较明显的情况下,常常难以进行直观的区别和判断。例如,观察滴定终点颜色的改变,有人总是感觉偏深,产生属于操作误差的系统误差,但在多次测定观察滴定终点的深浅程度时,又不能完全一致,因而产生偶然误差。

除了上述两类误差外,在实际操作中,由于分析工作者粗心或违反操作规程等所产生的结果错误称为“过失”,不能称为“误差”,必须予以避免。一旦有了过失,应该舍弃有关数据重新测量,以保证原始测量数据的可靠性。如无法确定实验值异常是否由于过失引起,可以用相关统计检验进行判断。

二、准确度与精密度

(一)准确度与误差

准确度(accuracy)是指测量值与真值(真实值)接近的程度。测量值与真值越接近,测量的误差就越小,准确度就越高。

误差的表示方法主要有两种：绝对误差和相对误差。绝对误差（absolute error）是测量值与真值之差。相对误差（relative error）是绝对误差与真值的比值，如果不知道真值，但知道测量的绝对误差，也可用测量值代替真值表示。

$$绝对误差=测量值-真值$$

$$相对误差=\frac{绝对误差}{真值}\times100\% \text{ 或 } 相对误差=\frac{绝对误差}{测量值}\times100\%$$

相对误差反映出误差在真值中所占的比例，在分析工作中，相对误差的大小可作为正确选择分析方法的依据，比绝对误差更常用。

（二）精密度与偏差

精密度（precision）表示平行测量的各测量值之间互相接近的程度。表达了测定结果的重复性和再现性，各测量值间越接近，测量的精密度越高。精密度的高低用偏差来衡量。偏差表述数据的离散程度，偏差越大，数据越分散，精密度越低。偏差有以下几种表示方法。

1. 偏差　单个测量值与测量平均值之差称为偏差（deviation），以 d 表示，其值可正可负。

2. 平均偏差　各单个偏差绝对值的平均值，称为平均偏差（average deviation），以 $\bar{d}$ 表示，式中 n 表示测量次数。应当注意，平均偏差均为正值。

$$\bar{d}=\frac{\sum_{i=1}^{n}|x_i-\bar{x}|}{n}$$

3. 相对平均偏差　平均偏差 $\bar{d}$ 与测量平均值 $\bar{x}$ 的比值称为相对平均偏差（relative average deviation）。

$$相对平均偏差(\%)=\frac{\bar{d}}{\bar{x}}\times100\%=\frac{\sum_{i=1}^{n}|x_i-\bar{x}|/n}{\bar{x}}\times100\%$$

4. 标准偏差　在平均偏差和相对平均偏差的计算过程中忽略了个别较大偏差对测定结果重复性的影响，而采用标准偏差（standard deviation，S）则是为了突出较大偏差的影响。因此，同一组测量值的标准偏差比平均偏差值大。对少量测定值（$n\leqslant20$）而言，其标准偏差的定义式如下：

$$S=\sqrt{\frac{\sum_{i=1}^{n}(x_i-\bar{x})^2}{n-1}}$$

5. 相对标准偏差　标准偏差 S 与测量平均值 $\bar{x}$ 的比值称为相对标准偏差（relative standard deviation，RSD），也曾称为变异系数（coefficient of variation，CV）。

$$RSD(\%) = \frac{S}{\bar{x}} \times 100\% = \frac{\sqrt{\dfrac{\sum_{i=1}^{n}(x_i - \bar{x})^2}{n-1}}}{\bar{x}} \times 100\%$$

例:用光度法测定某试样中微量铜的含量,6 次测定结果分别为 0.21%、0.23%、0.24%、0.25%、0.24%、0.25%,试计算单次测定的平均偏差、相对平均偏差、标准偏差及相对标准偏差。

解:平均值:

$$\bar{x} = \frac{0.21\% + 0.23\% + 0.24\% + 0.25\% + 0.24\% + 0.25\%}{6} = 0.24\%$$

单次测定的偏差分别为:

$d_1 = 0.21\% - 0.24\% = -0.03\%$　　$d_2 = 0.23\% - 0.24\% = -0.01\%$

$d_3 = 0.24\% - 0.24\% = 0$　　$d_4 = 0.25\% - 0.24\% = 0.01\%$

$d_5 = 0.24\% - 0.24\% = 0$　　$d_6 = 0.25\% - 0.24\% = 0.01\%$

平均偏差:

$$\bar{d} = \frac{\sum_{i=1}^{n}|x_i - \bar{x}|}{n} = \frac{|-0.03\%| + |-0.01\%| + |0| + |0.01\%| + |0| + |0.01\%|}{6}$$

$$= 0.01\%$$

相对平均偏差:

$$\bar{d}_r = \frac{\bar{d}}{\bar{x}} \times 100\% = \frac{0.01\%}{0.24\%} \times 100\% = 4.2\%$$

标准偏差:

$$S = \sqrt{\frac{\sum_{i=1}^{n}(x_i - \bar{x})^2}{n-1}} = \sqrt{\frac{(-0.03\%)^2 + (-0.01\%)^2 + (0.01\%)^2 + (0.01\%)^2}{6-1}}$$

$$= 0.024\%$$

相对标准偏差:

$$s_r = \frac{S}{\bar{x}} \times 100\% = \frac{0.024\%}{0.24\%} \times 100\% = 10\%$$

6. 重复性、中间精密度及重现性　均反映了测定结果的精密度,但 3 者具有不同概念。重复性是指在同样操作条件下,在较短时间间隔内,由同一分析人员对同一试样测定所得结果的接近程度;中间精密度是指在同一实验室内,由于某些试验条件改变,如时间、分析人员、仪器设备等,对同一试样测定结果的接近程度;重现性是指在不同实验室之间,由不同分析人员对同一试样测定结果的接近程度。如将分析方法确定为法定标准(如药典)时,应进行重现性试验。

(三)准确度与精密度

准确度高,精密度一定高;但精密度高,准确度不一定高。准确度表示测量结果的正确性,精密度表示测量结果的重现性或重复性。

三、变异系数

变异系数是衡量资料中各观测值变异程度的另一个统计量。当进行两个或多个资料变异程度的比较时,如果度量单位与平均数相同,可以直接利用标准差来比较。如果单位和(或)平均数不同时,比较其变异程度就不能采用标准差,而需采用标准差与平均数的比值(相对值)来比较。

标准差与平均数的比值称为变异系数,记为 CV。变异系数可以消除单位和(或)平均数不同对两个或多个资料变异程度比较的影响。

在进行数据统计分析时,如果变异系数大于 15% ,则要考虑该数据可能不正常,应该剔除。

四、自由度

在统计学中,自由度指的是计算某一统计量时,取值不受限制的变量个数。通常 $df=n-k$。其中 n 为样本含量;k 为被限制的条件数或变量个数,或计算某一统计量时用到其他独立统计量的个数。自由度通常用于抽样分布中。

首先,在估计总体的平均数时,由于样本中的 n 个数都是相互独立的,从其中抽出任何一个数都不影响其他数据,所以其自由度为 n。

在估计总体的方差时,使用的是离差平方和。只要 $n-1$ 个数的离差平方和确定了,方差也就确定了。因为在均值确定后,如果知道了其中 $n-1$ 个数的值,第 n 个数的值也就确定了。这里,均值就相当于一个限制条件,由于加了这个限制条件,估计总体方差的自由度为 $n-1$。

例如,有一个有 4 个数据($n=4$)的样本,其平均值 m 等于 5,即受到 $m=5$ 的条件限制,在自由确定 4、2、5 三个数据后,第四个数据只能是 9,否则 $m\neq5$。因而这里的自由度 $v=n-1=4-1=3$。推而广之,任何统计量的自由度 $v=n-k$(k 为限制条件的个数)。

其次,统计模型的自由度等于可自由取值的自变量的个数。如在回归方程中,如果共有 p 个参数需要估计,则其中包括了 $p-1$ 个自变量(与截距对应的自变量是常量 1)。因此该回归方程的自由度为 $p-1$。

在一个包含 n 个个体的总体中,平均数为 m。知道了 $n-1$ 个个体时,剩下的一个个体不可以随意变化。在总体方差计算中,是除以 n 而不是 $n-1$,原因是:方差是实际值与期望值之差平方的期望值,所以知道总体个数 n 时方差应除以 n,除以 $n-1$ 时是方差的一个无偏估计。

五、不确定度

(一)不确定度的含义

不确定度的含义是指由于测量误差的存在,对被测量值的不能肯定的程度。反过来,也表明该结果的可信赖程度。它是测量结果质量的指标。不确定度越小,所述结果与被测量的真值越接近,质量越高,水平越高,其使用价值越高;不确定度越大,测量结果的质量越低,水平越低,其使用价值也越低。

(二)不确定度的作用

测量不确定度是目前对于误差分析中的最新理解和阐述,以前用测量误差来表述,但两者具有完全不同的含义。现在更准确的定义为测量不确定度,是指测量获得的结果不确定的程度。

(三)不确定度的计算

不确定度的值即为各项值距离平均值的最大距离。

例:有一列数。$A1,A2,\cdots,An$,它们的平均值为 A,则不确定度为:$\max\{|A-Ai|,i=1,2,\cdots,n\}$。

(四)不确定度与误差

统计学家与测量学家一直在寻找合适的术语正确表达测量结果的可靠性。譬如以前常用的偶然误差,由于“偶然”二字表达不确切,已被随机误差所代替,近年来,人们感到“误差”二字的词义较为模糊,如讲“误差是±1%”,使人感到含义不清晰。但是若讲“不确定度是±1%”则含义是明确的。因而用随机不确定度和系统不确定度分别取代了随机误差和系统误差。不确定度与误差是完全不同的概念,它不是误差,也不等于误差。

(五)测量不确定度与标准不确定度

表征合理地赋予被测量值的分散性,与测量结果相联系的参数,称为测量不确定度。测量不确定度是独立而又与测量结果密切相联系的、表明测量结果分散性的一个参数。在测量的完整表示中,应该包括测量不确定度。测量不确定度用标准偏差表示时称为标准不确定度,如用说明了置信水准的区间的半宽度的表示方法则称为扩展不确定度。

六、有效数字的修约

分析化学中的数字分为两类。一类数字为非测量所得的自然数，如测量次数、样品份数、计算中的倍数、反应中的化学计量关系及各类常数等，这类数字无准确度问题；另一类数字是测量所得，即测量值或数据计算的结果，其数字位数多少应与分析方法的准确度及仪器测量的精度相适应。以下对第二类数字的读取、记录和计算进行讨论。

（一）有效数字

有效数字（significant figure）是指在分析工作中实际上能测量到的数字。保留有效数字位数的原则：在记录测量数据时，只允许保留一位可疑数（欠准数）。即只有数据的末位数欠准，其误差是末位数的±1 个单位。这是由于仪器精度的限制，对末位数进行估计时加入了实验者的主观因素，因而准确度较差。有效数字不仅能表示数值的大小，还可以反映测量的精确程度。

例如，对常量滴定管可准确读取到 0.1 mL，而小数点后面第二位没有刻度，是估计值，不甚准确，有±0.01 mL 误差，但该数字并非臆造，故记录时应保留它。如消耗溶液体积为 23.97 mL，此数据中，包括 4 位有效数字，其中前 3 位为准确值，最后一位为欠准值，有±1 的误差。如用万分之一的分析天平进行称量时，可以准确称量到 0.001 g，小数点后第 4 位有±1 的误差，为欠准值，但记录时应保留它。如称量某样品的质量，记录为 1.244 2 g 是正确的，即有效数字应记录至小数点后第 4 位。由此可见，有效数字的位数反映了测量和结果的准确程度，绝不能随意增加或减少。

在数据中数字 1 ~9 均为有效数字，但数字 0 则可能不是有效数字。当 0 位于其他数字之前，如在数据 0.005 4 g 中，前 3 个 0 表示数量级用于定位，不是有效数字；当 0 位于其他数字之间，如在数据 21.05 mL 中，0 是有效数字；0 位于其他数字之后时，当在小数中，如数据 2.543 0 g，0 是有效数字，它除表示数量值外，还表示数量的准确程度，当在整数中，则不能确定 0 是否为有效数字，如 2 500 L，因此，常用指数形式明确该整数的有效数字位数，写成 2.50×10^{3} L，表示 3 位有效数字。对于很小的数字，也可用指数形式表示。例如，离解常数 $K_a = 0.000\ 018$，可写成 $K_a = 1.8\times10^{-5}$；值得注意的是，有效数字位数在指数表示形式中并未改变。

变换单位时，有效数字的位数也须保持不变。例如，0.003 8 g 应写成 3.8 mg。pH 及 p*K*a 等对数值，其有效数字仅取决于小数部分数字的位数，而其整数部分的数字只代表原值的幂次，如 pH=9.03，是两位有效数字。

重量分析和滴定分析属于常量分析，方法所允许的误差一般在±0.2% 之内，各测量数据应保留 4 位有效数字。使用计算器计算时，应特别要注意最后结果中有效数字的位数。若多保留有效数字位数,则会导致分析结果的准确度看起来很高,但与实际并不相符。

(二)有效数字的修约规则

从误差传递原理可知,凡通过运算所得的结果,其误差总比个别测量的误差大。计算结果的有效数字位数要受测量值(尤其是误差最大的测量值)有效数字位数所限制。因此,对有效数字位数较多(即误差较小)的测量值,应将多余的数字舍弃,该过程称为数字修约,其基本原则如下。

1. 采用“四舍六入五留双”的规则进行修约　该规则规定:当多余尾数的首位≤4时,舍去;多余尾数的首位≥6时,进位;等于5时,若5后数字有不为0的,则进位;若5后数字皆为0,则视5前数字是奇数还是偶数,采用“奇进偶舍”的方式进行修约,使被保留数据的末位为偶数。例如,将下列数据修约为4位有效数字:14.244 2→14.24,24.486 3→24.49,15.025 0→15.02,15.015 0→15.02,15.025 01→15.03。

2. 禁止分次修约　只允许对原测量值一次修约至所需位数,不能分次修约。例如,将数据2.345 7修约为两位,应2.345 7→2.3;若分次修约:2.345 7→2.346→2.35→2.4就不对了。

3. 可多保留一位有效数字进行运算　大量运算中,为了提高运算速度,而又不使修约误差迅速累积,可采用“安全数字”。即将参与运算各数的有效数字修约到比绝对误差最大的数据多保留一位,运算后,再将结果修约到应有的位数。例如,计算5.352 7、2.3、0.054及3.35的和。按加减法的运算法则,计算结果只应保留一位小数。但在计算过程中可先多保留一位,于是上述数据计算,可写成5.35+2.3+0.05+3.35=11.05,计算结果应修约成11.0。

4. 修约标准偏差　对标准偏差的修约,其结果应使精密度降低。例如,某计算结果的标准偏差为0.213,取两位有效数字,宜修约成0.22。在做统计检验时,标准偏差可多保留1~2位数参与运算,计算结果的统计量可多保留一位数字与临界值比较。表示标准偏差和RSD时,一般取1~2位有效数字。

5. 与标准限度值比较时不应修约　在分析测定中常需将测定值(或计算值)与标准限度值进行比较,以确定样品是否合格。若标准中无特别注明,一般不应对测量值进行修约,而应采用全数值进行比较。如某标准试样中镍含量≤0.03%为合格,此0.03%即为标准限度值,若获得的测定值为0.033%,按修约值0.03%比较即判为合格,而按全数值0.033%比较,则应判为不合格。

(三)有效数字的运算规则

分析结果的准确度必然会受到分析过程中测量值误差的制约。在计算分析结果时,每个测量值的误差都要传递到分析结果中去,运算不应改变测量的准确度。因此,应根据误差传递规律进行有效数字的运算。尤其使用计算器等计算分析结果时,显示数字位数较多,要特别注意结果的有效数字位数。

1. 加减法　加减法所得和或差的误差是各个数值绝对误差的传递结果。所以，计算结果的绝对误差必须与各数据中绝对误差最大的数据相当。即几个数据和或差的有效数字保留，应以小数点后位数最少（绝对误差最大）的数据为依据。例如：0.536 2+0.001+0.25=0.79，计算结果的有效数字的位数由绝对误差最大的第 3 个数据决定，即应保留 2 位小数。

2. 乘除法　乘除法所得积或商的误差是各个数据相对误差的传递结果。几个数据相乘除时，积或商有效数字应保留的位数，以参加运算的数据中相对误差最大（有效数字位数最少）的那个数据为准。例如：0.012 1×25.64×1.057 8=0.328，其中，有效数字位数最少的 0.012 1 相对误差最大，故计算结果应修约为 3 位有效数字。

3. 分析结果百分数的表示　对于高含量组分（>10%），一般保留 4 位有效数字，如 43.52%；对于中含量组分（>1%），保留 3 位有效数字；对于低含量组分（<1%），则保留 2 位有效数字。

另外，乘方或开方时，结果的有效数字位数不变，如 $7.13^2=50.8$。对数运算时，对数尾数的位数应与真数有效数字位数相同，如 $[H^+]=5.2\times10^{-5}$，则 pH=4.28。

七、相似相溶原理

（一）定义及解释

相似相溶原理中，“相似”是指溶质与溶剂在结构上相似，“相溶”是指溶质与溶剂彼此互溶。“相似相溶”也适用于气体和固体溶质。

水分子间有较强的氢键，水分子既可以为生成氢键提供氢原子，又因其中氧原子上有孤对电子而能接受其他分子提供的氢原子，氢键是水分子间的主要结合力。所以，凡能为生成氢键提供氢或接受氢的溶质分子，均和水“结构相似”。如 ROH（醇）、RCOOH（羧酸）、RC=O（酮）、RCONH（酰胺）等，均可通过氢键与水结合，在水中有一定的溶解度。当然上述物质中 R 基团的结构与大小对在水中溶解度也有影响。如醇（R-OH）随 R 基团的增大，分子中非极性的部分增大，与水（极性分子）结构差异增大，所以在水中的溶解度也逐渐下降。

对于结构相似的一类气体，沸点愈高，它的分子间力愈大，愈接近于液体，因此在液体中的溶解度也愈大。如 O_2 的沸点（90 K）高于 H_2 的沸点（20 K），所以 O_2 在水中的溶解度大于 H_2 的溶解度。

对于结构相似的一类固体溶质，其熔点愈低，则其分子间作用力愈小，愈接近于液体，因此在液体中的溶解度也愈大。

具体可以这样理解：

1. 极性溶剂（如水、CH_3CH_2OH）易溶解极性物质（离子晶体、分子晶体中的极性物质如强酸等）。

2. 非极性溶剂（如苯、汽油、四氯化碳等）能溶解非极性物质（大多数有机物、Br_2、I_2等）。

3. 含有相同官能团的物质互溶，如水中含羟基（-OH）能溶解含有羟基的醇、酚、羧酸。

4. 一般情况下，可简记为极性相似的物质，便可相溶。

注：此原理只能做一般推论，不能做定性的推导理由。

（二）原理

溶液中溶质微粒和溶剂微粒的相互作用导致溶解。若溶质、溶剂都是非极性分子（如I_2和CCl_4，白磷和CS_2），相互作用以色散力为主；若一种为极性分子，另一种为非极性分子（如I_2和C_2H_5OH），相互作用是分子间作用力；在强极性分子间以取向力为主；若一种溶剂微粒是离子，在水中形成水合离子，在液氨中则形成氨合离子，其他溶剂中就是溶剂合离子。

如果溶质微粒和溶剂微粒间相互作用和溶质微粒间、溶剂微粒间作用相近，则溶解的就会较多。

1. 相似相溶规律通常的说法是“极性相似的两者互溶度大”。例如，非极性、弱极性溶质易溶于非极性、弱极性溶剂，如I_2（非极性）分别在H_2O（强极性）、C_2H_5OH（弱极性）、CCl_4（非极性）中的溶解度（g/100 g溶剂）依次为0.030（25 ℃）、20.50（15 ℃）、2.91（25 ℃）。又如O_2（非极性）在1 mL H_2O、乙醚（弱极性）、CCl_4中溶解的体积（已换算至标准状况下体积）依次为：0.030 8 mL（20 ℃）、0.455 mL（25 ℃）、0.302 mL（25 ℃）；白磷（非极性）能溶于CS_2（非极性），但红磷（巨型结构）却不溶。

相似相溶规律是定性规律，通常仅能给出难溶、微溶、可溶的判断，如O_2、I_2易溶于弱极性、非极性溶剂，但不能认为非极性的O_2、I_2在CCl_4（非极性）中最易溶。

2. 相似相溶规律还有一种表述：“结构相似者可能互溶”。HOH、CH_3OH、C_2H_5OH、n-C_3H_7OH分子中都含-OH，且-OH所占“份额”较大，所以3种醇均可与水互溶，n-C_4H_9OH中虽含-OH，因其“份额”小，水溶性有限。碳数增多，一元醇的水溶性将进一步下降。丙三醇（甘油）中含有-OH，且“份额”较大，与水互溶。$C_6H_{12}O_6$（葡萄糖）中含有5个-OH，因分子比H_2O大了许多，只是易溶于水。高分子淀粉$(C_6H_{10}O_5)n$的“分子”大，只能部分溶解于水。纤维素分子更大，难溶于水。

甲苯稍有极性，却与非极性的苯混溶，萘能溶于苯和甲苯。含有相同官能团，且分子大小相近的物质，则它们的极性相近。例如：CH_3OH、C_3H_7OH偶极矩分别是1.69D和1.70D，所以，结构相似有时也反映在极性上，但极性相似却不一定是结构相似的反映。例如：硝基苯$C_6H_5NO_2$、苯酚C_6H_5OH的偶极矩分别为1.51D和1.70D。极性算是相近，但两者在水中的溶解度分别是0.19%和8.2%（20 ℃）。又如C_3H_7Br（1.8D）、C_3H_7I（1.6D）、C_3H_7OH（1.7D），极性相近，但在水中的溶解度分别是0.24%、0.11%、无穷（20 ℃）。

(三)应用

1. 在化学成分性质中的应用　相似相溶原理在化学成分性质中的应用主要是其溶解性。例如,各类成分的苷元应该溶于有机溶剂中,其中含极性大的官能团多者可溶于亲水性有机溶剂,反之溶于亲脂性有机溶剂;而各类苷元成分结合糖形成苷(羟基增多)后溶于水及亲水性有机溶剂中,其中,比较特殊的是强心苷,由于其含有 α-去氧糖而使其所含羟基减少,故可能会溶于氯仿等亲脂性有机溶剂中。某一化学成分具体溶于何种溶剂,可根据其结构中具体官能团的情况来判断。

2. 在中药化学成分提取中的应用　中药化学成分提取溶剂的选择,主要原则是对目标化学成分溶解度大,对其他成分溶解度小。所以,在提取前要知道中药所含有的化学成分有哪些,目标成分及其他成分结构如何,进而判断其极性大小。例如,人参中主要含有人参皂苷 A、B、C、D、E、F 等极性大的化学成分,还有少量挥发油,故人参皂苷可以用水进行提取。

3. 在分离、提纯化学成分中的应用　可采用萃取、沉淀、柱色谱技术等对化学成分进行分离,达到提纯的目的。

在两相萃取中,需要考虑萃取溶剂的极性与目标化学成分的极性是否相似。例如,从水溶液中萃取叶绿素,用石油醚萃取较合适;萃取薯蓣皂苷用正丁醇较合适。

常用的沉淀技术,例如乙醇沉淀技术是向化学成分的水溶液中加入乙醇,由于溶液极性变小,所以极性大的蛋白质、氨基酸、糖类即会沉淀析出。酸碱沉淀技术是向化学成分的溶液中加入酸或碱,通过化学反应使化学成分极性改变而沉淀。

柱色谱技术,涉及 3 个因素,分别是流动相、固定相和化学成分。常用的硅胶吸附色谱中,流动相与化学成分遵循相似相溶的原理,即极性小的化学成分(例如挥发油)分离选择极性小的流动相(例如石油醚-乙酸乙酯混合溶剂),反之亦然。在聚酰胺色谱中,聚酰胺分子中既有亲水基团又有亲脂基团,当用极性溶剂(如含水溶剂)作为流动相时,聚酰胺中的烷基作为非极性固定相,其色谱行为类似于反相分配色谱,因黄酮苷的极性大于苷元,所以黄酮苷比苷元容易洗脱;当用非极性流动相(如氯仿-甲醇)时,聚酰胺则作为极性固定相,其色谱行为类似于正相分配色谱,黄酮苷元的极性小于黄酮苷,因而黄酮苷元易被洗脱。此即是聚酰胺色谱的“双重层析”原理。

在平面色谱技术中,如硅胶吸附薄层色谱及纸色谱,一般要求目标成分比移值控制在 0.3~0.5,有时需要调整流动相的极性,如在硅胶吸附薄层色谱中,某一成分的比移值为 0.2,可以加大流动相的极性,使其比移值增加。当流动相不变,多个成分在色谱中比移值的大小与成分的极性相关,极性大的成分因与硅胶表面的羟基结合力强,阻力大,比移值小,故此薄层板由下往上所见斑点(化学成分)极性是逐渐减小的。纸色谱与上述分析情况基本一致。

八、药物制剂处方前研究的基础要点

药物制剂处方前研究工作包括从文献资料中或通过实验研究中得到所需的科学情报资料(如药物的物理形状、熔点、沸点、溶解度、溶出速率、多晶型、p*K*a、油水分配系数和物理化学稳定性等),然后根据药物本身的性质、剂型和工艺要求,有选择性地进行一些必要的实验,得到足够的数据资料。这些资料可作为研究人员在处方设计和产品开发中选择最佳剂型、工艺和质量控制的依据,使药物不仅保持物理化学和微生物学的稳定性,而且在药物制剂用于人体时,能够获得较高的生物利用度和最佳疗效。处方设计前,工作内容主要取决于药物的种类、性质和希望制备的剂型。处方前工作的出发点是获取原料药物及其有关性质等信息,同时进行认真必要的文献检索,然后根据药物的特点有重点地开展工作。

处方前研究工作可以穿插到新药研究的不同阶段,人们越来越倾向于在优化先导化合物或确定候选药物的同时开展一部分处方前研究工作。这个阶段,由于化合物的制备和纯化工艺还未确定,且能够得到的化合物的数量往往有限,所以需要采用一些更为灵敏的检测和分析方法来获取化合物的各种特性参数,或者通过计算化学方法进行估算。

1. 晶型　多晶型现象在有机药物中广泛存在,同一化学结构的药物,由于结晶条件(如溶剂、温度、冷却速度等)不同,形成结晶时分子排列和晶格结构不同,因而形成不同的晶型,即产生多晶型(polymorphism)。晶型不同,导致晶格能不同,药物的熔点、溶解速度、溶解度等也不同。

无定型(amorphousform)为无结晶结构的药物,无晶格约束,自由能大,所以溶解速度和溶解度较结晶型药物大。例如新生霉素在酸性水溶液中形成无定型,其溶解度比结晶型大 10 倍,溶出速度快,吸收也快。

假多晶型(pseudopolymorphism)药物是在药物结晶过程中,溶剂分子进入晶格使结晶型发生变化,形成药物的溶剂化物(solvate)。例如溶剂为水,即为水合物。溶剂化物与非溶剂化物的熔点、溶解度和溶解速度等物理性质不同,这是由结晶结构的改变影响晶格能所致。在多数情况下,溶解度和溶解速度按无定型>无水物>水合物的顺序排列。

2. 溶解度　溶解度(solubilit)系指在一定温度与压力下,物质在其饱和溶液中的浓度,即为物质在一定溶剂中的溶解度。溶解度是反映药物溶解性的重要指标。

溶解度常用一定温度下 100 g 溶液(或 100 mL 溶液)中溶解溶质的最大克数来表示,也可用物质的摩尔浓度(mol/L)表示。各国药典一般用一定温度(多为 25 ℃)下 1 g 药物溶于若干毫升溶剂来表示相对溶解度。《中国药典》2020 年版二部凡例中规定了药物近似溶解度的 7 种表示术语,见表 2-1。

表 2-1 《中国药典》溶解度的表示术语

表示术语	溶解 1 g(mL)溶质所需要的溶剂量/mL
极易溶解	小于 1
易溶	1 ~ 10
溶解	10 ~ 30
略溶	30 ~ 100
微溶	100 ~ 1 000
极微溶解	1 000 ~ 10 000
几乎不溶	10 000 以上

药物溶解度可分为特性溶解度(intrinsic solubility)和平衡溶解度(equilibrium solubility)。特性溶解度是指药物不含任何杂质,在溶剂中不发生解离或缔合,也不发生相互作用时所形成的饱和溶液的浓度,是药物的重要物理参数,与固体制剂的溶出速率具有一定的相关性。实际工作中,不太可能完全排除药物解离和溶剂的影响,尤其是弱电解质药物,因此,一般情况下测定的药物溶解度多为平衡溶解度或称表观溶解度(apparen solubility)。

无论是测定特性溶解度还是测定平衡溶解度,一般都需要在低温(4 ~ 5 ℃)和体温(37 ℃)两种条件下进行,以便为药物及其制剂的贮存和使用提供依据;如需进一步研究药物稳定性对药物溶解度的影响,还应在酸性和碱性两种溶剂系统中测定其溶解度;此外,测定溶解度时,取样温度与测试温度要一致,注意恒温搅拌和达到平衡的时间,并滤除未溶的药物。

(1)影响药物溶解度的因素

1)分子结构:药物在溶剂中的溶解度是药物分子与溶剂分子间相互作用的结果。若药物分子间的作用力大于药物分子与溶剂分子间的作用力,则药物的溶解度小;反之,则溶解度大。

为了增加药物的溶解度,可将有机弱酸、弱碱药物制成可溶性盐,如将生物碱加酸制成可溶性盐类,可增加其在水中溶解度。在难溶性药物分子中引入亲水基团,可增加其在水中的溶解度,如维生素 K_3 不溶于水,分子中引入—SO_3HNa,维生素 K_3 亚硫酸氢钠可制成水溶性注射剂。

2)多晶型:同一化学结构的药物,由于晶型不同,导致晶格能不同,药物的溶解度和溶解速度也不同。而无定型药物,因无晶格束缚,溶解度和溶解速度较结晶型大。可选择溶解度大的药物晶型制备液体制剂,并在制备和贮存过程中防止晶型的转变。

3)粒径:难溶性药物的粒径大于 2 000 nm 时,粒径对溶解度几乎无影响,但粒子小于 100 nm 时,溶解度随粒径减小而增加。Ostwald-Freundlich 方程描述了难溶性药物的溶解度与粒径之间的定量关系。因此,可通过减小粒径至一定范围内来增加难溶性药物的溶解度。

4)溶剂化作用:药物在结晶过程中,溶剂分子进入药物晶格形成溶剂化物。由于结晶结构的改变能影响晶格能,在多数情况下,药物的溶解度和溶解速度按水合物<无水物<有机化物的顺序排列。例如琥珀酸磺胺嘧啶水合物的溶解度为 100 mg/L,无水物溶解度为 390 mg/L,戊醇溶剂化物溶解度为 800 mg/L。

5)温度:温度是决定药物溶解度和制备溶液时的一个重要因素。温度对溶解度的影响取决于溶解过程是吸热($\Delta H_s>0$),还是放热($\Delta H_s<0$)。当 $\Delta H_s>0$ 时,溶解度随温度升高而升高;如果 $\Delta H_s<0$ 时,溶解度随温度升高而降低。溶解度与温度关系式为:

$$\ln\frac{S_2}{S_1}=\frac{\Delta H_s}{R}\frac{1}{T_1}-\frac{1}{T_2}$$

式中,S_1、S_2分别为温度 T_1和 T_2下的溶解度;ΔH_s为溶解焓;R 为摩尔气体常数。若已知溶解焓 ΔH_s与某一温度下的溶解度 S_1,则可求得 T_2下的溶解度 S_2。一般情况下,药物的溶解是一个吸热过程。因此,升高温度有利于增大药物的溶解度。

6)pH:多数药物为有机弱酸、弱碱及其盐类,这些药物在水中溶解度受 pH 影响很大。对于弱酸性药物,若已知药物的 pK_a 和特性溶解度 S,可由下式计算不同 pH 下的表观溶解度 S,亦可求得药物开始沉淀析出时的 pH,以 pH_m表示,即溶液 pH 低于 pH_m时,弱酸性药物游离析出。

$$pH_m = pK_a + \lg\frac{S-S_0}{S_0}$$

对于弱碱性药物,可由下式计算表观溶解度 S、pH_m,溶液 pH 高于 pH_m时,弱碱性药物游离析出。

$$pH_m = pK_a + \lg\frac{S_0}{S-S_0}$$

因此,对于有机弱酸、弱碱类药物,溶液的 pH 对药物的溶解度影响较大。

7)同离子效应:若药物的解离型或盐型是限制药物溶解的组分,则溶液中相关离子的浓度可影响药物的溶解度。通常向难溶性盐类饱和溶液中加入含有相同离子的化合物时,其溶解度降低,称为同离子效应。如许多盐酸盐类药物在 0.9% 氯化钠溶液中的溶解度比在水中低。

(2)增加药物溶解度的方法:液体制剂药物溶液的浓度取决于药物剂量和给药总量的要求。有些情况下,难溶性药物的溶解度不能够满足药物制剂浓度的要求,则需采取适宜的方法增加药物的溶解度。增加难溶性药物溶解度的方法有加入增溶剂和助溶剂、使用混合溶剂、制成可溶性的盐、对药物的化学结构进行改造等。随着新理论、新技术的发展,增加药物溶解度的新方法也在不断出现。

1)加入增溶剂:增溶(solubilization)是指表面活性剂在水中形成"胶束",增加难溶性药物在水中溶解度的过程。具有增溶能力的表面活性剂称为增溶剂(solubilizer)。被增溶的物质称为增溶质。每 1 g 增溶剂能增加增溶质溶解的克数称为增溶量。用于口服制剂和注射剂所用的增溶剂大多属于非离子型表面活性剂，常用的有吐温类、聚氧乙烯蓖麻油等。如氯霉素在水中的溶解度为0.25%（W/W），加入20%吐温80后，溶解度可增大到50%（W/W）。

2）加入助溶剂：助溶（hydrotropy）系指难溶性药物与加入的第3种物质在溶剂中形成可溶性络合物、复盐或缔合物等，以增加药物在溶剂（主要是水）中的溶解度，这第3种物质称为助溶剂（hydrotropyagent）。如碘在水中溶解度为1∶2 950，如加适量的碘化钾，可明显增加碘在水中溶解度，能配成含碘5%的水溶液，其中碘化钾为助溶剂，增加碘溶解度的机制是碘化钾（KI）与碘（I）形成可溶性络合物。咖啡因与助溶剂苯甲酸钠形成苯甲酸钠咖啡因，溶解度由1∶50增大到1∶1.2。表2-2列出了常用的助溶剂。

表2-2　常见难溶性药物的助溶剂

药物	助溶剂
碘	碘化钾，聚乙烯吡咯烷酮
咖啡因	苯甲酸钠，水杨酸钠，烟酰胺，对氨基苯甲酸钠，枸橼酸钠
核黄素	苯甲酸钠，水杨酸钠，烟酰胺，尿素，乙酰胺，乌拉坦
茶碱	苯甲酸钠，二乙胺，烟酰胺，其他脂肪族胺
氢化可的松	苯甲酸钠，二乙胺，烟酰胺，邻、对、间羟苯甲酸钠
卡巴克络	水杨酸钠，烟酰胺，乙酰胺
盐酸奎宁	乌拉坦，尿素
链霉素	蛋氨酸，甘草酸
红霉素	乙酰琥珀酸酯，维生素C
新霉素	精氨酸
地西泮	水杨酸

3）使用混合溶剂：为了提高难溶性药物的溶解度，常常使用两种或多种混合溶剂，在混合溶剂中各溶剂达到某一比例时，药物的溶解度出现极大值，比在单纯溶剂中的溶解度都大，这种现象称为潜溶（cosolvency），这种混合溶剂称为潜溶剂（cosolvent）。如甲硝唑在水中的溶解度为10%（W/V），而在水-乙醇混合溶剂中，溶解度提高5倍；苯巴比妥在90%乙醇中有最大溶解度。与水能形成潜溶剂的有乙醇、丙二醇、甘油、聚乙二醇等。

潜溶剂能提高药物溶解度的主要原因：混合溶剂的介电常数、表面张力、分配系数等与溶解相关的特性参数发生了变化，使其与溶质的相应参数更相近，这也遵循“相似相溶”的原理。

4）固体分散技术：难溶性药物与适宜载体可以形成固体分散体（solid dispersion），由于载体材料的抑晶作用，此时药物以微晶态、无定形态、胶体分散态或分子分散态存在，具有很大的分散度，可增大药物的溶解度。如西沙必利-羟丙基甲基纤维素固体分散体，药物以无定型形式存在于固体分散体中，与西沙必利原料药相比，固体分散体中药物在人工胃液、水和人工肠中的溶解度分别提高了239.4%、132.6%和117.9%。

5）包合物技术：难溶性药物以分子状态被包裹于包合材料的空穴中，具有很高的分散性，从而使药物得到增溶。常用的包合材料为β-环糊精及其衍生物。如将难溶性药物槲皮素与羟丙基-β-环糊精制成包合物，包合后槲皮素的溶解度由0.039 2 mg/mL 增加到34.27 mg/mL，溶解度提高了874倍。

3. 解离常数

（1）解离常数（pK_a）的概念：弱电解质药物（弱酸、弱碱）在药物中占有较大比例，具有一定的酸碱性。药物在体内的吸收、分布、代谢和疗效及对皮肤、黏膜、肌肉的刺激性都与药物的酸碱性有关。药物的解离常数 pK_a是表示弱电解质药物酸碱性强弱的重要指标，pK_a越大，碱性越强，其共轭酸的酸性则越弱。

（2）解离常数的测定：测定药物的解离常数有很多方法，如电导法、电位法、分光光度法、溶解度法等。

4. 油水分配系数　油水分配系数（oil-water partition coefficient）是物质在正辛醇和水中的分配系数比值的对数值，反映了物质在油水两相中的分配情况。$\lg P$ 值越大，说明该物质越亲油，反之，$\lg P$ 值越小，则越亲水，即水溶性越好。药物在体内的溶解、吸收、分布、转运与药物的水溶性和脂溶性有关，即和油水分配系数有关。

5. 溶出速度　溶出速度（dissolution rate）是指在一定条件下，在单位时间内药物溶解进入溶液主体的量。药物的溶出过程包括两个连续的阶段，首先是溶质分子从固体表面溶解，形成饱和层，然后在扩散作用下经过扩散层，最后在对流作用下进入溶液主体内。固体药物的溶出速度主要受扩散控制，可用以下方程表示：

$$\frac{\mathrm{d}C}{\mathrm{d}T}=\frac{DS}{hV}(C_s-C)$$

式中，D 为溶质在溶出介质中的扩散系数，V 为溶出介质的体积，h 为扩散层厚度。如果溶出满足漏槽条件，即 $C_s \gg C$、$C \to 0$，而且 S（固体的表面积）在溶出过程中保持不变，则可简化为：

$$\frac{\mathrm{d}C}{\mathrm{d}t}=K$$

式中，K 为特性溶出速度常数[mg/(min · cm^2)]，是指单位时间、单位面积药物溶解进入溶液主体的量。一般情况下，当固体药物的特性溶出速度常数 $K<1$ mg/(min·cm^2)时，就应考虑溶解速度对药物吸收的影响。

影响药物溶解速度的因素及提高溶解速度的方法如下。①固体药物的粒径和表面积：同一重量的固体药物，其粒径越小，表面积越大；同样体积的固体药物，孔隙率越高，表面积越大；对于疏水性较强的颗粒状或粉末状药物，为了减少其在溶出介质中结块，可加入润湿剂以改善固体粒子的分散度，增加溶出界面，有利于提高溶出速度。②温度：温度升高，药物溶解度 C_s 增大，扩散增强，黏度降低，溶出速度加快。③溶出介质性质：《中国药典》规定溶出介质应使用新鲜配制并经脱气的溶出介质。常用的溶出介质包括新鲜蒸馏水、不同浓度的盐酸、不同 pH 的缓冲液，或在上述溶出介质中加入少量表面活性剂。一般情况下，不推荐使用有机溶剂进行溶出度研究，当必须使用时，尽可能使用低浓度的低级醇，以防实验结果与体内实际情况出入太大。④扩散系数：药物在溶出介质中的扩散系数越大，溶出速度越快；在一定温度下，扩散系数大小受溶出介质的黏度和药物分子大小的影响。⑤扩散层厚度：扩散层的厚度越大，溶出速度越慢。扩散层的厚度与搅拌程度有关。当测定溶出速度时，一定要控制搅拌速度，搅拌速度越高，药物溶出速度越快，但却能降低溶出速度。

6. 粒径　粒径(particle size)是粉体最基本的性质。球体、立方体等规则粒子可以用特征长度表示其大小，如直径、边长等。对于一个不规则粒子，不能用单一的粒径表示其大小，目前比较常用的是“相当径”。不规则粒子的粒径因测定方法不同而有一定差异，需标注所采用的粒径表征方法。

(1)粒径的表示方法：几何学粒径系根据投影的几何学尺寸定义的粒子径，反映了粒子的特征尺寸。几何学粒子径(geometric diameter)一般采用显微镜法测定，可利用计算机实现快速、准确测定。①三轴径，在粒子的平面投影图上测定的长径 l、短径 b 和高度 h。三轴径反映粒子的外接长方体的尺寸。②定方向径，在粒子的平面投影图上测得的特征径。③圆相当径，常见的有投影面积相当径和投影周长相当径。④球相当径，常见的有球体积相当径和球表面积相当径。⑤纵横比，系颗粒的最大轴长度与最小轴长度之比。对于球形颗粒是 1，针状颗粒的值最大。

(2)筛分径：筛分径(sieving diameter)又称细孔通过相当径。当粒子通过粗筛网且被截留在细筛网时，粗细筛孔直径的算术或几何平均值称为筛分平均径，记作 D_A。

算术平均径：　$$D_A = \frac{a+b}{2}$$

几何平均径：　$$D_A = \sqrt{ab}$$

式中，a 为粒子通过的粗筛网直径，b 为粒子被截留的细筛网直径。

(3)有效径：是与粒子在液相中具有相同沉降速度的球的直径，又称沉降速度相当径。该粒径是根据 Stocks 方程计算所得的，故又称 Stocks 径，记作 D_{stk}。

$$D_{\mathrm{stk}} = \sqrt{\frac{18\eta}{(\rho_P - \rho_1) \cdot g} \cdot \frac{h}{t}}$$

式中，ρ_P和ρ_1分别表示被测粒子与液相的密度，η为液相的黏度，h为等速沉降距离，t为沉降时间。

(4)比表面积等价径：比表面积等价径是与粒子具有相同比表面积的球的直径，记作D_{sv}，用透过法、吸附法测得比表面积后计算求得。这种方法求得的粒径为平均径，不能获得粒度分布。以球体为例：

$$D_{sv} = \frac{\varphi 6}{S_w \cdot \rho}$$

式中，S_w为重量比表面积；ρ为粒子的密度；φ为粒子的形状系数，球体时$\varphi=6$，其他形状时通常$\varphi=6\sim8$。

(5)空气动力学径：当径粉体的空气动力学相当径又称空气动力学径，是指与不规则粒子具有相同的空气动力学行为的单位密度球体的直径。具有相同的空气动力学径的颗粒可以有不同的形状、大小和密度。空气动力学径可以用以下公式表示和计算：

$$d_a = d_g\left(\frac{\rho_P}{\rho_o x}\right)^{0.5}$$

式中，d_a为颗粒的空气动力粒径，d_g为几何直径，ρ_P为颗粒的密度（g/cm^3），ρ_0为标准密度（g/cm^3），x是动态形状因子（假设粒子是球形的，则$x=1$）。该直径通常用于表征吸入性颗粒。

7. 熔点

(1)基本概念：《中国药典》2020年版规定的熔点（melting point，mp）是指药物按照规定的方法测定，由固体熔化成液体的温度、熔融同时分解的温度或在熔化时自初熔至全熔的一段温度。定义中“初熔”是指供试品在毛细管内开始局部液化出现明显液滴时的温度；“全熔”是指供试品全部液化时的温度；“熔融同时分解”是指供试品在一定温度下熔融同时分解产生气泡、变色或混浊等现象。

熔点是大多数固体有机药物重要的物理常数。测定熔点的药品，应是遇热晶型不转化，其初熔点和终熔点容易分辨的药品。若药物纯度差，则熔点下降，熔距增长。因此通过测定药物的熔点，不但可以鉴别药物真伪，也可检查药品的纯度。

(2)测定方法：按照待测药物性质的不同，《中国药典》2020年版收载了3种测定方法。第一法用于测定易粉碎的固体药品;第二法用于测定不易粉碎的固体药品(如脂肪、脂肪酸、石蜡和羊毛脂等);第三法用于测定凡士林或其他类似物质。各药物品种项下未注明时,均系指第一法。第一法又分为传温液加热法和电热块空气加热法,并以传温液加热法测定结果为准。

(3)测定时的注意事项:影响熔点测定的因素较多。传温液的种类和升温速度,毛细管的内径和壁厚及其洁净与否,供试品装入毛细管内的高度及其紧密程度,温度计的准确度,以及结果判断的正确性等均可影响测定结果。为使测定结果准确,应严格按照《中国药典》2020 年版通则 0612 的规定进行操作。

8. 内毒素控制　内毒素是革兰氏阴性菌细胞壁中的一种成分,称为脂多糖。脂多糖对宿主是有毒性的。内毒素只有当细菌死亡溶解或用人工方法破坏菌细胞后才释放出来,所以叫作内毒素。其毒性成分主要为类脂质 A。内毒素位于细胞壁的最外层,覆盖于细胞壁的黏肽上。各种细菌的内毒素的毒性作用,大致相同,可引起发热、微循环障碍、内毒素休克及播散性血管内凝血等。内毒素耐热而稳定,抗原性弱。

细菌内毒素具有耐热性、滤过性、吸附性、水溶性、不挥发性,不耐强酸、强碱、强氧化剂和超声波,且只在细菌被破坏时才被释放。所以要去除内毒素,首先,从源头消灭,就是要除去细菌,没有细菌自然不会产生内毒素,除菌的方法很多,如湿热灭菌法、干热灭菌法、辐射法、化学试剂法等都可以达到灭菌效果,灭菌后通过过滤把细菌尸体去除干净,一般就不会产生内毒素了。其次,就是用物理方法如吸附法、超滤法、蒸馏法、酸碱法等,还有其他如离子交换法、凝胶过滤法、反渗透法等将已产生的内毒素去除。

在原料药生产中我们要进行内毒素控制,包括制药工艺用水、设备、器具、包装材料、人员及环境。

内毒素跟微生物类似,基本无所不在,要彻底地去除较难,要求控制好生产中相关的每一个环节,最终生产出的成品的内毒素能得到更有效的控制,同时也能降低作为制剂原料的内毒素风险。

9. 临界相对湿度　水溶性的药物粉末在较低的相对湿度环境中其平衡水分含量较低,不吸湿,但当空气中的相对湿度提高到某一定值时,吸湿量急剧增加,此时的相对湿度为物料的临界相对湿度(eritical relative humidity,CRH)。CRH 是水溶性药物的固有特征,是衡量药物吸湿性大小的重要指标。CRH 越小则越易吸湿;反之,则不易吸湿。

水溶性药物混合物的 CRH 值可根据 Elder 方程即下式计算,即水溶性药物混合物的 CRH 约等于各成分 CRH 的乘积,而与各成分的量无关。使用 Elder 方程的条件是各成分之间不发生相互作用,因此含共同离子或在水溶液中形成复合物的体系不适合该方程。

$$CRH_{AB} = CRH_A \cdot CRH_B$$

式中,CRH_{AB}为A与B物质混合后的临界相对湿度,CRH_A为A物质的临界相对湿度,CRH_B为B物质的临界相对湿度。以上公式说明混合物的CRH_{AB}比其中任何一种物质的CRH值都低,更易于吸湿。为了防止物料在操作和保存过程中吸潮,须控制空气的相对湿度在物料的临界相对湿度之下。

CRH值的测定通常采用粉末吸湿法或饱和溶液法。

10. 卡尔系数　卡尔系数(Carr index)是粉末及颗粒的可压性检测方法的指标之一。卡尔系数=(振实密度-松密度)/振实密度,它反映了流动性。5% ~15%流动性非常好,12% ~16%流动性好,18% ~21%流动性一般,23% ~35%流动性差,>40%流动性非常差了。当然这个不是绝对的,根据压片机的好坏,生产上也不能仅仅根据流动性来判断。

11. 药物与辅料相互作用和配伍的研究　用合理的方法选择辅料及研究活性药物与辅料的相互作用是现代药学处方筛选的基础。这种相互作用可以改变药物理化、药理和药动学行为,对提高制剂质量、安全性和稳定性至关重要,因此是药学处方研究中十分重要的环节。

12. 制剂前生物药剂学研究　生物药剂学是研究药物及其剂型在体内的吸收、分布、代谢与排泄过程,阐明药物的剂型因素、机体的生物因素与药物疗效之间的相互关系的科学。

生物药剂学的研究内容主要如下。

(1)剂型因素的研究:研究药物剂型因素和药效之间的关系,这里所指的剂型不仅是指片剂、注射剂、软膏剂等剂型概念,还包括与剂型有关的各种因素,如药物的理化性质(粒径、晶型、溶解度、溶解速度、化学稳定性等)、制剂处方(原料、辅料、附加剂的性质及用量)、制备工艺(操作条件)以及处方中药物配伍及体内相互作用等。

(2)生物因素的研究:研究机体的生物因素(年龄、生物种族、性别、遗传、生理及病理条件等)与药效之间的关系。

(3)体内吸收机制等的研究:研究药物在体内的吸收、分布、代谢和排泄的机制对药效的影响,保证制剂在安全的同时有良好的生物利用度。

九、药物制剂分析的基础要点

为了便于使用、运输、贮存,更好地发挥药物疗效、降低毒副作用,任何药物在供临床使用前都必须制成适合于医疗和预防应用的形式,这种形式称为药物剂型(pharmaceutical dosage form)。制成一定剂型后的药物称为药物制剂(pharmaceutical preparation)。《中国药典》2020年版四部"制剂通则"中收载片剂、注射剂、酊剂、栓剂等41种药物剂型,每种剂型项下收载了多种亚剂型,如片剂除普通口服片外,还有含片、舌下片、口腔贴片、咀嚼片、分散片、可溶片、泡腾片、阴道片、阴道泡腾片、缓释片、控释片、肠溶片与口崩片等。因此药物制剂分析是药物分析的重要组成部分。

(一)药物制剂分析及其特点

药物制剂分析是利用物理、化学、物理化学或生物学的方法对不同剂型的药物制剂进行质量检验,以确定被检测的制剂是否符合质量标准的规定要求。

从原料药制成制剂,要经过一定的生产工艺,要加入一些赋形剂、稀释剂、抗氧剂等辅料,原料、辅料投产制成制剂前已进行严格的分析检验,符合质量标准的规定要求,但药物制剂中这些附加成分的存在,使制剂分析具有以下特点。

1. 制剂分析的复杂性　制剂中有很多附加成分,在拟定主药的分析方法时,应考虑附加成分有无干扰,干扰的程度,以及如何消除或防止这些干扰。对同时含有两种或两种以上主要成分的复方制剂,除考虑附加成分对主药测定的影响外,还应考虑有效成分之间可能存在的相互干扰。

同一种药物,原料药可采用的分析方法,制剂不一定宜于使用。当附加剂对主药的测定有干扰时,需对样品进行一些预处理,如片剂采用紫外可见光谱(ultraviolet-visible spectromery,UV)法测定含量时,需滤除赋形剂的干扰。如《中国药典》2020年版阿司匹林原料药的鉴别试验分别为与三氯化铁反应、水解反应和红外光谱(infrared spectrum,IR)法。但阿司匹林片由于辅料对IR法鉴别有干扰,不能采用,故只采用与三氯化铁的反应和水解反应两项进行片剂的鉴别。尼群地平片采用UV法鉴别时需过滤除去赋形剂的干扰,IR法鉴别时需提取分离后依法测定。

2. 检查的分析项目和要求不同　药物制剂生产时,所用的原料药和辅料一般在投料前均按质量标准进行分析,合格后再投料,因此在进行制剂分析时没有必要再去重复分析原料药物的所有检查项目。制剂的杂质检查,主要是检查制剂的制备和储藏过程中可能产生的杂质,且是否符合制剂通则的要求。《中国药典》2020年版四部"制剂通则"的每一剂型项下,都规定有一些检查项目,这些检查项目称为制剂的常规检查项目。除了常规检查项目外,对某些制剂还需做一些特殊的检查,如小剂量的片剂,需做含量均匀度检查;难溶性药物的片剂,需做溶出度测定;缓释、控释制剂,需做释放度测定等。

另外,对同一检查项目要求不同。如阿司匹林原料中游离水杨酸限度为0.1%,而阿司匹林片中游离水杨酸限度为0.3%。

3. 对含量测定方法的要求不同　药物制剂的组成比较复杂,在设计和选择含量测定方法时,应根据药物的性质、含量的多少以及辅料对测定是否有干扰来确定。对药物含量较低的制剂,应选择灵敏度高的方法来测定;当辅料对测定有干扰时,则应选择专属性较强的方法来测定。因此制剂的含量测定方法常和原料药不一样。如硫酸阿托品为有机碱性药物,《中国药典》2020年版中原料药采用非水碱量法测定含量,片剂、注射液则采用酸性染料比色法测定含量，其原因一是片剂中的赋形剂硬脂酸镁、注射液中的溶剂水会干扰非水碱量法，二是片剂和注射液含量低，故采用灵敏度较高的酸性染料比色法。

4. 含量测定结果的表示方法及限度要求不同　原料药的含量测定结果以百分含量表示。《中国药典》2020 年版对原料药的含量限度要求较为严格，原料药含量一般接近 100%，若偏离较大，说明其中杂质较多。

制剂的含量测定结果以标示量的百分含量表示。《中国药典》2020 年版对制剂的含量限度要求宽些，因为从用药方面来说，给药少或多 5% ~10% 对药效不会有太大影响。如《中国药典》2020 年版规定硫酸阿托品的含量不得少于 98.5%，硫酸阿托品片应为标示量的 90.0% ~110.0%，硫酸阿托品注射液应为标示量的 90.0% ~110.0%。

药物制剂的分析主要包括鉴别、检查和含量测定。鉴别主要参考原料药。检查包括杂质检查、剂型检查及安全性检查。含量测定方法应考虑附加剂的干扰。总之，在进行药物制剂的分析时，应根据药物的剂型、附加剂的种类、药物的理化性质以及活性药物成分(active pharmaceutical ingredient, API)含量的多少综合考虑，选择和设计适当的鉴别、检查、含量测定方法。

(二)片剂分析

片剂(tablets)是指药物与适宜的辅料(excipients)混匀压制而成的圆片状或异形片状的固体制剂，是应用最广泛的药物制剂。

片剂分析一般包含外观检查、鉴别试验检查、微生物检查和含量测定等。片剂的常规检查项目有重量差异检查、崩解时限等。片剂的特殊检查项目有含量均匀度检查、溶出度、释放度测定等。

1. 片剂的常规检查

(1)重量差异：重量差异(weight variation)是指按规定称量方法测得的每片重量与平均片重之间的差异程度。在片剂的生产过程中，由于生产设备和工艺、颗粒的均匀度和流动性等会使片剂重量产生差异，片剂片重的差异又会使各片间主药含量产生差异，因此重量差异检查的目的是通过控制各片重量的一致性，来控制片剂中药物含量的均匀程度，保证用药剂量的准确。

重量差异并不能完全反映药物含量的均匀程度。药物含量的均匀程度应按照“含量均匀度检查法”检查，但含量均匀度的检查工作量较大，所需时间较长，在《中国药典》2020 年版主要用于小剂量片剂的检查，对于普通片剂，还是通过重量差异的检查来控制。

重量差异的检查方法为：取供试品 20 片，精密称定总重量，求得平均片重后，再分别精密称定每片的重量，每片重量与平均片重相比较(凡无含量测定的片剂或有标示片重的中药片剂，每片重量应与标示片重比较)，按照平均片重或标示片重 0.30 g 以下，重量差异限度为±7.5%，平均片重或标示片重为 0.30 g 及 0.30 g 以上，重量差异限度为±5%的规定，超出重量差异限度的不得多于2片，并不得有1片超出限度1倍。

糖衣片在包衣前检查片芯的重量差异，包糖衣后不再检查重量差异。薄膜衣片应在包薄膜衣后检查重量差异并符合规定。

（2）崩解时限：片剂经口服后在胃肠道中首先要经过崩解，药物才能被释放、吸收。如果片剂不能崩解，药物就不能很好地溶出，也就起不到应有的治疗作用。为保证药物疗效，各国药典都把“崩解时限”作为片剂的常规检查项目之一。

崩解时限（disintegration）是指固体制剂在规定条件下全部崩解溶散或成碎粒并全部通过筛网所需时间的限度（不溶性包衣材料或破碎的胶囊壳除外）。如有少量不能通过筛网，应软化或轻质上漂且无硬心。除片剂外，胶囊剂、滴丸剂都要做崩解时限检查，即《中国药典》2020年版采用升降式崩解仪检查。取药片6片进行检查，如有1片不能完全崩解，应另取6片复试，均应符合规定。

2. 片剂的特殊检查

（1）含量均匀度的检查　含量均匀度用于检查单剂量的固体制剂、半固体制剂和非均相液体制剂含量符合标示量的程度。凡检查含量均匀度的制剂，一般不再检查重（装）量差异。

1）检查方法：《中国药典》2020年版采用计量型二次抽检法，以标示量为参照值，以各样本含量测定值的均值（R）和标准差（S）进行判定。方法为：

除另有规定外，取供试品10个，按照各品种项下规定的方法，分别测定每一个单剂以标示量为100的相对含量 x_i，求其均值 $\bar{x}$ 和标准差 $S\left(S=\sqrt{\frac{\sum_{i=1}^{n}(x_i-\bar{x})}{n-1}}\right)$ 及标示量与均值之差的绝对值 A（$A=|100-\bar{x}|$）：

a. 如 $A+2.2S\leqslant L$，则供试品的含量均匀度符合规定。

b. 若 $A+S>L$，则不符合规定。

c. 若 $A+2.2S>L$，且 $A+S\leqslant L$，则应另取20个复试。

根据初、复试结果，计算30个单剂的均值 $\bar{x}$、标准差 S 和标示量与均值之差的绝对值 A，按下述公式计算并判定：

a. 当 $A\leqslant 0.25L$ 时，且 $A^2+S^2\leqslant 0.25L^2$，则供试品的含量均匀度符合规定；若 $A^2+S^2>0.25L^2$，则不符合规定。

b. 当 $A>0.25L$，且 $A+1.7S\leqslant L$，则供试品的含量均匀度符合规定；若 $A+1.7S>L$，则不符合规定。

2）含量均匀度限度 L 应符合各品种项下的规定。除另有规定外，含量均匀度限度一般为±15%，$L=15.0$；单剂量包装的口服混悬液、内充非均相溶液的软胶囊、胶囊型或泡囊型粉雾剂，单剂量包装的眼用、耳用、鼻用混悬剂，固体或半固体制剂，其含量均匀度限度均应为±20%，$L=20.0$；透皮贴剂、栓剂，其含量均匀度限度均应为±25%，$L=25.0$。

如该品种项下规定含量均匀度的限度为其他数值时，应将上述各判断式中 L 改为其他相应的数值，但各判断式中的系数不变。

3）应用的指导原则：除另有规定外，片剂、硬胶囊剂、颗粒剂或散剂等，每个单剂标示量小于 25 mg 或主药含量小于每一个单剂重量 25% 者；药物间或药物与辅料间采用混粉工艺制成的注射用无菌粉末；内充非均相溶液的软胶囊；单剂量包装的口服混悬液、透皮贴剂和栓剂等品种项下规定含量均匀度应符合要求的制剂，均应检查含量均匀度。复方制剂仅检查符合上述条件的组分。

（2）溶出度与释放度的测定　溶出度是指活性药物从片剂、胶囊剂或颗粒剂等制剂在规定条件下溶出的速率和程度。释放度是指药物从缓释制剂、控释制剂、肠溶制剂及透皮贴剂等制剂在规定条件下释放的速率和程度。凡检查溶出度或释放度的制剂，不再进行崩解时限的检查。

溶出度测定是一种模拟口服固体制剂在胃肠道中崩解和溶出的体外试验方法，是控制固体制剂内在质量的重要指标之一，对难溶性的药物一般都应做溶出度的测定，而释放度的测定主要是针对特殊制剂。

1）测定方法：关于溶出度与释放度测定，《中国药典》2020 年版共收载五法：篮法、桨法、小杯法、桨碟法、转筒法。一般情况下，篮法适用于胶囊剂和易于漂浮的药物制剂；桨法适用于片剂；小杯法适用于小规格的固体制剂；桨碟法和转筒法适用于透皮贴剂。

第一法（篮法）：测定前，应对仪器装置进行必要的调试，使转篮底部距溶出杯的内底部(25±2) mm。分别量取经脱气处理的溶出介质 900 mL，置各溶出杯内，实际量取的体积与规定体积的偏差应不超过±1%，待溶出介质温度恒定在(37±0.5)℃后，取供试品 6 片（粒、袋），分别投入 6 个干燥的转篮内，将转篮降入溶出杯中，注意供试品表面上不要有气泡，立即按各品种项下规定的转速启动仪器，计时；至规定的取样时间（实际取样时间与规定时间的差异不得超过±2%），吸取溶出液适量[取样位置应在转篮顶端至液面的中点，距溶出杯内壁 10 mm 处；须多次取样时，所量取溶出介质的体积之和应在溶出介质的 1% 之内，如超过总体积的 1% 时，应及时补充相同体积的温度为(37±0.5)℃的溶出介质，或在计算时加以校正]，立即用适当的微孔滤膜滤过，自取样至滤过应在 30 s 内完成。取澄清滤液，照该品种项下规定的方法测定，计算每片（粒、袋）的溶出量。

第二法（桨法）：以搅拌桨代替转篮。测定时，取供试品 6 片（粒、袋）投入 6 个溶出杯内（如片剂或胶囊剂浮于液面，应先装入规定的沉降篮内）。其余同篮法。

第三法（小杯法）：以搅拌桨代替转篮，使桨叶底部距溶出杯的内底部(15+2) mm。溶出杯体积为 250 mL，如片剂或胶囊剂浮于液面，可将其先装入规定的沉降装置内。取样位置应在桨叶顶端至液面的中点，距溶出杯内壁 6 mm 处。其余同桨法。

2）结果判断：符合下述条件之一者，可判为符合规定。①6 片（粒、袋）中，每片（粒、袋）的溶出量按标示量计算，均不低于规定限度（Q）。②6 片（粒、袋）中，如有 1～

2片(粒、袋)低于Q,但不低于Q-10%,且其平均溶出量不低于Q。③6片(粒、袋)中,有1~2片(粒、袋)低于Q,其中仅有1片(粒、袋)低于Q-10%,但不低于Q-20%,且其平均溶出量不低于Q时,应另取6片(粒、袋)复试;初、复试的12片(粒、袋)中仅有1~3片(粒、袋)低于Q,其中仅有1片(粒、袋)低于Q-10%,但不低于Q-20%,且其平均溶出量不低于Q。

以上结果判断中所示的10%、20%是指相对于标示量的百分率(%)。

3)讨论

溶出介质:常用溶出介质有水、0.1 mol/L盐酸溶液、缓冲液(pH值3~6.8,最高可达8.0)、人工胃液(pH值1.2)和人工肠液(pH值6.8);也可在介质中加适量有机溶剂(如异丙醇、乙醇)、表面活性剂(如十二烷基硫酸钠)、酶(如胃蛋白酶、胰蛋白酶)等物质。

通常,溶出介质首选水,若制剂在水中的溶出度达到药典规定标准,则该制剂的生物利用度一般不会有问题。选择溶出介质,还应考虑药物本身的理化性质及制剂口服后在胃肠道中吸收的部位。

测定时应使用各品种项下规定的溶出介质,并应新鲜制备和经脱气处理,因为介质中溶解的气体在试验过程中可能形成气泡,从而影响试验结果。如果溶出介质为缓冲液,当需要调节pH值时,一般调节pH值至规定pH值±0.05之内。

溶出介质温度应保持在(37±0.5)℃。

校正干扰:如胶囊壳对分析有干扰,应取不少于6粒胶囊,尽可能完全地除尽内容物,置同一溶出杯内,按该品种项下规定的分析方法测定每个空胶囊的空白值,做必要的校正。如校正值大于标示量的25%,试验无效。如校正值不大于标示量的2%,可忽略不计。

限量测定:测定时,除另有规定外,每个溶出杯中只允许投入供试品1片(粒、袋),不得多投。

(三)注射剂分析

注射剂是指原料药物与适宜的辅料制成的供注入体内的无菌制剂,是临床应用最广泛的剂型之一。注射剂可分为注射液、注射用无菌粉末与注射用浓溶液。

注射剂的分析主要有观察色泽和澄明度、鉴别试验、pH值检查、常规检查(澄明度检查、装量限量检查、热原试验、无菌试验等)和含量测定。

1. 装量　为保证注射液的注射用量不少于标示量,需对注射液及注射用浓溶液的装量进行检查。方法为:供试品标示装量不大于2 mL者取供试品5支(瓶),2 mL以上至50 mL者取供试品3支(瓶);开启时注意避免损失,将内容物分别用相应体积的干燥注射器及注射针头抽尽,然后缓慢连续地注入经标化的量入式量筒内(量筒的大小应使待测体积至少占其额定体积的40%,不排尽针头中的液体),在室温下检视。测定油溶液、乳状液或混悬液的装量时,应先加温(如有必要)摇匀,再用干燥注射器及注射针头抽尽后，同前法操作，放冷（加温时），检视，每支（瓶）的装量均不得少于其标示量。

标示装量为 50 mL 以上的注射液及注射用浓溶液按照最低装量检查法（通则 0942）检查，应符合规定。

2. 装量差异　注射用无菌粉末为保证含量的均匀性，需进行装量差异的检查。方法为：取供试品 5 瓶（支），除去标签、铝盖，容器外壁用乙醇擦净、干燥，开启时注意避免玻璃屑等异物落入容器中，分别迅速精密称定；然后倾出内容物，容器用水或乙醇洗净，在适宜条件下干燥后，再分别精密称定每一容器的重量，求出每瓶（支）的装量与平均装量；每瓶（支）装量与平均装量相比较，应符合规定；如有 1 瓶（支）不符合规定，应另取 10 瓶（支）复试，均应符合规定。凡规定检查含量均匀度的注射用无菌粉末，一般不再进行装量差异检查。

3. 可见异物　可见异物是指存在于注射剂、眼用液体制剂和无菌原料药中，在规定条件下目视可以观测到的不溶性物质，其粒径或长度通常大于 50 μm。

注射剂中若有不溶性微粒，使用后可能引起静脉炎、过敏反应，较大的微粒甚至可以堵塞毛细血管。因此注射剂的可见异物检查是其常规检查项目之一。

注射剂、眼用液体制剂应在符合药品生产质量管理规范（GMP）的条件下生产，产品在出厂前应采用适宜的方法逐一检查可见异物，并剔除不合格产品。临用前，也在自然光下目视检查（避免阳光直射），如有可见异物，不得使用。

可见异物的检查按照《中国药典》2020 版四部通则 0904 可见异物检查法进行检查，有灯检法和光散射法。一般常用灯检法。灯检法不适用的品种，如用深色透明容器包装或液体色泽较深（一般深于各标准比色液 7 号）的品种可选用光散射法；混悬型、乳状液型注射液和滴眼液不能使用光散射法。

4. 无菌　无菌检查是检查注射剂及其他要求无菌的药品是否无菌的一种方法，按照《中国药典》2020 版四部通则 1101 无菌检查法进行检查，有直接接种法和薄膜过滤法。直接接种法适用于非抗菌作用的供试品；若供试品有抗菌作用或供试品性质允许，应采用薄膜过滤法。

无菌检查应在环境洁净度 10 000 级下的局部洁净度 100 级的单向流空气区域内进行，其全过程应严格遵守无菌操作，防止微生物污染。当建立产品的无菌检查时，应进行方法的验证。检查中应根据供试品特性选择阳性对照菌，并取相应溶剂和稀释剂同法操作，作为阴性对照，阳性对照应生长良好，阴性对照不得有菌生长。

5. 热原与细菌内毒素　静脉用注射剂需进行细菌内毒素或热原的检查，以控制引起体温升高的物质。检查时选其中一种即可。

（1）热原：热原是指由微生物产生的能引起恒温动物体温升高的物质。其来源广泛，如器皿、管道、水、灰尘中都有可能携带热原。注入人体的注射剂中如含有热原，能使人体产生发冷、寒战、发热、出汗、恶心、呕吐等症状，严重时甚至可能出现昏迷、休克、死亡。因此，除在注射剂的生产工艺中必须除去热原外，对成品也要检查热原。

《中国药典》2020 版四部通则 1142 中采用“家兔法”检查热原的限度，即将一定剂量的供试品，静脉注入家兔体内，在规定时间内，观察家兔体温升高的情况，以判定供试品中所含热原的限度是否符合要求。

（2）细菌内毒素：细菌内毒素是革兰氏阴性菌细胞壁的组分，由脂多糖和微量蛋白质组成，热原主要来源于细菌内毒素，细菌内毒素的量用内毒素单位（EU）表示。《中国药典》2020 版四部通则 1143 系利用鲎试剂来检测或量化由革兰氏阴性菌产生的细菌内毒素，有凝胶法和光度测定法。当两种方法的测定结果有矛盾时，以凝胶法结果为准。

6. 不溶性颗粒　不溶性微粒检查是在可见异物检查符合规定后，用以检查静脉用注射剂及供静脉注射用无菌原料药中不溶性微粒的大小及数量。静脉滴注用注射液直接进入静脉，用量大，应严格控制不溶性微粒。《中国药典》2020 版四部通则 0903 不溶性微粒检查法，包括光阻法和显微计数法。当光阻法测定结果不符合规定或供试品不适于用光阻法（如黏度过高或易析出结晶的注射剂或进入传感器时容易产生气泡的注射剂）测定时，采用显微计数法，并以显微计数法的测定结果作为判定依据。对于黏度过高，采用两种方法都无法直接测定的注射液，可用适宜的溶剂经适当稀释后测定。

7. 渗透压摩尔浓度　生物膜（例如人体的细胞膜或毛细血管壁）一般具有半透膜的性质，溶剂通过半透膜由低浓度溶液向高浓度溶液扩散的现象称为渗透，阻止渗透所需施加的压力即为渗透压。溶液的渗透压，依赖于溶液中粒子的数量，是溶液的依数性之一，通常以渗透压摩尔浓度（osmolality）表示。正常人体血液的渗透压摩尔浓度范围为 285 ~ 310 mOsmol/kg，0.9% 氯化钠溶液或 5% 葡糖糖注射液的渗透压摩尔浓度与人体血液相当。《中国药典》2020 版四部通则 0632 收载了渗透压摩尔浓度测定法。除另有规定外，静脉输液及椎管注射用注射液应按各品种项下的规定，按照《中国药典》规定的方法测定渗透压摩尔浓度，应符合规定。

（王丽丽　王思明）

第二节　药物分析检测基本技能

从事药物的分析检测工作，需要多学科、多技能的综合运用，所以要求学生从药检人员职业道德、实验室规章制度、实验室安全知识等方面进行培训，使学生树立良好的职业道德和安全意识，掌握规范的基本操作技能和各种大型仪器的规范操作。

一、实验室安全操作

为确保工作人员人身安全,在药物分析检测全过程中要做到安全操作。

1. 安全注意事项　有机溶媒应存放在有通风防爆装备的溶剂室内,低沸点、易燃品可存放于防爆冰箱内。剧毒试药应存放于保险柜内专人保管,其使用、取用均应有复核人在场,参见 SOP SAF 059,剧毒品管理办法。

溶剂室内禁止进行明火操作及无防爆装置的电器操作。有机溶媒操作应在通风橱内进行,如不宜在通风橱内进行,应戴好防护镜及防毒面具,可将流动操作台置于通风橱附近进行,以免污染扩散。

在处理强酸、强碱、有机溶媒的操作时,应注意防护,要戴好橡胶手套、防护眼镜等。

使用电器时应严格按照操作规程去做,使用电炉和高温炉时严禁带电操作。

实验室安全防护设备应有紧急喷淋装置、冲眼器、消防器材。由本部门设置的兼职安全员每月检查一次防护设备是否处于正常状态。

每天下班前,要检查水、电、门窗等。

2. 有机溶媒等使用的注意事项　①有机溶媒对人体的主要伤害:头痛、倦怠感、头晕、贫血、伤害肝。②操作者发生中毒后的应急措施:直接把中毒者转移至通风良好的场所,迅速通知环保安全主管,与急救中心进行联系。把中毒者的头放低、平躺或者朝上躺着,努力使身体保温。当中毒者失去知觉时,要去除口中异物。当中毒者停止呼吸时,要迅速对其进行人工呼吸。

3. 废液处理的注意事项　实验室盛装废液的容器应不易破损、变形、老化,并能防止渗漏、扩散。

盛装废液的容器必须贴有标签,标明废液的名称、重量、成分、时间等。因为实验室废液之间可能相互发生化学反应,产生新的有害物质造成事故,所以在操作过程中要严格做到:①统一使用一定规格的贮存容器;②贮存容器必须洁净,以免发生交叉反应引起污染或事故;③废液严禁混合存放,以免发生剧烈化学反应而造成事故(例如高锰酸钾废液中严禁混入硫酸,有机废液中严禁混入高氯酸钾溶液等);④废液的贮存应用有塞的容器,防止挥发性气体逸出;⑤废液的贮存应避光,远离火源、水源;⑥贮存容器有固定场所存放,不能随意搬动;⑦废液处理后,确认安全,达标后才能排放,沉渣可远离水源深埋地下。

4. 刺激性气体泄漏事故及防范　实验过程中,有强酸、强碱、强腐蚀性气体产生,须有对应的尾气吸收装置,同时当使用或产生具有刺激性气体(如乙硫醇、氨水、吲哚、硫化氢、精胺、腐胺等)的反应,应在带活性炭吸附装置的通风橱内进行,实验者要注意不要将头伸入通风橱内;避免实验装置无人值守。

完成实验后，首先将产生的废液和反应容器除味后再进行下一步处理，比如巯基乙醇用氧化剂除味，如稀的漂白水或过氧乙酸；含酚废液加入次氯酸钠或漂白粉煮5 min，使酚分解成二氧化碳和水；硫醚用双氧水处理；异氰用稀盐酸处理。然后将处理的废液倒入相应废液桶内，做好登记。

如果随意将实验产生的废液倒入下水管道，废液的异味就会通过下水道返到室内，严重影响师生的身体健康；而某些气态、蒸汽化学刺激物和上呼吸系统接触时，会引起不适，可引起气管炎，甚至严重损害气管和肺组织，表现有咳嗽、呼吸困难（如气喘和呼吸短促）。因此不可将废液及有机溶剂倒入下水道，同时应该将实验楼的地漏更换为自封式地漏，可以减轻实验室和办公室下水道之间的串味影响。

5. 金属钠等活泼金属试剂燃烧事故及防范　金属钠作为一种化学试剂，在实验中常常会用到，金属钠遇水剧烈反应，量大时燃烧爆炸，因此稍不留意，很容易引起事故。

使用过程中金属钠应严格防止与水接触，须保存在煤油或者液体石蜡中，在称量或切碎过程中动作应迅速，以免空气中水汽侵蚀或被氧化。规范操作要点：用镊子从煤油中将金属钠取出，在滤纸上吸净表面的煤油，在玻璃片上或者培养皿中用小刀切割下表面的氧化层，然后切一小块钠，剩余的金属钠再放回原试剂瓶即可。

实验后如何处理产生的钠皮：少量的钠皮处理方法是将其加到醇溶液中，与醇反应生成醇钠溶液。加入时应不断搅拌，确保反应完全，然后放置24 h后加水充分反应，无气泡冒出，废液回收统一进行处理。醇溶液可以用无水乙醇，也可用异丙醇或叔丁醇。注意即便是有极少量钠屑的滤纸也不能扔到垃圾桶中。因为处理过程中会产生氢气，操作时应在通风橱内或室外进行。

此种方法适合处理少量的金属钠皮，块状的金属钠不适合用此种方法进行处理。当收集的钠皮量较大或为块状金属钠时应采取回流熔融、固化的方法进行回收处置。需在有丰富实验室工作经验的人员陪同下进行，不宜独立操作。

丁基锂遇水、遇氧易发生放热反应，高浓度（大于1.0 mol/L）丁基锂溶液遇潮湿空气易迅速燃烧。

在处理金属钠等活泼金属试剂［包括氢化钠、氢化钙、金属钾、金属锂、丁基锂、特（叔）丁基锂、钯碳等］的时候，由于其间空气中少量氧气或水汽就会引起剧烈反应甚至着火，因此在处理相关试剂时必须格外小心，要做好以下几点：①不要独自一人操作，以免发生意外时无法处理。②把反应体系周边的各种可燃试剂、废液瓶、废液桶等一切可燃物质拿开，充分评估安全风险。③在干燥的通风橱内处理，严格遵守反应体系要求，如无水无氧。④要做好人身防护；备好灭火器、沙桶和石棉布。⑤化整为零、分次缓慢、分步处理；一次处理量不宜过多。⑥正丁基锂尤其是特丁基锂的碱性极强（特丁基锂 pK 接近53），化学性质非常活泼，与底物反应会相当剧烈，因此反应全程必须在低温和稀有气体（高纯氮气下或高纯氩气99.99%，高纯氩气为首选）保护下进行，需要检查气瓶气体存量是否足够使用。过量和未反应完的丁基锂均需在低温下用合适的试剂淬灭，严格按照可靠文献进行。⑦金属钠等活泼金属着火时，可用沙子扑灭。

一般干粉灭火器中的主要成分为无机盐（磷酸铵盐、碳酸氢钠等），碳酸氢钠受热会分解成碳酸钠、水和二氧化碳，而钠要与水和二氧化碳（燃烧）反应，所以不仅不能灭火，反而会助长火势。

活泼金属试剂的化学性质是把双刃剑。这种特性一方面能促进反应的进行，但是也给实验操作、安全管理带来极大的难度，需要引起使用者的高度重视。

二、玻璃仪器的清洗规程

在药物分析检测工作中，清洗干净玻璃仪器是一个必须做好的实验前准备工作，也是一个技术性的工作。仪器清洗是否符合要求，对药物分析检测工作的准确度和精密度均有影响。

（一）清洗仪器的一般步骤

1. 对于新的玻璃仪器，先用水浸泡或用毛刷与洗涤剂清洗，晾干后，再用洗液浸泡数小时，洗净。

2. 化验员做完实验，将所用玻璃仪器内残留的溶液倒掉，并用水将其洗净，放在标有“待清洗玻璃仪器”字样的流动车上。注意若主要成分为非水溶性物质或难溶于水的物质，使用完毕的玻璃仪器应放在上述流动车的下层，流动车下层应标注“需用洗液清洗”字样。

3. 化验员助理应将流动车上的“待清洗玻璃仪器”随时清洗。

4. 首先将用水清洗后的玻璃仪器放入洗瓶机内，然后调节需要的洗涤时间和烘干时间，待清洗完毕后拿出放冷，晾干后放入储藏室中。

5. 当玻璃仪器清洗完毕，洗瓶机停止使用时，将纯化水进水与洗瓶机连接拆开。每月使用75%的酒精对连接管路进行消毒。

6. 洗净的仪器倒置时，水流出后容器内壁应不挂水珠。

（二）洗涤液的使用

铬酸洗液的配制方法：研细的重铬酸钾 20 g 溶于 40 mL 水中，边搅拌边慢慢加入 360 mL 浓硫酸。

针对仪器沾污物的性质，对用洗涤剂不能有效洗净的仪器，一般采用铬酸洗液浸泡一夜。

（三）玻璃仪器的干燥和保管

1. 玻璃仪器洗净后，倒置于玻璃仪器架上晾干或置于烤箱中烘干。注意：容量器具不能烘干。

2. 带磨口塞的仪器如容量瓶、比色管等最好在清洗前用线绳把塞和管拴好，以免打破塞子或互相弄混。

3. 成套仪器用完要立即洗净，晾干，放在专门的盒子里保存。

附：相关常用型号仪器的操作规程

（一）KQ-5200DE 数控超声波清洗器标准操作规程

1. 将需要超声的物件放入清洗网架中，再把清洗网架放入清洗槽内，绝对不能将物件直接放入清洗槽内，以免影响清洗效果或损坏仪器。

2. 清洗槽内加入的水位必须高于网架 20 mm。

3. 按电源 ON 键，开机。

4. 当水温低于 20 ℃ 时，会发出蜂鸣声，温度、时间、功率显示器上显示 060020777，需要加热提高水温（此时仪器除加热功能外，所有功能工作键被自动关闭保护）。

5. 温度设定：按加热 ON 键，再按加热 OFF 键，根据您所需要的操作温度按下设定键"↑上"或"↓下"，设定键允许所希望的操作温度在 20～80 ℃。一旦温度选定后，按温度加热 ON 键，加热红色指示灯会亮，表示开始加热，显示器开始显示测量当前容器内的实际温度。当温度达到所设定的温度时，加热红色指示灯会熄灭，温度加热器会停止加热。请注意微处理器将记忆最后一个输入的设定温度。

6. 时间设定：按计时 OFF 键或 ON 键，根据工作所需要的时间按下设定键"↑上"或"↓下"，设定允许所希望的操作时间在 1～480 min。如不需要设定时间，请按 OFF 键，时间显示器上显示 000，表示不计时连续工作。设定时间在未开启超声的情况下设定，否则时间设定键失效。请注意微处理器将记忆最后一个输入的设定时间。

7. 超声功率设定：按超声 ON 键，轴流风机会转动，超声黄色指示灯会亮，表示开始超声，超声功率大小的设定根据物件所需功率的要求按下设定键"↑上"或"↓下"，设定键允许所希望的操作超声功率在 40%～100%。设定超声功率的大小必须在开启超声的情况下设定，否则超声设定键失效。请注意微处理器将记忆最后一个输入的设定超声功率。

8. 超声完毕后，自动关闭超声功率键。20 min 后无人操作本仪器，自动关闭电源。

9. 超声完毕后，清洗槽内的污液需排出时，打开阀门，排净后关闭阀门。

（二）KH-55AS 电热恒温鼓风干燥箱标准操作规程

1. 把需干燥处理的物品放入干燥箱内，关好箱门。

2. 把电源开关拨至"1"处，此时电源指示灯亮，控温仪上有数字显示。

3. 温度设定：当所需加热温度与设定温度相同时不需重新设定，反之则需重新设定。先按控温仪的功能键"SET"进入温度设定状态，此时 SV 设定显示一闪一闪，按移位键"<|"将光标移至显示器数位上，然后按加键"△"或减键"▽"，设定所需温度，再按功能键"SET"确认，温度设定结束，程序进入定时设定。

4. 设定结束后，各项数据长期保存，此时干燥箱进入升温状态，加热指示灯亮，当箱内温度接近设定温度时,加热指示灯忽亮忽暗,反复多次,控制进入升恒温状态。

5. 干燥结束后,把电源开关拨至“0”处,如马上打开箱门取出物品,小心烫伤。

6. 如有硬件故障不能诊断,应申报维修,勿自行乱动。

(三)真空干燥箱使用操作规程

1. 将物料均匀放入真空干燥箱内样品架上,推入干燥箱内。

2. 关紧箱门,放气阀,箱门上有螺栓,可使箱门与硅胶密封条紧密结合。

3. 将真空泵与真空阀连接,开启真空阀,抽真空。

4. 依据真空泵的性能,以抽到压力表为真空泵的极限值为准。

5. 抽完真空后,先将真空阀门关闭,如果真空阀门关不紧,请更换,然后再将真空泵电源关闭或移除(防止倒吸现象产生)。

6. 按照物料的干燥周期,每隔一段时间观察一下,根据压力表、温度表和箱体内的变化,进行处理。如果压力表指数下降,则可能存在漏气现象,可再进行抽气操作。

7. 干燥完成后,先将放气阀打开,放出里面气体,再打开真空干燥箱箱门,取出物料。

三、标准溶液的配制、标定及试液的配制规范操作

(一)标准溶液的配制、标定

1. 标准溶液的配制及标定如无特殊规定,应严格按照《中国药典》规定的方法操作。

2. 每批标准溶液应有明确的批号,其批号建立规则是 VS××××(年)××(月)××(顺序号)例。2019 年 12 月标定的第 1 批标准溶液,其批号是 VS20191201。

3. 使用专用的标准溶液配制及标定记录,记录应整洁、完整、准确、及时。

4. 标定溶液实行双人复核制,第一标定人标定后,由另一人独立操作复核标定,如无特殊规定,单人相对标准偏差应在 0.1% 以内,两人相对标准偏差应在 0.2% 以内,否则应重新进行标定。

5. 标定人对标定结果负责,批准人负责审核计算结果并批准标准溶液的使用。

6. 标准溶液如无特殊规定,一般有效期为 3 个月,并应每次使用前检查外观,必要时进行复核标定。对于常用标准溶液在有效期前应配制新溶液并标定,对于不常用和不稳定的标准溶液,可随用随配制或标定。

7. 标准溶液标签应明确标有名称、浓度、标定温度、标定日期及失效期等项目。

(二)试液的配制

1. 试液的配制方法如无特殊规定,一般采用《中国药典》2020 版中规定的方法配制溶液。

2. 对有恶臭的试液应封好瓶塞存放于通风橱内。

3. 试液标签应明确标有名称、配制方法(CP 或 USP)、配制日期、配制人,必要时标明所用溶媒。每瓶溶液应有明确的溶液编号,其编号建立规则是××(年)××(月)××(日)××(顺序号)。例:2019 年 12 月 1 日配制的第 1 个溶液,其溶液编号为 19120101。

四、对照品的使用与保管

(一)对照品的使用

1. 按《中国药典》规定进行药品的化验和含量测定时,需要对照品做对照,在检验过程中,药品和对照品应在同样的条件下测定,制备和测定对照品的方法应与样品进行各项测定所用的条件一致。

2. 当启封新的对照品时,使用人应填写“对照品启封标签”,注明启封日期,并贴在该瓶对照品上。

3. 在取用存放在冰箱内的对照品时,应待温度与室温相同时再打开干燥器盖,以免空气中水分进入对照品。

4. 取用对照品的样匙应干净清洁,避免有任何异物,杜绝交叉污染,使用后的样匙应马上清洗干净。

5. 用过之后的对照品,应立即将原包装整理好并及时放回原处,以免混乱。

6. 每次使用对照品后,要及时记录在“对照品接收使用登记表”上,包括使用日期、对照品批号、取量、使用人等。对照品使用记录应清洁、完整。

(二)对照品的存放

对照品应妥善存放,一般应将对照品存放在避光、隔热之处,粉粒性对照品不应存放在潮湿地方,需特殊存放的应标明具体的要求,并应定期检查存放情况;未启封的对照品和用作对照品的原料贮藏于冰箱内干燥器中(4 ℃)。已启封的对照品可存放于干燥器内,瓶口应用封口膜封严,干燥器中干燥剂在开始变色后进行更换,存放对照品的干燥器不应存放其他样品。

五、一般杂质检查方法

药品的杂质是指存在于药物之中的微量无治疗作用,或影响药物稳定性和疗效,甚至对人体健康有害的物质。来源:生产过程中所用原料不纯;制备过程中所用溶剂残留;生产工艺中带来的中间体及副产物;器皿、装置、设备引入;药物因外界条件而引起的变化。杂质限量=(杂质量/供试品量)×100%。

(一)氯化物检查法

1. 原理 氯化物在酸性溶液中与硝酸银生成氯化银混浊,与一定量的标准氯化钠溶液在同条件下生成的氯化银混浊比较,来检查供试品中氯化物是否超出限量。适用于微量氯化物的检查。

2. 标准氯化钠溶液的配制 称取氯化钠 0.165 g,置 100 mL 容量瓶中,溶解并稀释至刻度。

3. 操作方法 除另有规定外,取各药品项下规定量的供试品,加水溶解使成 25 mL(溶液如显碱性,可滴加硝酸使呈中性),再加稀硝酸 10 mL;溶液如不澄清,应滤过;置 50 mL 纳氏比色管中,加水使成约 40 mL,摇匀,即得供试品溶液。另取各药品项下规定量的标准氯化钠溶液,置 50 mL 纳氏比色管中,加稀硝酸 10 mL,加水使成 40 mL,摇匀,即得对照品溶液。于供试品溶液与对照品溶液中,分别加入硝酸银试液 1.0 mL,用水稀释至 50 mL,摇匀,在暗处放置 5 min,同置黑色背景上,从比色管上方向下观察,比较,即得。

以上检查方法中使用的标准氯化钠溶液每 1 mL 相当于 10 μg 的 Cl^-。在测定条件下,氯化物浓度以 50 mL 中含 50 ~ 80 μg 的 Cl^- 为宜,在此范围内氯化物所显混浊梯度明显,便于比较。

4. 注意事项 检查在硝酸酸性溶液中进行。加入硝酸可避免弱酸银盐(如碳酸银、磷酸银以及氧化银)沉淀的形成而干扰检查,同时还可加速氯化银沉淀的生成并产生较好的乳浊。酸度以 50 mL 供试溶液中含稀硝酸 10 mL 为宜。

为了避免光线使单质银析出,在观察前应在暗处放置 5 min。由于氯化银为白色沉淀,比较时应将比色管置黑色背景上,从上方向下观察,比较。

(二)硫酸盐检查法

1. 原理 硫酸盐的检查是利用硫酸根离子与氯化钡在盐酸酸性溶液中生成含硫酸钡的白色混浊液,与一定量标准硫酸钾溶液在相同条件下生成的混浊比较,以判断药物中硫酸盐是否超过限量。

2. 检查方法 除另有规定外,取各药品项下规定量的供试品,加水溶解使成约 40 mL(溶液如显碱性可滴加盐酸使成中和);溶液如不澄清,应滤过;置 50 mL 纳氏比色管中,加稀盐酸 2 mL,摇匀,即得供试品溶液。另取各药品项下规定量的标准硫酸钾溶液,置 50 mL 纳氏比色管中,加水使成 40 mL,加入 25% 氯化钡溶液 5 mL,用水稀释至 50 mL,充分摇匀。放置 10 min,同置黑色背景上,从比色管上方向下观察,比较,即得。

3. 注意事项 标准硫酸钾溶液每 1 mL 相当于 0.1 mg 的 SO_4^{2-}。本法适宜比浊的浓度范围为每 50 mL 溶液中含 0.1 ~ 0.5 mg 的 SO_4^{2-},相当于标准硫酸钾溶液 1 ~ 5 mL,在此范围内浊度梯度明显。

供试品溶液加盐酸使呈酸性,可防止碳酸钡或磷酸钡等沉淀的生成;溶液的酸度以50 mL中含稀盐酸2 mL,pH值约为1为宜。

供试品溶液如需滤过,应先用加盐酸使呈酸性的水洗净滤纸中硫酸盐,再滤过。

(三)铁盐检查法

1.原理 《中国药典》采用硫氰酸盐法检查药物中的铁盐杂质。其原理为铁盐在盐酸酸性溶液中与硫氰酸铵生成红色可溶性硫氰酸铁配位离子,与一定量标准铁溶液用同法处理后所显的颜色进行比较。反应方程式如下:

$$Fe^{3+}+6SCN^{-}\xrightarrow{(H^{+})}[Fe(SCN)_6]^{3-}$$

2.操作方法 除另有规定外,取各药品项下规定量的供试品,加水溶解使成25 mL,移置50 mL纳氏比色管中,加稀盐酸4 mL和过硫酸铵50 mg,用水稀释使成35 mL后,加30%硫氰酸铵溶液3 mL,再加水适量稀释成50 mL,摇匀;如显色,立即与取标准铁溶液一定量制成的对照溶液(取规定量的标准铁溶液,置50 mL纳氏比色管中,加水使成25 mL,加稀盐酸4 mL和过硫酸铵50 mg,用水稀释使成35 mL,加30%硫氰酸铵溶液3 mL,再加水适量稀释成50 mL,摇匀)比较,即得。

3.标准铁溶液的制备 称取硫酸铁铵[$FeNH_4(SO_4)_2 \cdot 12H_2O$]0.863 g置1 000 mL量瓶中,加水溶解后,加硫酸2.5 mL,用水稀释至刻度,摇匀,作为储备液。

临用前,精密量取储备液10 mL,置100 mL量瓶中,加水稀释至刻度,摇匀,即得(每1 mL相当于10 μg的Fe^{3+})。

标准铁储备液应存放阴凉处,存放期如出现混浊或其他异常情况时,不得再使用。

(四)重金属检查法

重金属是指在实验条件下能与硫代乙酰胺或硫代钠作用显色的金属杂质。生产中遇到铅的机会较多,且铅又易在体内积蓄中毒,所以检查时以铅为代表。重金属影响药物的稳定性及安全性。

1.硫代乙酰胺法($Pb^{2+}+H_2S \rightarrow PbS\downarrow+2H^{+}$) 适用于溶于水、稀酸和乙醇的药物。此法为最常用的方法。

原理:硫代乙酰胺在弱酸性条件下水解,产生硫化氢,与重金属离子生成黄色到棕黑色的硫化物混悬液,与一定量标准铅溶液经同法处理后所呈颜色比较。适宜目视比色的浓度范围为10~20 μg Pb/mL,pH值对呈色影响较大。

2.有机破坏后检查法 适用于含芳环、杂环以及不溶于水、稀酸及乙醇的有机药物。重金属可与芳环、杂环形成较牢固的价键,可先炽灼破坏,使重金属游离,再按第一法检查。采用硫酸为有机破坏剂,温度在500~600 ℃使完全灰化。所得残渣加硝酸进一步破坏,蒸干。加盐酸转化为易溶于水的氯化物,与对照试验比较。

(1)硫化钠法:适用于溶于碱而不溶于稀酸或在稀酸中即生成沉淀的药物。以硫化钠为显色剂，Pb^{2+}与S^{2-}作用生成 PbS 微粒混悬液，与一定量标准铅溶液经同法处理后所呈颜色比较。硫化钠对玻璃有一定腐蚀性，应临用新制。

（2）微孔滤膜法：适用于含 2～5 μg 重金属杂质及有色供试液的检查。重金属限量低时，用纳氏比色管难以观察，可用微孔滤膜滤过，重金属硫化物沉集于滤膜形成色斑，与标准铅斑比较，可提高检查灵敏度。

（五）砷盐检查法

标准砷溶液的制备：称取三氧化二砷 0.132 g，置 1 000 mL 量瓶中，加 20% 氢氧化钠溶液 5 mL 溶解后，用适量的稀硫酸中和，再加稀硫酸 10 mL，用水稀释至刻度，摇匀，作为储备液。临用前，精密量取储备液 10 mL，置于 1 000 mL 量瓶中，加稀硫酸 10 mL，用水稀释至刻度，摇匀，即得（每 1 mL 相当于 1 μg 的As^{3+}）。

1. 第一法（古蔡氏法）

仪器装置：A 为 100 mL 标准磨口锥形瓶；B 为中空的标准磨口塞，上连导气管 C（外径 8.0 mm，内径 6.0 mm），全长约 180 mm；D 为具孔的有机玻璃旋塞，其上部为圆形平面，中央有一圆孔，孔径与导气管 C 的内径一致，其下部孔径与导气管 C 的外径相适应，将导气管 C 的顶端套入旋塞下部孔内，并使管壁与旋塞的圆孔相吻合；黏合固定 E 为中央具有圆孔（孔径 6.0 mm）的有机玻璃旋塞盖，与 D 紧密吻合（图 2-1）。

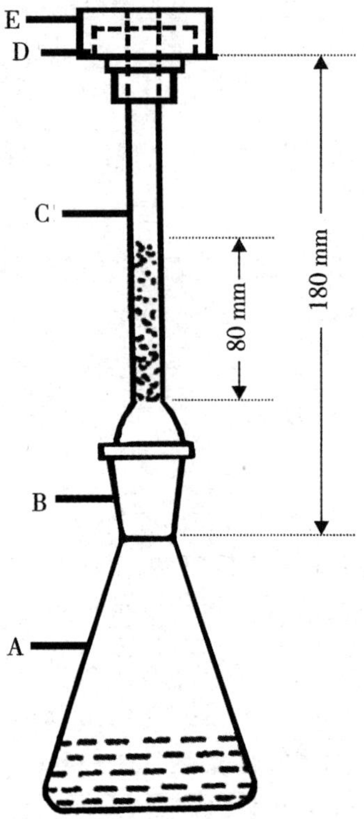

图 2-1　古蔡氏法砷盐检查仪器装置

测试时，于导气管C中装入醋酸铅棉花60 mg（装管高度为60～80 mm），再于旋塞D的顶端平面上放一片溴化汞试纸（试纸大小以能覆盖孔径而不露出平面外为宜），盖上旋塞盖E并旋紧，即得。

标准砷斑的制备：精密量取标准砷溶液2 mL，置A瓶中，加盐酸5 mL与水21 mL，再加碘化钾试液5 mL与酸性氯化亚锡试液5滴，在室温放置10 min后，加锌粒2 g，立即将照上法装妥的导气管C密塞于A瓶上，并将A瓶置25～40 ℃水浴中，反应45 min，取出溴化汞纸试，即得。

若供试品需经有机破坏后再进行检砷，则应取标准砷溶液代替供试品，照各药品项下规定的方法同法处理后，依法制备标准砷斑。

检查法取按各药品项下规定方法制成的供试品溶液，置A瓶中，照标准砷斑的制备，自“再加碘化钾试液5 mL”起，依法操作。将生成的砷斑颜色与标准砷斑比较，不得更深。

2. 第二法（二乙基二硫代氨基甲酸银法）

仪器装置：A为100 mL标准磨口锥形瓶；B为中空的标准磨口塞，上连导气管C（一端的外径为8 mm，内径为6 mm；另一端长180 mm，外径4 mm，内径1.6 mm，尖端内径为1 mm）；D为平底玻璃管（长180 mm，内径10 mm，于5.0 mL处有一刻度）（图2-2）。

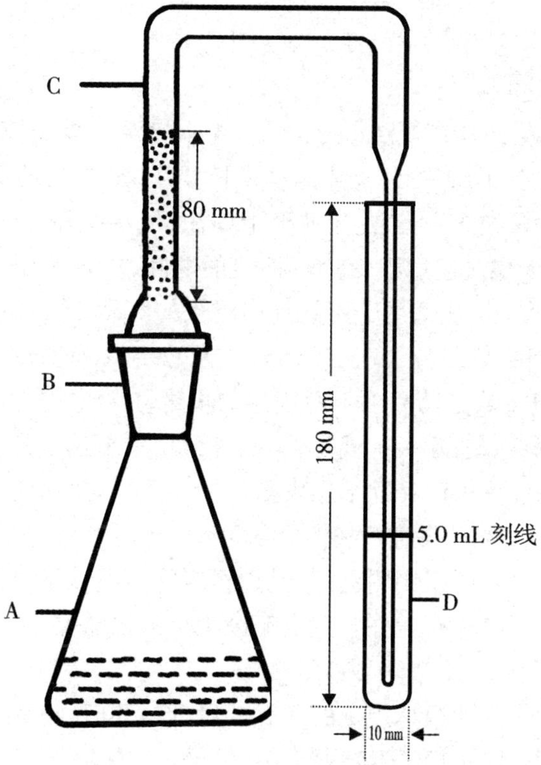

图2-2　DDC-Ag法砷盐检查仪器装置

测试时，于导气管C中装入醋酸铅棉花60 mg（装管高度约80 mm），并于D管中精密加入二乙基二硫代氨基甲酸银试液5 mL。

标准砷对照液的制备：精密量取标准砷溶液2 mL，置A瓶中，加盐酸5 mL与水21 mL，再加碘化钾试液5 mL与酸性氯化亚锡试液5滴，在室温放置10 min后，加锌粒2 g，立即将导气管C与A瓶密塞，使生成的砷化氢气体导入D管中，并将A瓶置25～40 ℃水浴中反应45 min，取出D管，添加氯仿至刻度，混匀，即得。

检查法取照各药品项下规定方法制成的供试液，置A瓶中，照标准砷对照液的制备，自"再加碘化钾试液5 mL"起，依法操作。将所得溶液与标准砷对照液同置白色背景上，从D管上方向下观察、比较，所得溶液的颜色不得比标准砷对照液更深。必要时，可将所得溶液转移至1 cm吸收池中，用适宜的分光光度计或比色计在510 nm波长处以二乙基二硫代氨基甲酸银试液作空白，测定吸收度，与标准砷对照液按同法测得的吸收度比较，即得。

注意事项：①所用仪器和试液等照本法检查，均不应生成砷斑，或至多生成仅可辨认的斑痕；②制备标准砷斑或标准砷对照液，应与供试品检查同时进行；③本法所用锌粒应无砷，以能通过一号筛的细粒为宜，如使用的锌粒较大时，用量应酌情增加，反应时间亦应延长为1 h；④醋酸铅棉花系取脱脂棉1.0 g，浸入醋酸铅试液与水的等容混合液12 mL中，湿透后，挤压除去过多的溶液，并使之疏松，在100 ℃以下干燥后，储于玻璃塞瓶中备用。

（六）干燥失重测定法

干燥失重测定法指药物在规定的条件下，经干燥至恒重后所减失的重量，通常以百分率表示。主要指水分、结晶水及其他挥发性物质，从减失的重量和取样量计算供试品的干燥失重。干燥失重测定法有烘箱干燥法、恒温减压干燥法及干燥器干燥法（常压、减压）。烘箱干燥法适用于受热较稳定的药品，恒温减压干燥法适用于水分较难除尽的药品，干燥器干燥法适用于不能加热干燥的药品，减压以助水分的挥发。

1. 操作方法　取供试品，混合均匀（如为较大的结晶，应先迅速捣碎使成2 mm以下的小粒）。分取约1 g或各药品项下所规定的重量，置于供试品同样条件下干燥至恒重的扁形称瓶中，精密称定，除另有规定外，照各药品项下规定的条件干燥至恒重。从减失的重量和取样量计算供试品的干燥失重。

供试品干燥时，应平铺在扁形称瓶中，厚度不可超过5 mm，如为疏松物质，厚度不可超过10 mm。放入烘箱或干燥器进行干燥时，应将瓶盖取下，置称瓶旁，或将瓶盖半开进行干燥；取出时，须将称瓶盖好。置烘箱内干燥的供试品，应在干燥后取出置干燥器中放冷至室温，然后称定重量。

2. 注意事项　供试品如未达规定的干燥温度即融化时，应先将供试品于较低的温度下干燥至大部分水分除去后，再按规定条件干燥。

当用减压干燥器或恒温减压干燥器时，除另有规定外，压力应在20 mmHg

(1 mmHg≈0.133 kPa)以下;干燥器中常用的干燥剂为无水氯化钙、硅胶或五氧化二磷,恒温减压干燥器中常用的干燥剂为五氧化二磷。干燥剂应保持在有效状态。

(七)溶液颜色检查法

溶液颜色检查法是控制药品有色杂质限度的方法。

1. 第一法(目视比色法)　除另有规定外,取规定量的供试品,加水溶解置于25 mL的纳氏比色管中,加水稀释至10 mL,另取规定色调和色号的标准比色液10 mL,置于纳氏比色管中,两管同置白色背景上,自上向下透视,或同置白色背景前,平视观察;供试品管呈现的颜色与对照管比较,不得更深。

比色用重铬酸钾液:取重铬酸钾,研细后,在120 ℃干燥至恒重,精密称取0.400 g,置500 mL量瓶中,加适量水溶解并稀释至刻度,摇匀,即得。每1 mL溶液中含0.800 mg的$K_2Cr_2O_7$。

比色用硫酸铜液:取硫酸铜约32.5 g,加适量的盐酸溶液(1→40)使溶解成500 mL,精密量取10 mL,置碘量瓶中,加水50 mL、醋酸4 mL与碘化钾2 g,用硫代硫酸钠滴定液(0.1 mol/L)滴定,至临近终点时,加淀粉指示液2 mL,继续滴定至蓝色消失。每1 mL的硫代硫酸钠滴定液(0.1 mol/L)相当于24.97 mg的$CuSO_4 \cdot 5H_2O$。根据上述测定结果,在剩余的原溶液中加适量的盐酸溶液(1→40),使每1 mL溶液中含62.4 mg的$CuSO_4 \cdot 5H_2O$,即得。

比色用氯化钴液:取氯化钴约32.5 g,加适量的盐酸溶液(1→40)使溶解成500 mL,精密量取2 mL,置锥形瓶中,加水200 mL,摇匀,加氨试液至溶液由浅红色转变为绿色后,加醋酸-醋酸钠缓冲液(pH 6.0)10 mL,加热至60 ℃,再加二甲酚橙指示液5滴,用乙二胺四醋酸二钠滴定液(0.05 mol/L)滴定至溶液显黄色。每1 mL的乙二胺四醋酸二钠滴定液(0.05 mol/L)相当于11.90 mg的$CoCl_2 \cdot 6H_2O$。根据上述测定结果,在剩余的原溶液中加适量的盐酸溶液(1→40),使每1 mL溶液中含59.5 mg $CoCl_2 \cdot 6H_2O$,即得。

各种色调标准储备液的制备按表2-3,精密量取比色用氯化钴液、比色用重铬酸钾液、比色用硫酸铜液与水,混合摇匀,即得。

表2-3　各种色调标准储备液的配制

色调	比色用氯化钴液/mL	比色用重铬酸钾液/mL	比色用硫酸铜液/mL	水/mL
绿黄色	—	27.0	15.0	58.0
黄绿色	1.2	22.8	7.2	68.8
黄色	4.0	23.3	0.0	72.7
橙黄色	10.6	19.0	4.0	66.4
橙红色	12.0	20.0	0.0	68.0
棕红色	22.5	12.5	20.0	45.0

各种色调色号标准比色液的制备按表2-4，精密量取各色调标准储备液与水，混合摇匀，即得。

表2-4 各种色调色号标准比色液的配制

色号	0.5	1	2	3	4	5	6	7	8	9	10
储备液/mL	0.25	0.5	1.0	1.5	2.0	2.5	3.0	4.5	6.0	7.5	10.0
加水量/mL	9.75	9.5	9.0	8.5	8.0	7.5	7.0	5.5	4.0	2.5	0.0

2. 第二法（分光光度法） 除另有规定外，取各药品项下规定量的供试品，加水溶解使成10 mL，必要时滤过，滤液照分光光度法于规定波长处测定吸收度。记录仪器型号、规定波长、供试液制备方法、测量数值；结果判定按规定溶剂与浓度配制成的供试液进行测定，如吸光度小于或等于规定值，判为符合规定。

3. 第三法（色差法） 本法是使用具备透射测量功能的测色色差计直接测定溶液的透射三刺激值，对其颜色进行定量表述和分析的方法。当目视比色法较难判定供试品与标准比色液之间的差异时，应采用本法进行测定与判断。

供试品溶液与标准比色液之间的颜色差异，可以通过分别比较它们与水之间的色差值来测定，也可以通过直接比较它们之间的色差值来得到测定。

现代颜色视觉理论认为，在人眼视网膜上有3种感色的锥体细胞，分别对红、绿、蓝3种颜色敏感。颜色视觉过程可分为两个阶段：第一阶段，视网膜上3种独立的锥体感色物质，有选择地吸收光谱不同波长的辐射，同时每一物质又可单独产生白和黑的反应，即在强光作用下产生白的反应，无外界刺激时产生黑的反应；第二阶段，在神经兴奋由锥体感受器向视觉中枢的传导过程中，这3种反应又重新组合，最后形成3对对立性的神经反应，即红或绿、黄或蓝、白或黑的反应。最终在大脑皮质的视觉中枢产生各种颜色感觉。

自然界中的每种颜色都可以用选定的、能刺激人眼中3种受体细胞的红、绿、蓝三原色，按适当比例混合而成。由此引入一个新的概念——三刺激值，即在给定的三色系统中与待测色达到色匹配所需要的3个原刺激量，分别以X、Y、Z表示。通过对众多具有正常色觉的人体（称为标准观察者，即标准眼）进行广泛的颜色比较试验，测定了每一种可见波长（400～760 nm）的光引起每种锥体刺激的相对数量的色匹配函数，这些色匹配函数分别用$\bar{x}(\lambda)$、$\bar{y}(\lambda)$、$\bar{z}(\lambda)$来表示。把这些色匹配函数组合起来，描绘成曲线，就叫作CIE色度标准观察者的光谱三刺激值曲线（图2-3）。

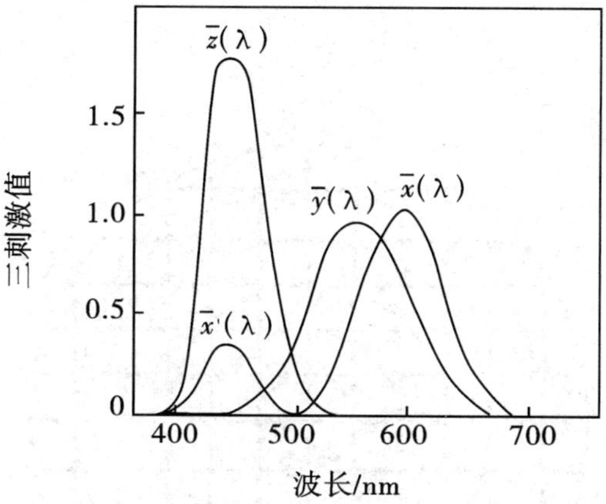

图 2-3　CIE 1931 色度标准观察者的光谱三刺激值曲线

色匹配函数和三刺激值间的关系以下列方程表示：

$$X=K\int S(\lambda)P(\lambda)\bar{x}(\lambda)\Delta d(\lambda)$$

$$X=K\int S(\lambda)P(\lambda)\bar{y}(\lambda)\Delta d(\lambda)$$

$$X=K\int S(\lambda)P(\lambda)\bar{z}(\lambda)\Delta d(\lambda)$$

式中 K 为归化系数；$S(\lambda)$ 为光源的相对光谱功率分布；$P(\lambda)$ 为物体色的光谱反射比或透射比；$\bar{x}(\lambda)$、$\bar{y}(\lambda)$、$\bar{z}(\lambda)$ 为标准观察者的色匹配函数；$\triangle d(\lambda)$ 为波长间隔，一般采用 10 nm 或 5 nm。

当某种颜色的三刺激值确定之后，则可用其计算出该颜色在一个理想的三维颜色空间中的坐标，由此推导出许多组的颜色方程（称为表色系统）来定义这一空间。如 CIE 1931-XYZ 色度系统、CIE 1964 色度系统、CIE 1976$L^*a^*b^*$ 色空间（CIE Lab 均匀色空间）、Hunter 表色系统等。

为便于理解和比对，人们通常采用 CIE Lab 颜色空间来表示颜色及色差。该色空间由直角坐标 $L^*a^*b^*$ 构成。在三维色坐标系的任一点都代表一种颜色，其与参比点之间的几何距离代表两种颜色之间的差异（图 2-4 和图 2-5）。相等的距离代表相同的色差值。用仪器法对一个供试品与标准比色液的颜色进行比较时，需比较的参数就是空白对照品的颜色和供试品或标准比色液的颜色在均匀色空间中的差值。

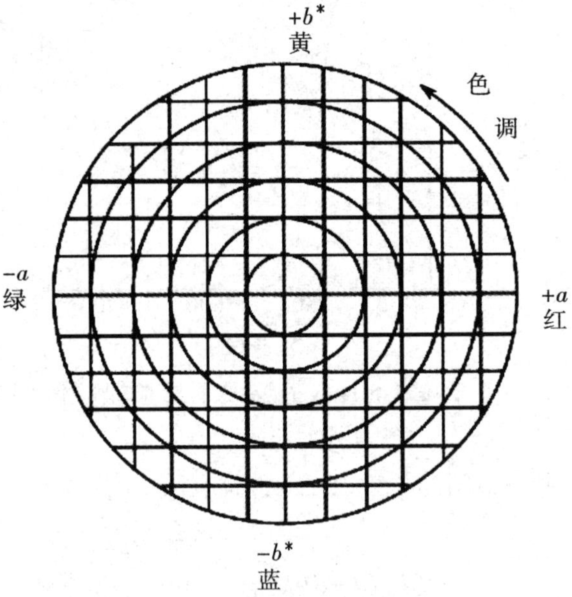

图 2-4 $L^*a^*b^*$ 色品图

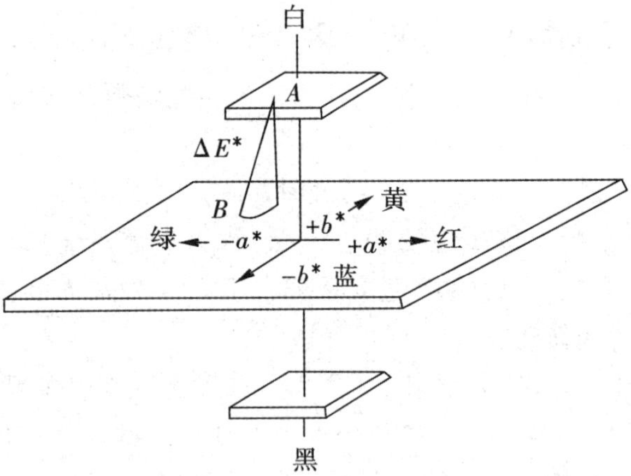

图 2-5 $L^*a^*b^*$ 色空间和色差 ΔE^*

在 CIE Lab 均匀色空间中，三维色坐标 $L^*a^*b^*$ 与三刺激值 X、Y、Z 和色差值之间的关系如下：

明度指数 $L^*=116\times(Y/Y_n)^{1/3}-16$

色品指数 $a^*=500\times[(X/X_n)^{1/3}-(Y/Y_n)^{1/3}]$

色品指数 $b^*=200\times[(Y/Y_n)^{1/3}-(Z/Z_n)^{1/3}]$

色差 $\Delta E^*=[(\Delta L^*)^2+(\Delta a^*)^2+(\Delta b^*)^2]^{1/2}$

以上公式仅适用于 X/X_n、Y/Y_n、Z/Z_n>0.008 856 时。式中 X、Y、Z 为待测样品的三刺激值；X_n、Y_n、Z_n为三刺激值；ΔE^*为供试品色与标准比色液色的色差；ΔL^*为供试品与标准比色液色的明度指数之差，其中 ΔL^*为"正数"表示供试品比标准比色液颜色亮；Δa^*、Δb^*为供试品色与标准比色液色的色品指数之差，其中 Δa^*、Δb^*为"正数"表示供试品比标准比色液颜色更深。

色差计的工作原理简单地说即是模拟人眼的视觉系统，利用仪器内部的模拟积分光学系统，把光谱光度数据的三刺激值进行积分而得到颜色的数学表达式，从而计算出 L^*、a^*、b^*值及对比色的色差。在仪器使用的标准光源与日常观察样品所使用光源光谱功率分布一致（比如昼光），其光电响应接收条件与标准观察者的色觉特性一致的条件下，用仪器方法测定颜色，不但能够精确、定量地测定颜色和色差，而且比目测法更为科学客观，且不随时间、地点、人员变化而发生变化。

（1）对仪器的一般要求：使用具备透射测量功能的测色色差计进行颜色测定，照明观察条件为 o/o（垂直照明/垂直接收）条件；D65 光源照明，10°视场条件下，可直接测出三刺激值 X、Y、Z，并能直接计算给出 L^*、a^*、b^*和 ΔE^*。因溶液的颜色随着被测定的溶液液层厚度而变，所以除另有规定外，测量透射色时，应使用 1 cm 厚度液槽。由于混浊液体、黏性液体或带荧光的液体会影响透射，故不适宜采用色差计法测定。为保证测量的可靠性，应定期对仪器进行全面的检定。在每次测量时，按仪器要求，需用水对仪器进行校准，并规定水在 D65 为光源，10°视场条件下，水的三刺激值分别为：$X=94.81$；$Y=100.00$；$Z=107.32$。

（2）测定法：除另有规定外，用水对仪器进行校准，取按各品种项下规定的方法分别制得的供试品溶液和标准比色液，置仪器上进行测定，供试品溶液与水的色差值 ΔE^*应不超过标准比色液与水的色差值 ΔE^*。

如品种正文项下规定的色调有两种，且供试品溶液的实际色调介于两种规定色调之间，难以判断更倾向何种色调，将测得的供试品溶液与水的色差值（ΔE^*）与两种色调标准比色液与水的色差值的平均值比较，不得更深[$\Delta E^*\leqslant(\Delta E^*_{S1}+\Delta E^*_{S2})/2$]。

（八）易碳化物检查法

取内径一致的比色管两支：甲管中加各品种项下规定的对照溶液 5 mL；乙管中加硫酸[含 H_2SO_4 94.5% ~95.5%（g/g）]5 mL 后，分次缓缓加入规定量的供试品，振摇使溶解。除另有规定外，静置 15 min 后，将甲乙两管同置白色背景前，平视观察，乙管中所显颜色不得较甲管更深。

供试品如为固体，应先研成细粉。如需加热才能溶解时，可取供试品与硫酸混合均匀，加热溶解后，放冷，再移置比色管中。

（九）溶液澄清度检查法

澄清度是检查药品溶液的混浊程度，即浊度。

浊度标准储备液的制备：称取硫酸肼 1.00 g，置 100 mL 量瓶中，加水适量使溶解，必要时可在 40 ℃的水浴中温热溶解，并用水稀释至刻度，摇匀，放置 4 ~ 6 h；取此溶液与等容量的 10% 乌洛托品溶液混合，摇匀，于 25 ℃避光静置 24 h，即得。本液置冷处避光保存可在 2 个月内使用，用前摇匀。

浊度标准原液的制备：取浊度标准储备液 15.0 mL，置 1 000 mL 量瓶中，加水稀释至刻度，摇匀，即得。本液应在 24 h 内使用，用前摇匀。

浊度标准液的制备：取浊度标准原液与水，按表 2-5 配制，即得。本液应临用时制备，使用前充分摇匀。

除另有规定外，将一定浓度的供试品溶液与浊度标准液分别置于配对的比浊用玻璃管（内径 15 ~ 16 mm，平底，具塞，以无色、透明、中性硬质玻璃制成）中，液面的高度为 40 mm，在浊度标准液制备后 5 min，同置黑色背景上，在漫射光下，从比浊管上方向下观察、比较。此法或垂直置于伞棚灯下，照度为 1 000 lx，从水平方向观察、比较；用以检查溶液的澄清度或混浊程度。

正文中规定的“澄清”，是指供试品溶液的澄清度相同于所用溶剂，或未超过 0.5 号浊度标准液。

表 2-5　浊度级号

级号	0.5	1	2	3	4
浊度标准原液/mL	2.50	5.00	10.00	30.00	50.00
水/mL	97.50	95.00	90.00	70.00	50.00

（十）炽灼残渣检查法

药品经高温加热分解或挥发后遗留下不挥发物，经加硫酸并炽灼（700 ~ 800 ℃）后生成的金属氧化物或硫酸盐即为炽烧残渣。

1. 操作方法

（1）空坩埚恒重：取坩埚置于高温炉内，将盖子斜盖在坩埚上，经 700 ~ 800 ℃炽灼约 60 min，关闭电源，将炉门稍打开，待炉温降至约 400 ℃取出坩埚，移置干燥器内并盖上盖子，放冷至室温（一般需 30 ~ 60 min），精密称定坩埚重量。再在上述条件下炽灼约 30 min，取出，置干燥器内，放冷至室温（与上次放冷时间相同），称量，直至恒重，备用。以上炽灼操作也可借助煤气灯进行。

（2）称取供试品：取供试品 1.0 ~ 2.0 g 或各该药品项下规定的重量，置已炽灼至恒重的坩埚内，精密称定。

(3)炭化:将盛有供试品的坩埚斜置电炉或煤气灯上缓缓灼烧(避免供试品骤然膨胀而逸出),炽灼至供试品全部炭化呈黑色,并不冒浓烟,放冷至室温,“炭化”操作应在通风橱内进行。

(4)恒重:按操作方法内,自“取出坩埚稍冷片刻”起,依法操作,直至恒重。以上炽灼操作也可借助煤气灯进行(恒重,除另有规定外,是指连续两次炽灼后的重量差异在0.3 mg以下的重量。炽灼至恒重的第二次称重,应在连续炽灼30 min后进行)。

2.注意事项　供试品的取量应根据炽灼残渣限度来决定。一般规定炽灼残渣限度为0.1% ~0.2%,应使炽灼残渣的量在1 ~2 mg,故供试品取量多为1.0 ~2.0 g,炽灼残渣限度较高或较低的药品,可酌情减少或增加供试品的取量。

炽灼残渣检查同时做几份时,坩埚宜预先编码标记,盖子与坩埚应编码一致。坩埚从高温炉取出的先后次序、在干燥器内的放冷时间以及称量顺序均应前后一致;每一干燥器内同时放置坩埚最好不超过4个,否则不易恒重。

如需将炽灼残渣留作重金属检查,则炽灼温度必须控制在500 ~600 ℃。

3.记录与计算　记录炽灼的温度、时间、供试品的称量、坩埚、残渣及坩埚的恒重数据、计算和结果等。

$$\text{炽灼残渣}(\%)=\frac{\text{残渣及坩埚重}-\text{空坩埚重}}{\text{供试品重量}}\times100\%$$

结果与判定计算结果,按有效数字数值修约规程修约,使与标准中规定限度的有效位数一致,其数值小于或等于限度时,判为符合规定;其数值大于限度时,判为不符合规定。

(十一)水分测定法

1.费休氏法　本法根据碘和二氧化硫在吡啶和甲醇溶液中与水定量反应的原理来测定水分。所用仪器应干燥,并能避免空气中水分的侵入,测定应在干燥处进行。

(1)制备:称取碘(置硫酸干燥器内48 h以上)110 g,置干燥的具塞锥形瓶(或烧瓶)中,加无水吡啶160 mL,注意冷却,振摇至碘全部溶解,加无水甲醇300 mL,称定重量,将锥形瓶(或烧瓶)置冰浴中冷却,在避免空气中水分侵入的条件下,通入干燥的二氧化硫至重量增加72 g,再加无水甲醇使成1 000 mL,密塞,摇匀,在暗处放置24 h。

也可以使用稳定的市售费休氏试液。市售的费休氏试液可以是不含吡啶的其他碱化试剂,或不含甲醇的其他伯醇类试剂制成;也可以是单一的溶液或由两种溶液临用前混合而成。

本试液应遮光,密封,置于阴凉干燥处保存。临用前应标定滴定度。

(2)标定:精密称取纯化水10 ~30 mg,用水分测定仪直接标定。或精密称取纯化水10 ~30 mg,置干燥的具塞锥形瓶中,除另有规定外,加无水甲醇适量,在避免空气中水分侵入的条件下，用费休氏试液滴定至溶液由浅黄色变为红棕色，或用电化学方法［如永停滴定法（通则0701）等］指示终点；另做空白试验，按下式计算：

$$F=\frac{W}{A-B}$$

式中，F 为每1 mL费休氏试液相当于水的重量，mg；W 为称取纯化水的重量，mg；A 为滴定所消耗费休氏试液的容积，mL；B 为空白所消耗费休氏试液的容积，mL。

（3）测定法：精密称取供试品适量（消耗费休氏试液1～5 mL），除另有规定外，溶剂为无水甲醇，用水分测定仪直接测定。或精密称取供试品适量，置干燥的具塞锥形瓶中，加溶剂适量，在不断振摇（或搅拌）下用费休氏试液滴定至溶液由浅黄色变为红棕色，或用永停滴定法（通则0701）指示终点；另做空白试验，按下式计算：

$$供试品中水分含量(\%)=\frac{(A-B)F}{W}\times100\%$$

式中，A 为供试品所消耗费休氏试液的体积，mL；B 为空白所消耗费休氏试液的体积，mL；F 为每1 mL费休氏试液相当于水的重量，mg；W 为供试品的重量，mg。

如供试品吸湿性较强，可称取供试品适量置干燥的容器中，密封（可在干燥的隔离箱中操作），精密称定，用干燥的注射器注入适量无水甲醇或其他适宜溶剂，精密称定总重量，振摇使供试品溶解，测定该溶液水分。洗净并烘干容器，精密称定其重量。同时测定溶剂的水分。按下式计算：

$$供试品中水分含量(\%)=\frac{(W_1-W_3)C_1-(W_1-W_2)C_2}{W_2-W_3}(\%)\times100\%$$

式中，W_1 为供试品、溶剂和容器的重量，g；W_2 为供试品、容器的重量，g；W_3 为容器的重量，g；C_1 为供试品溶液的水分含量，g/g；C_2 为溶剂的水分含量，g/g。

对热稳定的供试品，亦可将水分测定仪和市售卡氏干燥炉联用测定水分。即将一定量的供试品在干燥炉或样品瓶中加热，并用干燥气体将蒸发出的水分导入水分测定仪中测定。

2. 库仑滴定法　本法仍以卡尔费休氏（Karl-Fischer）反应为基础，应用永停滴定法（通则0701）测定水分。与容量滴定法相比，库仑滴定法中滴定剂碘不是从滴定管加入，而是由含有碘离子的阳极电解液电解产生。一旦所有的水被滴定完全，阳极电解液中就会出现少量过量的碘，使铂电极极化而停止碘的产生。根据法拉第定律，产生碘的量与通过的电量成正比，因此可以通过测量电量总消耗的方法来测定水分总量。本法主要用于测定含微量水分(0.000 1% ~0.1%)的供试品,特别适用于测定化学惰性物质如烃类、醇类和酯类中的水分。所用仪器应干燥,并能避免空气中水分的侵入;测定操作应在干燥处进行。

(1)费休氏试液:按卡尔・费休氏库仑滴定仪的要求配制或使用市售费休氏试液,无须标定滴定度。

(2)测定法:于滴定杯加入适量费休氏试液,先将试液和系统中的水分预滴定除去,然后精密量取供试品适量(含水量为0.5 ~5 mg),迅速转移至滴定杯中,以永停滴定法(通则0701)指示终点,从仪器显示屏上直接读取供试品中水分的含量,其中每1 mg水相当于10.72库仑电量。

3. 烘干法测定法　取供试品2 ~5 g,平铺于干燥至恒重的扁形称量瓶105 ℃干燥5 h,将瓶盖盖好,移置干燥器中,放冷30 min,精密称定,再在上述温度干燥1 h,放冷,称重,至连续2次称重的差异不超过5 mg为止。根据减失的重量,计算供试品中含水量(%)。本法适用于不含或少含挥发性成分的药品。

4. 减压干燥法　减压干燥器取直径12 cm左右的培养皿,加入五氧化二磷干燥剂适量,铺成0.5 ~1 cm的厚度,放入直径30 cm的减压干燥器中。

测定法:取供试品2 ~4 g,混合均匀,分别取0.5 ~1.0 g,置已在供试品同样条件下干燥并称重的称量瓶中,精密称定,打开瓶盖,放入上述减压干燥器中,抽气减压至20 mmHg以下,并持续抽气半小时,室温放置24 h。在减压干燥器出口连接无水氯化钙干燥管,打开活塞,待内外压一致,关闭活塞,打开干燥器,盖上瓶盖,取出称量瓶迅速精密称定重量,计算供试品中的含水量(%)。

本法适用于含有挥发性成分的贵重药品。中药测定用的供试品,一般需先破碎并通过二号筛。

5. 甲苯法　仪器装置如图2-6。图中A为500 mL的短颈圆底烧瓶;B为水分测定管;C为直形冷凝管,外管长40 cm。使用前,全部仪器应清洁,并置烘箱中烘干。

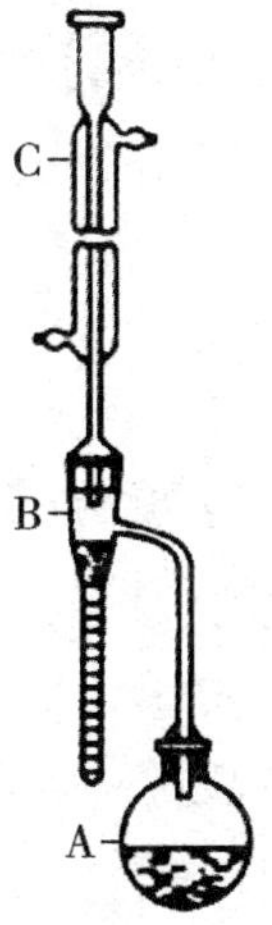

图2-6　甲苯法仪器装置

测定法:取供试品适量(相当于含水量1 ~4 mL),精密称定,置A瓶中,加甲苯约200 mL,必要时加入干燥、洁净的无釉小瓷片数片或玻璃珠数粒,连接仪器,自冷凝管顶端加入甲苯至充满B管的狭细部分。将A瓶置电热套中或用其他适宜方法缓缓加热,待甲苯开始沸腾时,调节温度,使每秒馏出2滴。待水分完全馏出,即测定管刻度部分的水量不再增加时,将冷凝管内部先用甲苯冲洗,再用饱蘸甲苯的长刷或其他适宜方法将管壁上附着的甲苯推下,继续蒸馏5 min,放冷至室温,拆卸装置,如有水黏附在B管的管壁上,可用蘸甲苯的铜丝推下,放置使水分与甲苯完全分离(可加亚甲蓝粉末少量,使水染成蓝色,以便分离观察)。检读水量,并计算供试品中的含水量(%)。

测定用的甲苯须先加水少量充分振摇后放置,将水层分离弃去,经蒸馏后使用。中药测定用的供试品,一般先破碎成直径不超过 3 mm 的颗粒或碎片;直径和长度在 3 mm 以下的可不破碎。

6. 气相色谱法

(1)色谱条件与系统适用性试验:用直径为 0.18 ~0.25 mm 的二乙烯苯乙基乙烯苯型高分子多孔小球作为载体,或采用极性与之相适应的毛细管柱,柱温为 140 ~150 ℃,热导检测器检测。注入无水乙醇,照气相色谱法(通则 0521)测定,应符合下列要求:①理论板数按水峰计算应大于 1 000,理论板数按乙醇峰计算应大于 150;②水和乙醇两峰的分离度应大于 2;③用无水乙醇进样 5 次,水峰面积的相对标准偏差不得大于 3.0%。

(2)对照溶液的制备:取纯化水约 0.2 g,精密称定,置 25 mL 量瓶中,加无水乙醇至刻度,摇匀,即得。

(3)供试品溶液的制备:取供试品适量(含水量约 0.2 g),剪碎或研细,精密称定,置具塞锥形瓶中,精密加入无水乙醇 50 mL,密塞,混匀,超声处理 20 min,放置 12 h,再超声处理 20 min,密塞放置,待澄清后倾取上清液,即得。

(4)测定法:取无水乙醇、对照溶液及供试品溶液各 1 ~5 μL,注入气相色谱仪,测定,即得。对照溶液与供试品溶液的配制须用新开启的同一瓶无水乙醇。用外标法计算供试品中的含水量,计算时应扣除无水乙醇中的含水量,方法如下:

对照溶液中实际加入的水的峰面积=对照溶液中总水峰面积$-K\times$对照溶液中乙醇峰面积

供试品中水的峰面积=供试品溶液中总水峰面积$-K\times$供试品溶液中乙醇峰面积

$$K=\frac{\text{无水乙醇中水峰面积}}{\text{无水乙醇中乙醇峰面积}}$$

(十二)残留溶剂测定法

药品中的残留溶剂是指在原料药或辅料的生产中,以及在制剂制备过程中使用的,但在工艺过程中未能完全去除的有机溶剂。药品中常见的残留溶剂及限度见表 2-6,除另有规定外,第一、第二、第三类溶剂的残留限度应符合表 2-6 中的规定;对其他溶剂,应根据生产工艺的特点,制定相应的限度,使其符合产品规范、药品生产质量管理规范(GMP)或其他基本的质量要求。

本法照气相色谱法(《中国药典》2020 版通则 0521)测定。

表 2-6　药品中常见的残留溶剂及限度

溶剂名称	限度/%	溶剂名称	限度/%
第一类溶剂(应该避免使用)		甲氧基苯	0.5
苯	0.000 2	正丁醇	0.5
四氯化碳	0.000 4	仲丁醇	0.5
1,2-二氯乙烷	0.000 5	醋酸丁酯	0.5
1,1-二氯乙烯	0.000 8	叔丁基甲基醚	0.5
1,1,1-三氯乙烷	0.15	异丙基苯	0.5
第二类溶剂(应该限制使用)		二甲亚砜	0.5
乙腈	0.041	乙醇	0.5
氯苯	0.036	醋酸乙酯	0.5
氯仿	0.006	乙醚	0.5
环己烷	0.388	甲酸乙酯	0.5
1,2-二氯乙烯	0.187	甲酸	0.5
二氯甲烷	0.060	正庚烷	0.5
1,2-二甲氧基乙烷	0.010	醋酸异丁酯	0.5
N,N-二甲基乙酰胺	0.109	醋酸异丙酯	0.5
N,N-二甲基甲酰胺	0.088	醋酸甲酯	0.5
1,4-二氧六环	0.038	3-甲基-1-丁醇	0.5
2-乙氧基乙醇	0.016	丁酮	0.5
乙二醇	0.006 2	甲基异丁基酮	0.5
甲酰胺	0.022	异丁醇	0.5
正己烷	0.029	正戊烷	0.5
甲醇	0.3	正戊醇	0.5
2-甲氧基乙醇	0.005	正丙醇	0.5
甲基丁基酮	0.005	异丙醇	0.5
甲基环己烷	0.118	醋酸丙酯	0.5
N-甲基吡咯烷酮	0.484	第四类溶剂(尚无足够毒理学资料)②	
硝基甲烷	0.005	1,1-二乙氧基丙烷	
吡啶	0.02	1,1-二甲氧基甲烷	
四氢噻吩	0.016	2,2-二甲氧基丙烷	
四氢化萘	0.01	异辛烷	
四氢呋喃	0.072	异丙醚	
甲苯	0.089	甲基异丙基酮	
1,1,2-三氯乙烯	0.008	甲基四氢呋喃	
二甲苯①	0.217	石油醚	
第三类溶剂(GMP 或其他质量要求限制使用)		三氯醋酸	
醋酸	0.5	三氟醋酸	
丙酮	0.5		

注:①通常含有 60% 间二甲苯,14% 对二甲苯,9% 邻二甲苯和 17% 乙苯。②药品生产企业在使用时应提供该类溶剂在制剂中残留水平的合理性论证报告。

1. 色谱柱

(1)毛细管柱:除另有规定外,极性相近的同类色谱柱之间可以互换使用。①非极性色谱柱,固定液为100%的二甲基聚硅氧烷的毛细管柱。②极性色谱柱,固定液为聚乙二醇(PEG-20 M)的毛细管柱。③中极性色谱柱,固定液为(35%)二苯基-(65%)甲基聚硅氧烷,(50%)二苯基-(50%)二甲基聚硅氧烷,(35%)二苯基-(65%)二甲基亚芳基聚硅氧烷,(14%)氰丙基苯基-(86%)二甲基聚硅氧烷,(6%)氰丙基苯基-(94%)二甲基聚硅氧烷的毛细管柱等。④弱极性色谱柱,固定液为(5%)苯基-(95%)甲基聚硅氧烷,(5%)二苯基-(95%)二甲基亚芳基硅氧烷共聚物的毛细管柱。

(2)填充柱:以直径为0.18~0.25 mm的乙二烯苯-乙基乙烯苯型高分子多孔小球或其他适宜的填料作为固定相。

2. 系统适用性试验

(1)用待测物的色谱峰计算,毛细管色谱柱的理论板数均应大于5 000;填充柱法的理论板数应大于1 000。

(2)色谱图中,待测物色谱峰与其相邻色谱峰的分离度应大于1.5。

(3)以内标法测定时,对照品溶液连续进样5次,所得待测物与内标物峰面积之比的相对标准偏差(RSD)应不大于5%;若以外标法测定,所得待测物峰面积的相对标准偏差(RSD)应不大于10%。

3. 供试品溶液的制备

(1)顶空进样:除另有规定外,精密称取供试品0.1~1.0 g;通常以水为溶剂,对于非水溶性药物,可采用N,N-二甲基甲酰胺、二甲基亚砜或其他适宜溶剂;根据供试品和待测溶剂的溶解度,选择不干扰待测溶剂的测定的适宜溶剂。根据品种正文中残留溶剂的限度规定配制供试品溶液,浓度满足系统定量测定的需要。

(2)溶液直接进样:精密称取供试品适量,用水或合适的有机溶剂使溶解;根据品种正文中残留溶剂的限度规定配制供试品溶液,其浓度满足系统定量测定的需要。

4. 对照品溶液的制备　精密称取各品种项下规定检查的有机溶剂适量,采用与制备供试品溶液相同的方法和溶剂制备对照品溶液;如用水作溶剂,应先将待测有溶剂溶解在50%二基亚砜或N,N-二甲基甲酰胺溶液中,再用水逐步稀释。若为限度实验,根据残留溶剂的限度规定确定对照品溶液的浓度;若为定量测定,为保证定量结果的准确性,应根据供试品中残留溶剂的实际残留量确定对照品溶液的浓度;通常对照品溶液的色谱峰面积与供试品溶液中对应的残留溶剂的色谱峰面积以不超过2倍为宜。必要时,应重新调整供试品溶液和对照品溶液的浓度。

5. 测定法

(1)第一法:毛细管柱顶空进样等温法。当需要检查的有机溶剂数量不多,且极性差异较小时,可采用此法。①色谱条件,柱温一般为40~100 ℃;常以氮气为载气,流速为每分钟1.0~2.0 mL;加热温度为70~85 ℃,加热时间30~60 min;进样口温度为200 ℃;如采用FID检测器,温度为250 ℃。②测定法,取对照品溶液和供试品溶液,分别连续进样不少于 2 次，测定待测峰的峰面积。③对色谱图中未知有机溶剂的鉴别，可参考表 2-7 进行初筛。

（2）第二法：毛细管柱顶空进样系统程序升温法。当需要检查的有机溶剂数量较多且极性差异较大时，可采用此法。①色谱条件，如为非极性色谱系统，柱温一般先在 30 ℃维持 7 min，再以 8 ℃/min 的速度升至 120 ℃，维持 15 min；如为极性色谱系统，柱温一般先在 60 ℃维持 6 min；再以 8 ℃/min 的升温速率升至 100 ℃，维持 20 min；以氮气为载气，流速为 2.0 mL/min；顶空瓶加热温度为 70～85 ℃，加热时间 30～60 min；进样口温度为 200 ℃；如采用 FID 检测器，温度为 250 ℃。具体到单个药品的残留溶剂检查时，可根据该品种项下的残留溶剂组成调整程序升温速率。②测定法，取对照品溶液和供试品溶液，分别连续进样不少于 2 次，测定待测峰的峰面积。③对色谱图中未知有机溶剂的鉴别，可参考表 2-8 进行初筛。

表 2-7　常见有机溶剂在等温法测定的与丁酮的相对保留时间

非极性色谱柱			极性色谱柱		
溶剂名称	t_R/min	*RART*	溶剂名称	t_R/min	*RART*
柱温 40 ℃			柱温 60 ℃		
甲醇	1.828	0.126	正戊烷	1.682	0.032
乙醇	2.090	0.268	正己烷	1.787	0.075
乙腈	2.179	0.315	乙醚	1.842	0.097
丙酮	2.276	0.315	异辛烷	1.926	0.131
异丙醇	2.356	0.411	异丙醚	1.943	0.138
正戊烷	2.487	0.481	叔丁基甲基醚	2.005	0.163
乙醚	2.489	0.482	正庚烷	2.021	0.169
甲酸乙酯	2.522	0.501	环己烷	2.159	0.225
二甲氧基甲烷	2.584	0.534	1,1-二氯乙烯	2.209	0.245
1,1-二氯乙烯	2.609	0.547	二甲氧基甲烷	2.243	0.259
醋酸甲酯	2.635	0.561	甲基环己烷	2.405	0.324
二氯甲烷	2.655	0.572	丙酮	2.876	0.515
硝基甲烷	2.807	0.654	甲酸乙酯	2.967	0.551
正丙醇	2.982	0.748	醋酸甲酯	3.000	0.564
1,2-二氯乙烯	3.109	0.817	1,2-二氯乙烯	3.347	0.705
叔丁基甲基醚	3.252	0.894	四氢呋喃	3.403	0.727
丁酮	3.449	1.000	甲基四氢呋喃	3.481	0.758
仲丁醇	3.666	1.117	四氯化碳	3.635	0.821
正己烷	3.898	1.242	1,1,1-三氯乙烷	3.653	0.828
异丙醚	3.908	1.247	醋酸乙酯	3.810	0.891
醋酸乙酯	3.913	1.250	醋酸异丙酯	3.980	0.960
氯仿	3.954	1.272	甲醇	4.062	0.993

续表 2-7

非极性色谱柱			极性色谱柱		
溶剂名称	t_R/min	*RART*	溶剂名称	t_R/min	*RART*
柱温 40 ℃			柱温 60 ℃		
四氢呋喃	4.264	1.439	丁酮	4.079	1.000
异丁醇	4.264	1.440	1,2-二甲氧基乙烷	4.604	1.212
1,2-二氯乙烷	4.517	1.576	甲基异丙基酮	4.716	1.257
1,1,1-三氯乙烷	4.808	1.733	二氯甲烷	4.758	1.274
甲基异丙基酮	4.976	1.823	异丙醇	4.822	1.300
1,2-二甲氧基乙烷	4.985	1.828	乙醇	4.975	1.362
苯	5.281	1.988	苯	4.977	1.362
乙酸异丙酯	5.311	2.004	乙酸丙酯	6.020	1.784
正丁醇	5.340	2.019	三氯乙烯	6.643	2.035
四氯化碳	5.470	2.089	甲基异丁基酮	7.202	2.261
环己烷	5.583	2.150	乙腈	7.368	2.328
甲基四氢呋喃	5.676	2.201	乙酸异丁酯	7.497	2.380
三氯乙烯	6.760	2.785	三氯甲烷	7.985	2.577
二氧六环	6.823	2.819	仲丁醇	8.390	2.740
异辛烷	6.957	2.891	甲苯	8.746	2.884
正庚烷	7.434	3.148	正丙醇	9.238	3.083
乙酸丙酯	7.478	3.172	二氧六环	10.335	3.526
甲基环己烷	8.628	3.792	1,2-二氯乙烷	10.827	3.724
甲基异丁基酮	8.738	3.851	乙酸丁酯	11.012	3.799
3-甲基-1-丁醇	8.870	3.922	甲基丁基酮	11.486	3.990
吡啶	9.283	4.145	甲烷	1.602	
甲苯	11.180	5.168	柱温 80℃		
正戊醇	11.382	5.276	异丁醇	3.577	3.045
甲烷	1.594		正丁醇	4.460	4.334
柱温 80℃			硝基甲烷	4.885	4.948
乙酸异丁酯	3.611	2.099	异丙基苯	5.288	5.543
甲基丁基酮	3.859	2.345	吡啶	5.625	6.035
乙酸丁酯	4.299	2.778	3-甲基-1-丁醇	5.934	6.486
氯苯	5.253	3.726	氯苯	6.439	7.223
甲氧基苯	7.436	5.890	正戊醇	7.332	8.527
异丙基苯	8.148	6.589	丁酮	2.176	1.000
丁酮	2.502	1.000	甲烷	1.491	
甲烷	1.493		柱温 120 ℃		
柱温 120℃			甲氧基苯	3.837	9.890
四氢化萘	8.067	29.609	四氢化萘	7.427	24.484
丁酮	1.630	1.000	丁酮	1.650	1.000
甲烷	1.405		甲烷	1.404	

表 2-8　常见有机溶剂在程序升温法测定的相对保留值

非极性色谱柱			极性色谱柱		
溶剂名称	t_R/min	*RART*	溶剂名称	t_R/min	*RART*
甲醇	1.846	0.127	正戊烷	1.691	0.033
乙醇	2.121	0.272	正己烷	1.807	0.076
乙腈	2.201	0.314	乙醚	1.856	0.094
丙酮	2.303	0.367	异辛烷	1.957	0.131
异丙醇	2.401	0.419	异丙醚	1.966	0.135
正戊烷	2.512	0.477	叔丁基甲基醚	2.053	0.167
乙醚	2.519	0.481	正庚烷	2.063	0.171
甲酸乙酯	2.544	0.494	环己烷	2.217	0.228
二甲氧基甲烷	2.611	0.529	1,1-二氯乙烯	2.267	0.246
1,1-二氯乙烯	2.623	0.535	二甲氧基甲烷	303	0.260
乙酸甲酯	2.665	0.558	甲基环己烷	2.488	0.328
二氯甲烷	2.674	0.562	丙酮	2.988	0.513
硝基甲烷	2.839	0.649	甲酸乙酯	3.094	0.552
正丙醇	3.051	0.760	乙酸甲酯	3.126	0.564
1,2-二氯乙烯	3.128	0.801	1,2-二氯乙烯	3.511	0.707
叔丁基甲基醚	3.302	0.892	四氢呋喃	3.561	0.725
丁酮	3.507	1.000	甲基四氢呋喃	3.653	0.759
仲丁醇	3.756	1.131	四氯化碳	3.821	0.822
正己烷	3.966	1.241	1,1,1-三氯乙烷	3.833	0.826
异丙醚	3.971	1.244	乙酸乙酯	4.017	0.894
乙酸乙酯	3.981	1.249	乙酸异丙酯	4.207	0.964
三氯甲烷	4.005	1.262	甲醇	4.295	0.997
四氢呋喃	4.387	1.462	丁酮	4.303	1.000
异丁醇	4.397	1.468	1, 2-二甲氧基乙烷	4.875	1.212
1,2-二氯乙烷	4.6124	1.581	甲基异丙基酮	5.005	1.260
1,1,1-三氯乙烷	4.843	1.702	二氯甲烷	5.041	1.273
甲基异丙基酮	5.087	1.830	异丙醇	5.069	1.284
1,2-二甲氧基乙烷	5.099	1.837	乙醇	5.275	1.360
苯	5.380	1.984	苯	5.275	1.360
乙酸异丙醋	5.398	1.994	乙酸丙酯	6.437	1.790
正丁醇	5.402	1.996	三氯乙烯	7.108	2.039
四氯化碳	5.501	2.048	甲基异丁基酮	7.735	2.271
环己烷	5.649	2.126	乙腈	7.892	2.329
甲基四氢呋喃	5.739	2.173	乙酸异丁酯	8.068	2.394

续表 2-8

非极性色谱柱			极性色谱柱		
溶剂名称	t_R/min	*RART*	溶剂名称	t_R/min	*RART*
三氯乙烯	6.815	2.738	三氯甲烷	8.533	2.566
异辛烷	6.928	2.798	仲丁醇	8.848	2.683
二氧六环	6.928	2.798	甲苯	9.156	2.797
正庚烷	7.563	3.131	正丙醇	9.461	2.910
乙酸丙酯	7.583	3.142	二氧六环	10.183	3.177
甲基环己烷	8.581	3.666	1,2-二氯乙烷	10.446	3.274
甲基异丁基酮	8.830	3.797	乙酸丁酯	10.543	3.310
甲基-1-丁醇	8.968	3.870	甲基丁基醌	10.801	3.406
吡啶	9.178	3.980	异丁醇	11.606	3.704
甲苯	10.259	4.548	正丁醇	13.046	4.237
正戊醇	10.448	4.647	异丙基苯	13.258	4.315
乙酸异丁酯	10.638	4.747	硝基甲烷	13.396	4.367
甲基丁基酮	11.025	4.951	吡啶	13.949	4.571
乙酸丁酯	12.175	5.555	3-甲基-1-丁醇	14.519	4.782
氯苯	13.166	6.076	氯苯	14.562	4.798
甲氧基苯	15.270	7.181	正戊醇	15.516	5.151
异丙基苯	15.724	7.420	甲氧基苯	17.447	5.866
四氢化萘	22.409	10.933	四氢化萘	21.708	7.444
甲烷	1.604		甲烷	1.602	

注:表 2-7、表 2-8 中数据为非极性的 SPB-1 柱(30 m×0.32 mm,1.0 μm)和极性的 HP-INNOWAX 柱(30 m×0.32 mm,0.5 μm)测定的结果;t_R:组分的保留时间;*RART*:相对保留时间。

(3)第三法:溶液直接进样法。①可采用填充柱,亦可采用适宜极性的毛细管柱。②测定法,取对照品溶液和供试品溶液,分别连续进样不少于 3 次,每次 2 μL,测定待测峰的峰面积。

6. 计算法

(1)限度实验:以内标法测定时,计算单位重量样品中的色谱峰面积与内标峰面积之比;供试品溶液所得的峰面积比的平均值不得大于由对照品溶液所得的峰面积比的平均值。以外标法测定时,供试品溶液所得的单位重量中样品待测物峰的平均峰面积不得大于由标准溶液所得的待测物峰的平均峰面积。

(2)定量测定:按内标法或外标法计算各残留溶剂的量。

[附注]

(1)除另有规定外,顶空条件的选择:①应根据供试品中残留溶剂的沸点选择顶空温度。对沸点较高的残留溶剂,通常选择较高的顶空温度,但此时应兼顾供试品的热分解特性,尽量避免供试品产生的挥发性热分解产物对测定的干扰。②顶空时间一般为30~45 min,以保证供试品溶液的气-液两相有足够的时间达到平衡。顶空时间通常不宜过长,如超过60 min,可能引起顶空瓶的气密性变差,导致定量准确性的降低。③对照品溶液与供试品溶液必须使用相同的顶空条件。

(2)定量方法的验证:当采用顶空色谱系统测定时,供试品与对照品处于不完全相同的基质中,故应考虑气液平衡过程中的基质效应。由于标准加入法可以消除供试品溶液基质与对照品溶液基质不同所致的基质效应的影响,通常采用标准加入法验证定量方法的准确性。当标准加入法与其他定量方法的结果不一致时,应以标准加入法的结果为准。

(3)干扰峰的排除:供试品中的未知杂质或其挥发性热降解物易对残留溶剂的测定产生干扰。干扰作用包括在测定的色谱系统中未知杂质或其挥发性热降解物与待测物的保留值相同(共出峰);或热降解产物与待测物的结构相同(如甲氧基热裂解产生甲醇)。当测定的有机溶剂残留量超出限度,但未能确定供试品中是否有未知杂质或其挥发性热降解物对测定有干扰作用时,应通过试验排除干扰作用的存在。对第一类干扰作用,通常采用在另一种极性相反的色谱柱系统中对相同样品再进行测定,比较不同色谱系统中测定结果的方法。如二者结果一致,则可以排除测定中有共出峰的干扰;如二者结果不一致,则表明测定中有共出峰的干扰。对第二类干扰作用,通常要通过测定已知不含该溶剂的对照样品来加以判断。

(4)含氮碱性化合物的测定:普通气相色谱的不锈钢管路、进样器的衬管等对有机胺等含氮碱性化合物具有较强的吸附作用,致使其检出灵敏度降低。当采用顶空进行系统测定此类化合物时,应采用惰性的硅钢材料或镍钢材料管路;也可采用溶液直接进样法测定。供试品溶液应不呈酸性,以免待测物与酸反应后不易汽化。

通常采用弱极性的色谱柱或经碱处理过的色谱柱分析含氮碱性化合物,如果采用胺分析专用柱进行分析,效果更好。

对不宜采用气相色谱法测定含氮碱性化合物,如N-甲基吡咯烷酮等可采用其他方法如离子色谱法等测定。

(5)检测器的选择:对含卤素元素的残留溶剂如氯仿等,采用电子俘获检测器,易得到高的灵敏度。

(6)由于不同的实验室在测定同一药品时可能采用了不同的实验方法,当测定结果处于合格不合格边缘时,以采用内标及标准加入法为准。

(7)顶空平衡温度一般应低于溶解供试品所用溶剂的沸点10 ℃以下,能满足检测灵敏度即可;对于沸点过高的溶剂,如甲酰胺、2-甲氧基乙醇、2-乙氧基乙醇、乙二醇、N-甲基吡咯烷酮等不宜用顶空进样方式测定。

(8)利用保留值定性是气相色谱中最常用的定性方法。色谱系统中载气的流速、载气的温度和柱温等的变化都会使保留值改变,从而影响定性结果。校正相对保留时间(RART)只受柱温和固定相性质的影响,以此作为定性分析参数较可靠。应用中通常选用甲烷测定色谱系统的死体积(t_0):

$$RART=\frac{t_R-t_0}{t_r-t_0}(RART)$$

式中,t_R为组分的保留时间;t_r为参比物的保留时间。

六、特殊杂质的检查方法

特殊杂质是指在该药物的生产和贮存过程中,根据药物的性质、生产方式和工艺条件,有可能引入的杂质。这类杂质随药物的不同而异。由于特殊杂质多种多样,检查方法各异,检查方法是利用药物和杂质在物理性质上的差异,分别为臭味及挥发性的差异、颜色的差异、溶解行为的差异、旋光性质的差异、对光吸收性质的差异和吸附或分配性质的差异;利用药物和杂质在化学性质上的差异,分别为酸碱性的差异、氧化还原性的差异、杂质和一定试剂反应产生沉淀、杂质和一定试剂反应产生颜色、杂质和一定试剂反应产生气体,药物经有机破坏后检查杂质。

(一)色谱分析法

1. 纸色谱法　取一定量供试品溶液杂质限量对照品溶液,于同一色谱滤纸上点样,展开,检出后,比较杂质斑点的个数、颜色深浅或荧光强度等。通常用于极性较大的药物或放射性药物的检查。纸色谱法(paper chromatography,PC)展开时间长、斑点较为扩散、不能用强酸等腐蚀性显色剂。

2. 薄层色谱法　薄层色谱法(thin layer chromatography,TLC),类似纸色谱法,但较简便、快速、灵敏,不需特殊设备,适用于有机杂质的检查。另外,一般将与主药有密切相关的原料、中间体、副产物或分解产物等特殊杂质称为有关物质,将甾体类药物中的特殊杂质称为其他甾体。TLC 按操作方法又可归纳为以下几种情况:①在一定供试品及检查条件下,不允许有杂质斑点存在。②选用实际存在的待检杂质作为杂质对照品。③选用可能存在的某种杂质作为杂质对照品。④将供试品稀释到适当浓度作为杂质对照溶液。⑤选用质量符合规定的与供试品相同的药物作为杂质对照品。

3. 高效液相色谱法　高效液相色谱法(high performance liquid chromatography,HPLC)分离效能高、专属性强和检测灵敏,适用于有机杂质,但更多地用于含量测定(图 2-7)。

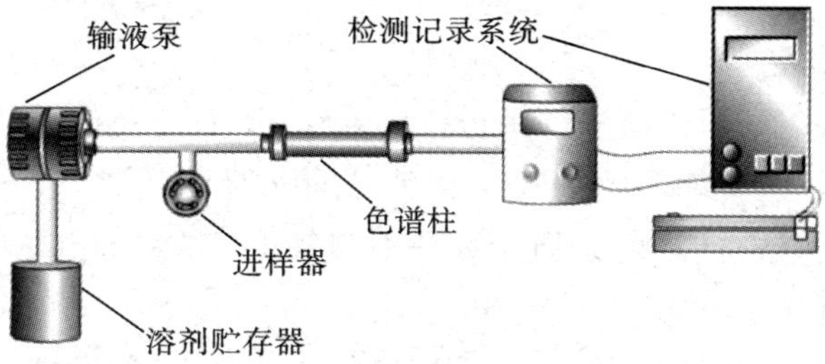

图 2-7 高效液相色谱法工作流程

根据供试品和杂质对照品保留时间相同测定各杂质峰面积。

(1)峰面积归一化法(粗略测量杂质的含量):以杂质峰占所有峰总面积中比例不超过一定数值来限量。

$$杂质含量=(杂质峰面积/总峰面积)\times 100\%$$

(2)不加校正因子的主成分自身对照法(无杂质对照品):以供试品稀溶液为对照溶液,比较杂质峰与对照液中主峰面积。

(3)加校正因子的内标法(有杂质对照品)

第一步:先用待测物对照品(已知 C_R)和内标(已知 C_S)混样进入仪器,求出(图 2-8):

$$f=\frac{A_S/C_S}{A_R/C_R}$$

式中,A_R 为待测物对照品峰面积,A_S 为内标峰面积,C_R 为待测物对照品浓度,C_S 为内标浓度。

第二步:再用待测物(未知 C_X)和内标(已知 C_S)混样进入仪器代入上公式:

$$f=\frac{A_S/C_S}{A_X/C_X},所以\ C_X=f\times\frac{A_X}{A_S}\times C_S$$

(4)外标法(有杂质对照品)

待测物:精密称量待测物,配成溶液 C_X,注入仪器,即得色谱图 A_X。

对照品:精密称量待测物对照品,配成溶液 C_R,注入仪器,即得色谱图 A_R。

$$\frac{C_X}{C_R}=\frac{A_X}{A_R}\rightarrow C_X=C_R\times\frac{A_X}{A_R}$$

4. 气相色谱法　气相色谱法(gas chromatography,GC)主要用于挥发性有机杂质和有机溶剂残留量的检查(如药物中残留溶剂、农药残留量等)。

(1)面积归一化法:计算各杂质峰面积及其总和,并求出占总峰面积的百分率,但溶剂峰不计算在内。

(2)主成分自身对照法:先按供试品规定的杂质限度,将供试品稀释成一定浓度的溶液,作为对照溶液,进样,调节检测器的灵敏度或进样量,使对照溶液中的主成分色谱面积满足准确测量要求。然后取供试品溶液,进样,记录时间,一般应为主成分保留时间的倍数。根据测得的供试品溶液的各杂质峰面积及其总和并与对照溶液主成分的峰面积比较,计算杂质限度。

(3)内标法测定杂质总量限度:供试品按各品种项下规定的方法配制不含内标物质的供试品溶液,注入仪器,记录色谱图Ⅰ;再配制含有内标物质的供试品溶液,同法记录色谱图Ⅱ。如果图Ⅰ中没有与图Ⅱ上内标物质峰保留时间相同的杂质峰,则图Ⅱ中各杂质面积之和应小于内标物质峰面积(溶剂峰不计在内)(图2-8)。

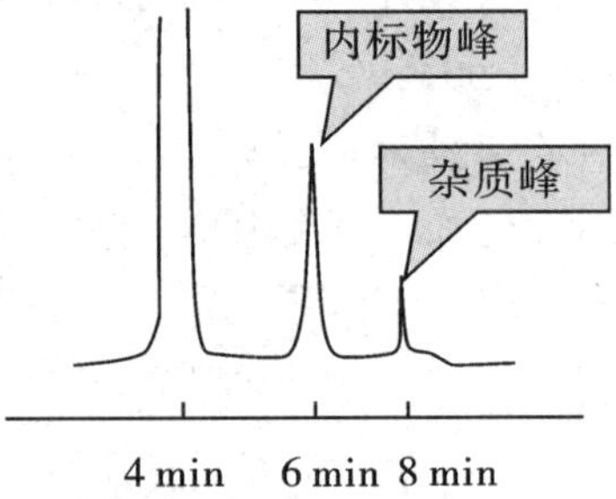

图2-8　加校正因子的内标法(有杂质的对照品)

(4)内标法加校正因子测定供试品中某个杂质(或主成分)含量。

(5)外标法测定供试品中某个杂质(或主成分)含量。

(二)光谱分析法

利用药物与杂质对光吸收性质上的差异,检查所含杂质是否符合限量规定。

1. 紫外分光光度法　当杂质在某一波长处有最大吸收,而药物在此无吸收时,可以通过控制供试品溶液在此波长处的吸收度来控制杂质的量。如规定葡萄糖注射液在284 nm波长处的吸收度不得超过0.32,即可控制其杂质5-羟甲基糠醛的量。

有的杂质紫外吸收光谱与药物的紫外吸收光谱重叠,可以通过控制供试品溶液的吸收度比值来控制杂质的量。如苯丙醇中苯丙酮的检查,利用在苯丙醇纯品中加入不同量的苯丙酮,测定吸收度比值A247 nm/A258 nm与含酮量呈直线关系。

若药物在紫外区有明显吸收，而杂质吸收很弱或没有吸收，可以根据吸收度大小限制杂质的量。规定供试品吸收度的上下限幅度，可在一定程度上控制产品的纯度。如头孢噻吩在 237 nm 处规定吸收范围 0.65～0.72，237 nm 的吸收特征是噻吩乙酰基产生的，测定值偏大则说明未有效除去噻吩乙酸，测定值偏小则说明产品降解。

2. 原子吸收分光光度法　通过测定药物中所含待测元素原子蒸汽，吸收发自光源的该元素特定波长的程度，以求出药物中待测元素的含量。

标准加入法：喷入一定量供试品溶液，记录读数 b；另取等量供试品，加入限度量的杂质溶液，喷入火焰得读数 a。$a-b$ 相当于供试品溶液中限定的杂质最大量，规定 $b<(a-b)$，当 $b>(a-b)$ 时，药品纯度不符合要求。

3. 红外分光光度法　在杂质检查中主要用于药物中无效或低效晶型的检查。如甲硝咪唑 C 晶型在 662 cm^{-1} 处有较强吸收，其无效 A 晶型在 640 cm^{-1} 处有较强吸收。当供试品中含有 A 晶型时，在上述二波数处的吸收度比值将发生改变。

4. 荧光分析法　利用物质的激发和发射光谱，对物质进行分析。

药物无荧光，特殊杂质有荧光，可将供试品置紫外灯下检视，不得显明显的荧光，如利血平中氧化产物的检查。

（三）化学分析法

1. 容量分析方法　利用药物与杂质在酸碱性及氧化还原性等方面的差异，用标准溶液滴定来测定杂质含量。利用杂质的酸、碱性，规定消耗滴定液的体积、规定 pH 值范围、指示剂法；利用药物与杂质之间的氧化还原电位的差异进行检查。

2. 重量分析方法　是通过称量物质的某种称量形式的质量来确定被测组分含量的一种定量分析方法。常量分析准确度较高，但是操作复杂，对低含量组分的测定误差较大。在重量分析中，先用适当的方法将被测组分与试样中的其他组分分离后，转化为一定的称量形式，然后称重，由称得的物质的质量计算该组分的含量。根据被测组分与其他组分分离方法的不同，重量分析法又可分为以下几种方法。

（1）沉淀法：沉淀法是重量分析法中的主要方法。这种方法是利用沉淀反应将被测组分生成溶解度很小的沉淀，再将沉淀过滤、洗涤、烘干或灼烧后，转化成具有确定组成的称量形式；然后称其重量，并计算被测组分的含量。

（2）气化法（又称为挥发法）：此法只适用于测定可挥发性物质。

1）失重法：$CuSO_4 \cdot 5H_2O \xrightarrow{\triangle} CuSO_4 + 5H_2O$

利用物质的挥发性质，通过加热或其他方法使试样中待测组分气化挥发逸出，然后根据试样质量的减少计算该组分的含量。

2）增重法：碱石灰$+CO_2 \longrightarrow$碱石灰$\cdot CO_2$

或当该组分逸出时，选择适当吸收剂将它吸收，然后根据吸收剂质量的增加计算该组分的含量。

（3）电解法：利用电解的方法，控制适当的电位，使金属离子在电极上还原析出，然后称量，求得其含量。例：$Cu^{2+} \xrightarrow{+e(\text{Pt电极上})} Cu$，称白金网增重。

（4）萃取法（提取法）：利用被测组分与其他组分在互不相溶的两种溶剂中分配比的不同。加入提取剂使它从原溶剂转移到提取剂中，然后蒸干提取剂并称量干燥提取物的重量，从而算出被测组分的含量。

3. 比色法和比浊法　利用杂质特有的呈色反应（比色法）和沉淀反应（比浊法）与标准对照。根据限量要求规定：一定反应条件下不得产生某种颜色；供试品在相同条件下呈现的颜色不得超过杂质对照品相应颜色；供试品在一定的条件下的吸收度不得超过一定值。

比色法是通过比较或测量有色物质溶液颜色深度来确定待测组分含量的方法。常用的比色法有两种：目视比色法和光电比色法，两种方法都是以朗伯-比尔定律（$A=\varepsilon bc$）为基础。目视比色法是标准系列法，即用不同量的待测物标准溶液在完全相同的一组比色管中，先按分析步骤显色，配成颜色逐渐递变的标准色阶。试样溶液也在完全相同条件下显色，和标准色阶做比较，目视找出色泽最相近的那一份标准，由其中所含标准溶液的量，计算确定试样中待测组分的含量。与目视比色法相比，光电比色法消除主观误差，提高测量准确度，而且可以通过选择滤光片来消除干扰，从而提高选择性。但光电比色计采用钨灯光源和滤光片，只适用于可见光谱区和只能得到一定波长范围的复合光，而不是单色光束，此外还有其他一些局限，使它无论在测量的准确度、灵敏度和应用范围上都不如紫外可见分光光度计。

比色法是以生成有色化合物的显色反应为基础的，一般包括两个步骤：首先是选择适当的显色试剂与待测组分反应，形成有色化合物；然后再比较或测量有色化合物的颜色深度。比色分析对显色反应的基本要求是：①反应应具有较高的选择性，即选用的显色剂最好只与待测组分反应，而不与其他干扰组分反应或其他组分的干扰很小；②反应生成的有色化合物有恒定的组分和较高的稳定性；③反应生成的有色化合物有足够的灵敏度，摩尔吸光系数一般应在 10^4 以上；④反应生成的有色化合物与显色剂之间的颜色差别较大，它们的最大吸收浓度之差一般应在 60 nm 以上。

选用的显色剂可以是一种试剂，也可以是两种不同的试剂。如果待测组分与两种不同的试剂反应生成一种有色化合物，则称为三元络合物显色反应。这类显色反应常常具有更高的灵敏度和选择性，在比色法和紫外-可见分光光度法中应用非常普遍。选择适当的显色反应、研究最合适的反应条件和消除干扰的方法是比色分析的关键问题。溶液的酸度、显色剂的用量、温度、溶剂等对显色反应都有影响。

比浊法又称浊度测定法，是通过测量透过悬浮质点介质的光强度来确定悬浮物质浓度的方法，这是一种光散射测量技术。本法主要用于测定能形成悬浮体的沉淀物质，例如微量磷、硫、氯和钙等的测定，生物碱沉淀试剂形成的混浊也可用此法测定。这是根据悬浮体的透射光或散射光的强度以测定物质组分含量的一种分析方法。当光线通过一混浊溶液时，因悬浮体选择地吸收了一部分光能，并且悬浮体向各个方面散射了另一部分光线，减弱了透过光线的强度。

当光束通过一含有悬浮质点的介质时，由于悬浮质点对光的散射作用和选择性的吸收，使透射光的强度减弱。在比浊法中，透光度和悬浮物质浓度的关系类似于朗伯-比尔定律（见紫外可见分光光度法）的数学式：式中 s 为浊光度（或浊率），表示由于悬浮物的散射作用而引起的光强度衰减；I_0 和 I 分别为入射光强度（通过纯溶剂）和透射光强度（通过混浊样品）；b 为光程长度；c 为悬浮质点的浓度；K 为常数，有时又叫浊度系数，其值与粒子的大小、形状、入射光的波长、悬浮物和介质的折射率有关。

在分析时，必须先做工作曲线，以 s 对已知散射物的浓度 c 作图。显然，比浊法和比色法所依据的原理是相同的，实验方法也相似。通常，比色计或分光光度计都可用于比浊分析。也有专门用于比浊分析的仪器，即浊度计或比浊计。采用这种光散射测量技术必须注意：①该法适合于分析混浊度较大的样品，光束通过试样后，透射光强度应有显著减弱。I_0 与 I 相差较大，则测量误差较小。②在制作工作曲线和样品时，应尽可能保持操作条件一致，以保证悬浮质点大小和形状的均匀性，以及生成稳定的胶态悬浮体。反应物的浓度、加入的顺序和速度，介质的酸度、温度、放置时间等对悬浮质点的大小和均匀性都有影响。必要时可加入一些表面活性剂或其他保护胶体以防止悬浮物迅速沉降。③如测量的悬浮物试样具有颜色，则应选择最小吸收的波长作入射光束。

（四）物理分析法

利用药物与杂质在嗅、味、挥发性、颜色、溶解及旋光性等上的差异，检查所含杂质是否符合限量规定。

1. 嗅味及挥发性差异

（1）杂质有特殊气味：如乙醇中的杂醇油（异臭）。

（2）杂质无挥发性：利用药物在室温或加热挥发后，遗留残渣于一定温度加热至恒重，其重量不得超过规定。如乙醇中不挥发物的检查。

2. 颜色差异　药物自身无色，生产中引入有色的有关物质或分解产物。

3. 溶解行为的差异　根据药物与杂质溶解度的差异，如葡萄糖中糊精的检查。

4. 旋光性质的差异

（1）药物有旋光度而杂质没有：如黄体酮在乙醇中$[\alpha]^{+}186°\sim{}^{+}198°$。

（2）杂质有旋光度而药物没有：如硫酸阿托品中莨菪碱的检查，供试品水溶液 50 mg/mL，旋光度不得过-0.4°。

七、药品检验工作的基本程序

药品检验工作的基本程序一般为取样、外观性状观察、鉴别、检查、含量测定，并写出检验结果和检验报告书。

1. 取样　要考虑取样的科学性、真实性与代表性。

(1)取样的样品性质:气体和液体大多是均匀的,取样容易。不均匀的固体取样比较难,要想得到与整体结果相符的分析结果,取样应考虑样品颗粒的大小和比重、分析的准确度。

(2)取样量设样品总件数为 x:当 $x \leqslant 3$ 时每件取样;当 $x \leqslant 300$ 时,按 $\sqrt{x}+1$ 随机取样;当 $x>300$ 时,按 $\sqrt{x}/2+1$ 随机取样。

(3)我国对进口药品抽样检验规定:相同批号药品,依其运输包装数量,确定抽样件数。具体规定如下。

1)抽样数量:除特殊规定与要求外,一般为检验用量的 3 倍,贵重药品为 2 倍量。1 kg 以下的药品包装应原装抽样。检验后剩余样品除留样备查外,退回报验单位。

2)抽样方法:①抽样启封前,应核对外包装号或合同编号。启封后应核对小包装品名、厂名和批号等。②原料药包装开启后,于不同部位分别取样,使总量达到抽样数量,直接倾入样品瓶内、混匀。③抽样后,在包装内放入抽样标记,将开启的包装封固,并在包装上注明抽样数量及日期。

3)抽样注意事项:①抽样环境清洁卫生,抽样工具必须清洁干燥;②抽样应迅速,以防止药品吸潮、风化、氧化而变质;③液体样品需先摇匀后再取样,含有结晶者,在不影响品质的情况下,应使之溶化后抽取;④有毒性、腐蚀性及爆炸性药品,在抽样时需戴用防护手套及衣服,小心搬运、取样,且在样品瓶外标以“危险品”标志,以避免发生危险;⑤爆炸性药品应勿震动、近热;⑥腐蚀性药品避免用金属制的抽样工具取样;⑦遇光易变质药品,应避光取样,样品用有色瓶装,必要时应加套黑纸;⑧需做无菌、热原试验、卫生学检查或需抽真空、充氮气的原料药,应将原包装运送药检所,按无菌操作或特殊要求取样。

国家食品药品监督管理局发布《药品检验所实验室质量管理规范(试行)》于2001 年1 月 1 日实施,规定了人员要求;检品收检、检验、留样制度;检验记录与核验报告书的书写规则。

2. 性状　性状项下记录药品的外观、臭味和一般的稳定性情况、溶解度以及物理常数等。①外观、臭味和稳定性。②溶解度,黏稠度。③物理常数:包括相对密度、馏程、熔点、凝点、比旋度、折光率、黏度、吸收系数、碘值、皂化值和酸值等,测定结果不仅对药品具有鉴别意义,也反映药品的纯度,是评价药品质量的主要指标之一。构成法定药品质量标准,测定方法收载于《中国药典》附录。

3. 鉴别　药物的鉴别是利用其分子结构所表现的特殊化学行为或光谱、色谱特征,来判断药品的真伪。当进行药物分析时,首先应对供试品进行鉴别,必须在鉴别无误后,再进行检查、含量测定等分析,否则是没有意义的。

其鉴别方法必须准确、灵敏、简便、快速,能准确无误地做出结论。

鉴别的方法:①化学方法,制备衍生物测定熔点、显色反应、沉淀反应等;②物理化学方法,紫外分光光度法、红外分光光度法、色谱法等;③生物学方法,利用微生物或实验动物进行鉴别,主要用于抗生素和生化药物的鉴别。

4. 检查　纯度检查,判定药物优劣。包括有效性、均一性、纯度要求及安全性4个方面。纯度要求即药物的杂质检查,亦称限度检查、纯度检查(detection of Impurities)。

(1)有效性:是指和疗效有关,但在鉴别、纯度检查和含量测定中不能有效控制的项目。如难溶性药物需检查"粒度"。

(2)均一性:检查制剂的均匀程度。如片剂的"重量差异,含量均匀度"检查等。

(3)纯度要求:是对药物中的杂质进行检查。杂质的分类如下。

1)一般杂质:是指在自然界中分布广泛,在多种药物的生产中可能引入的杂质。其检验方法收载在《中国药典》的附录中。

2)特殊杂质:是指个别药物的生产和贮存中引入的杂质。其检验方法收载在《中国药典》正文各品种的质量标准中。

5. 含量测定　药物在通过鉴别无误、检查合格的基础上,进行有效成分含量测定。判断药物的质量是否符合要求,必须全面考虑鉴别、检查与含量测定,三者的检验结果应符合规定,否则该药品为不合格品。

6. 检验原始记录　药品检验记录必须真实、完整、科学。检验记录包括供试品名称、批号、数量、来源(送检或抽检单位)、取样方法、包装情况、外观性状、检验目的、检验依据、收到日期、报告日期等,需逐一写清楚。在检验过程中应将观察到的现象、操作步骤、检验数据结果、结论、处理意见等完整书写,不得涂改。如果记录写错,应将错处画出(用钢笔画)并在其旁边改正。记录本应妥善保存规定时间,以供备查。检验报告必须明确、肯定、有依据。计量仪器认证要求:县级以上人民政府计量行政部门负责进行监督检查,符合经济合理、就地就近。

涂改方式:画一条细线,在右上角写正确数字,并盖章签名。

7. 检验报告　检验报告应完整、无破损缺页、字迹清楚、文字简洁。报告内容包括所有记录内容及检验结果和结论。

对于不符合规定的药品,除以上涉及的内容外,还应提出处理意见,供有关部门参考。最后,检验记录、报告应由检验人员、复核人员及有关负责人签名或盖章及检验单位盖章。

8. 检验结论

(1)全面检验均符合质量标准。如本品为维生素C,符合《中国药典》的规定。

(2)全面检验后有个别项目不符合规定。如本品为葡萄糖,检查"乙醇溶液的澄清度"不符合规定,其他各项检验均符合《中国药典》葡萄糖项下规定,建议可改作口服用葡萄糖,不得供制备注射剂用。

(3)全面检验后不合药用者,或虽未全面检验但主要项目不合规定者,可做不得供药用处理。如本品为葡萄糖注射液,其热原检查不符合《中国药典》葡萄糖注射液项下规定,不得供药用。

(4)根据送检者要求,可仅做个别项目检验。如 B 族维生素注射液的 pH 值为 5.5,pH 值符合《中国药典》B 族维生素注射液项下规定。

(姚小丽)

第二篇　仪器操作篇

第三章　仪器操作技能

学习目标：①能够熟练操作使用各相关仪器。②能够熟悉各相关仪器的保养方法。③能够根据样品的特点选择合适的仪器设备。

第一节　光学仪器基本操作技能

光学分析法（optical analysis）是基于物质发射的电磁辐射（electromagnetic radiation）或物质与辐射相互作用后产生的辐射信号或发生的信号变化来测定物质的性质、含量和结构的一类仪器分析方法。当物质与辐射相互作用时，物质内部发生能级跃迁，记录由能级跃迁所产生的辐射能强度随波长的变化，所得的图谱称为光谱，也称为波谱。常用的方法包括紫外分光光度法、红外光谱法、原子吸收光谱法、核磁共振波谱法等。下面介绍常用仪器的操作规程。

一、岛津 UV-2501PC 型紫外可见分光光度计操作规程

1. 打开连接主机的计算机的稳压电源。

2. 打开主机和计算机电源开关。

3. 电源接通几秒后,屏幕显示,键入 UVPC,仪器自动进入初始化状态,开始自检。在通过全部自检过程中,切勿开启样品室,当自检完成,几秒后主机有蜂鸣声,屏幕自动显示主菜单。

4. 选择测定方式。

5. 进行吸收光谱测定,设定测量参数,如 MeasuringMode、RecordingRange、WavelengthRange、ScanSpeed、SlitWidth、SamplingInretval 等,设定完毕按 OK 键,返回测定屏幕。

6. 参比池和样品池均盛以空白溶液,放入样品室内,启动基线校正。

7. 将样品池换上样品溶液,放入样品池架中,按 Start 启动测定。

8. 于 Manipalate 中选择 PeakPick,打印屏幕上显示的吸收光谱图。

9. 进行单波长数据测定,将参比池和样品池盛以空白溶液,放入样品室内,自动校零。

10. 将样品池换上样品溶液放入样品池架中,选择 GoToWL,启动测定,即可由屏幕上读出测定数值,并可根据需要,将屏幕上的内容打印出来。

11. 测定完毕,取出样品室内空白溶液和样品溶液,退出操作系统,计算机屏幕显示 C:\>时,关闭主机、计算机、稳压电源。

12. 及时进行仪器的使用登记工作及清理台面。

13. 如有硬件故障不能诊断,应申报维修,勿自行乱动。

二、天美紫外 UV1102 型紫外可见分光光度计操作规程

1. 开机:开机前将样品室内的干燥剂取出,确认电源是否连接。打开仪器电源开关,等待仪器自检通过,自检过程中禁止打开样品室。

2. 使用仪器:自检结束后(7 个自检项目均出现 OK 字样),按[MAIN MENU]键(主菜单),屏幕显示如下 5 个功能项:Phtometry(定量运算);Wavelength Scan(波长扫描模式);Time Scan(时间曲线扫描);System(系统校正);Data Display(光度直接测量模式)。按相应选项前的数字键,即可进入该选项的下一级子菜单。

(1) Phtometry(定量运算)

按[MAIN MENU]键,再按数字[1]键进入 Phtometry 子菜单下,选中对应的数字来选择所需的测定方式:①% T/ABS(透过率/吸光度测定模式);②Ratio(比例测定模式);③Concentration(浓度测定模式或标准曲线模式)。

按数字[1]键进入% T/ABS(透过率/吸光度测定)子菜单,选中对应的数字键来设定测定条件:①NUM WL(设定测试波长的数目,最多可设定 6 个不同波长);②WL Setting(设定测试波长具体数值);③Data Mode(选择测定吸光度或透光率),设

定完毕后点击[Enter]键确定,所有项目设定完毕后按数字[0]键确定,等待仪器调整至准备状态,此时屏幕上出现 AUTOZERO,将盛有空白溶液的比色皿放入样品室中,按[Start/Stop]键进行零点的自动调整,自动调零完成后,将样品置于光路中,再按[Start/Stop]键进行测量,仪器的显示屏自动给出对应波长的数值。

按数字[3]键进入③Concentration(浓度测定模式或标准曲线模式),选中对应的数字来设定条件(波长数目、波长数值、标准溶液数目及浓度),设定完毕后点击[Enter]键确定,所有项目设定完毕后按数字[0]键确定,等待仪器调整至准备状态,此时屏幕上出现 AUTOZERO,将盛有空白溶液的比色皿放入样品室中,按[Start/Stop]键进行零点的自动调整,自动调零完成后,将标准溶液置于光路中,按照浓度从低到高顺序依次按[Start/Stop]键进行测量,测量完毕后仪器将自动给出标准曲线,标准曲线下方有 3 项供选择:①Process(更改标准曲线的坐标和观察浓度回归曲线的数据);②Measure(直接进入样品的测量);③Print(打印浓度回归曲线谱图和数据),选中对应的数字就可执行相应的功能。

如果希望返回上一级菜单,按[CLEAR RETURN]键返回,返回主菜单直接按[MAIN MENU]键。

(2)Wavelength Scan(波长扫描模式)

参数修改:按[MAIN MENU]键,再按数字[2]键进入②Wavelength Scan(波长扫描模式)子菜单下,选中对应的数字来选择所需修改的内容(修改扫描的起始波长、测量模式、图谱坐标的上下限、扫描速度等)。修改完毕按数字[0]键确定。

波长扫描:分别将两个比色皿装上空白溶液和样品溶液,放入比色槽中,按[Start/Stop]键进行谱图扫描(如想终止扫描再次按[Start/Stop]键),待仪器自动进行基线校正,提示拉入样品自动测试,测试完毕后有扫描图谱出现,下方有相应的数据处理选项:①Process;②Baseline;③Print。

数据处理:按数字[1]键进入①Process(数据处理),可以读峰谷值,修改坐标,显示所有数据,求一阶倒数等功能。

(3)Time Scan(时间曲线扫描):同上(2)操作。

(4)System(系统校正):一般不做。

(5)Data Display(光度直接测量模式):同上(2)操作。

3. 关机:将比色皿中的溶液倒尽,然后用蒸馏水或有机溶剂冲洗比色皿至干净;关电源将干燥剂放入样品室内,盖上防尘罩,做好使用登记,得到管理老师认可方可离开。

4. 注意事项

(1)开机前将样品室内的干燥剂取出,仪器自检过程中禁止打开样品室盖。

(2)比色皿内溶液以皿高的 2/3 ~4/5 为宜,不可过满以防液体溢出腐蚀仪器。测定时应保持比色皿清洁,池壁上液滴应用擦镜纸擦干,切勿用手捏透光面。测定紫外波长时,需选用石英比色皿。

(3)测定时,禁止将试剂或液体物质放在仪器的表面上,如有溶液溢出或其他原因将样品槽弄脏,要尽可能及时清理干净。

(4)实验结束后将比色皿中的溶液倒尽,然后用蒸馏水或有机溶剂冲洗比色皿至干净,倒立晾干。关电源将干燥剂放入样品室内,盖上防尘罩,做好使用登记,得到管理老师认可方可离开。

5. 问题处理

(1)如果仪器不能初始化,关机重启;如不成功,请向管理老师反映。

(2)如果吸收值异常,依次检查:波长设置是否正确(重新调整波长,并重新调零)、测量时是否调零(如被误操作,重新调零)、比色皿是否用错(测定紫外波段时,要用石英比色皿)、样品准备是否有误(如有误,重新准备样品)。

三、AAnalyst100 原子吸收光谱仪操作规程

1. 把空心阴极灯安装在灯架上,插上灯的电插头,打开空气压缩机、打印机、AAnalyst100 的主机电源。仪器开始自检,自检完成后便可进行测定参数的输入。

```
PERKIN-ELMER
AAnalyst 100
```

2. 重调方法:如果重调方法,则先按【Option】键,选择【Yes】键,然后按【Enter】键确认。选择所需的方法即可。如果不重调方法或没有贮存方法时,按【Enter】键,进入下一步。

```
RECALL METHOD(Y/N)
→N
```

3. 灯设置:如果是六灯架,则屏幕会显示出如下显示(单灯架的仪器没有这一项,直接到下一步)。

```
1:      2:      3:    4:
5:      6:      →3
```

首先把灯安装在灯架上,打入数字(1 ~6),按【Enter】确认,灯架就转到相应的位置上。如果是 PE 公司的 Lumina™灯,仪器会自动识别出来并显示出

```
USE DEEFAULT
CONDITIONS? (Y/N)   →N
```

(使用默认条件? 默认值是 N)

按键盘【Option】,按【Yes】,仪器自动点亮灯,自动选择波长及狭缝。直接转到第7步进行。如果不是PE公司的Lumina™灯,需按一下【Param Entry】键,仪器便转入下一步输入。

4. 灯电流设置:打入灯电流数(灯的标签上注明),按【Enter】确认,灯便被点亮了。关灯时输入"0",按【Enter】键确认。

```
LAMP CUR(0-50mA)
→0
```

5. 狭缝宽度及高度设置:对于火焰法分析,请查阅相关分析方法,不同元素对应不同的狭缝宽度。改变数值后,按【Enter】键确认。

```
SLIT(.2.7.2):→0.7
FULL HEIGHT(Y/N):Y
```

6. 波长设置:键入波长数,按【Enter】确认,仪器开始自动调节波长。

```
WAVELENGTH(185-860)
→185.0
```

7. 积分时间:一般需要3 s(氢化物法要15 s),输入数字后按【Enter】键确认。在调试仪器时使用0.1 s。数字变化快,容易确定。

```
INT TIME(.1-60Sce)
→0.1
```

8. 重复次数:通常测定需要3次,若考察仪器精度要10次。输入数字后按【Enter】键确认。

```
REPLICATES(1-99):
→1
```

(每测一个样品需要读几次)

9. 校正方程:(1)非线性,(2)线性,(3)标准加入法。一般选用(1)来测定。输入数字后按【Enter】键确认。

```
CAL:NONLIN(1),LIN(2)
ADD(3):  →1
```

10. 读数方式:(1)保持,(2)连续,(3)峰面积,(4)峰高。火焰法使用(1),石墨炉使用(3),氢化物法使用(4)。输入数字按【Enter】键确认。

```
HOLD(1),CONT(2),
AREA(3),HGHT(4):→1
```

11. 标准浓度:输入第一个标准浓度的数值,按【Enter】键确认。

```
STD1(0.0001-9999.):
→…………
```

输入第二个标准浓度的数值,按【Enter】键确认。

```
STD2(0.0001-9999.):
→…………
```

输入第三个标准浓度的数值,按【Enter】键确认。最多可输入 4 个点的浓度,一般一条标准线使用 3 个标准便可以了。按【Enter】键到下一步。

12. 重校标准曲线斜率:输入中间的标准浓度值,按【Enter】键确认。在测定过程中,由于条件变化引起灵敏度产生变化,这样要重新测定标准曲线。

```
RSLP(0.0001-9999.):
→…………
```

使用重校斜率功能。在每测定 5 ~ 10 个样品后,吸入标准空白,按【A/Z】键自动调零;吸入中间的标准(RSLP 标准),按【Reslope】键,便可完成标准曲线的重校斜率,进行样品测定。

13. 读数延迟时间:火焰法为 3 ~ 5 s;氢化物法为 0.5 ~ 1 s;石墨炉法不用输入。输入数字后按【Enter】键确认。

```
TEAD DELAY  (0-60 Sec):
→0
```

14. 图形输出:如果有打印机,可打印标准曲线,按【Enter】键确认;若不打印曲线,则先按【Option】键,再按【No】键,按【Enter】键确认。完成第一项后,输入数字(1 ~ 3,1 是最小,3 是最大),按【Enter】键确认。

```
PRINT CALLIB(Y/N):→Y
GRAPH SIZE(1-3):1
```

15. 测定完毕,关闭灯、主机、空气压缩机、打印机等电源,清洁现场。

四、手动旋光仪操作规程

1. 仪器电源插头插入 220V 交流电源，并将接地脚可靠接地。

2. 电源开关，这时钠光灯应启亮，需经 5 min 钠光灯预热，使之发光稳定。

3. 度盘零度位置是否正确，如不正确，可旋松度盘 4 只连接螺钉，转动度盘壳进行校正（只能校正 0.5°以下）。或把误差值在测量过程中加减。

4. 将待测样品注入比旋管中，若有气泡，应先让气泡浮在凸颈处。通光面两端的雾状水滴，应用擦镜纸揩干。比旋管螺帽不宜旋得过紧（一般以随手旋紧不漏水为宜），以免产生应力，影响读数。比旋管安放时应注意标记的位置和方向。

5. 把比旋管放入镜筒中，凸颈端朝上，以便把气泡存入，不致影响观察和测定。盖上箱盖。

6. 调节视度螺旋至视场中三分视界清晰为止。

7. 转动度盘手轮，至视场照度相一致（暗视场）时止。

8. 从放大镜中读出度盘所旋转的角度。

9. 注意事项

（1）仪器应放在干燥通风处，防止潮气侵蚀，尽可能在 20 ℃的工作环境中使用仪器，仪器应小心轻放，避免震动。

（2）光源（钠光灯）积灰或损坏，可打开机壳进行擦净或更换。

（3）机械部分摩擦阻力增大，可以打开后门板，在伞形齿轮、蜗轮、蜗杆处加少许机油。

（4）如果仪器发现停转或其他元件损坏的故障，应由维修人员进行检修。

五、WZZ-2 自动旋光仪操作规程

1. 将仪器电源插头插入 220V 交流电源，并将接地脚可靠接地。

2. 打开电源开关，这时钠光灯应启亮，需经 5 min 钠光灯预热，使之发光稳定。

3. 打开光源开关（若光源开关扳上后，钠光灯熄灭，则再将光源开关上下重复扳动 1 ~2 次，使钠光灯在直流下点亮，为正常）。

4. 打开测量开关，这时数码管应有数字显示。

5. 将装有蒸馏水或其他空白溶剂的比旋管放入样品室，盖上箱盖，待示数稳定后，按清零按钮。比旋管中若有气泡，应先让气泡浮在凸颈处。通光面两端的雾状水滴，应用擦镜纸揩干。比旋管螺帽不宜旋得过紧，以免产生应力，影响读数。比旋管安放时应注意标记的位置和方向。

6. 取出比旋管，将待测样品注入比旋管，按相同的位置和方向放入样品室内，盖好箱盖。仪器数显窗将显示出该样品的旋光度。

7. 逐次按下复测按钮，重复读几次数，取平均值作为样品的测定结果。

8. 如样品超过测量范围，仪器在±45°处来回振荡。此时，取出试管，仪器即自动转回零位。

9. 测定完毕后须再以空白溶剂校正一次零点，如有变动，应重新测定旋光度。

10. 仪器使用完毕后，应依次关闭测量、光源、电源开关。

11. 钠灯在直流供电系统出现故障不能使用时，仪器也可在钠灯交流供电的情况下测试，但仪器的性能可能略有降低。

12. 当放入小角度样品（小于0.5°）时，示数可能变化，这时只要按复测按钮，就会出现新的数字。

13. 注意事项

（1）仪器应放在干燥通风处，防止潮气侵蚀，尽可能在 20 ℃的工作环境中使用仪器，仪器应小心轻放，避免震动。

（2）光源（钠光灯）积灰或损坏，可打开机壳进行擦净或更换。

（3）机械部分摩擦阻力增大，可以打开后门板，在伞形齿轮、蜗轮、蜗杆处加少许机油。

（4）如果仪器发现停转或其他元件损坏的故障，应由维修人员进行检修。

六、傅里叶红外光谱仪操作规程

1. 开机前准备：开机前检查实验室电源、温度和湿度等环境条件，当电压稳定，室温在 15 ~ 25 ℃，湿度≤60% 才能开机。

2. 开机：首先打开仪器的外置电源，稳定半小时，使得仪器能量达到最佳状态。开启电脑，并打开仪器操作平台 OMNIC 软件，运行 Diagnostic 菜单，检查仪器稳定性。

3. 制样：根据样品特性以及状态，制定相应的制样方法并制样。固体粉末样品用 KBr 压片法制成透明的薄片；液体样品用液膜法、涂膜法制或直接注入液体池内网进行测定（液膜法是在可拆液体池两片窗片之间，滴上 1 ~ 2 滴液体试样，使之形成薄的液膜；涂膜法是用刮刀取适量的试样均匀涂于 KBr 窗片上，然后将另一块窗片盖上，稍加压力，来回推移，使之形成一层均匀无气泡的液膜；沸点较低，挥发性较大的液体试样，可直接注入封闭的红外玻璃或石英液池中，液层厚度一般为 0.01 ~ 1 mm）。

4. 扫描和输出红外光谱图：将制好的 KBr 薄片轻轻放在锁氏样品架内，插入样品池并拉紧盖子，在软件设置好的模式和参数下测试红外光谱图。先扫描空光中背景信号（或不放样品时的 KBr 薄片，有 4 个扣除空气背景的方法可供选择），再扫描样品信号，经傅里叶变换得到样品红外光谱图。根据需要，打印或保存红外光谱图。

5. 关机

(1)先关闭 OMNIC 软件,再关闭仪器电源,盖上仪器防尘罩。

(2)在记录本上记录使用情况。

6. 清洗压片模具和玛瑙研钵:KBr 对钢制模具的平滑表面会产生极强的腐蚀性,因此模具用后就立即用水冲洗,再用去离子水冲洗 3 遍,用脱脂棉蘸取乙醇或丙酮擦洗各个部分,然后用电吹风吹干,保存在干燥箱内备用。玛瑙研钵的清洗与模具同上。

注意事项:红外仪要保证电源正常,仪器保持 24 h 常年开机状态;在环境湿度>70%,温度高于 30 ℃时,保持空调或除湿机常开;每次使用前记录仪器的红外参量值,观察背景中的水和二氧化碳;定期更换干燥剂,一般 6 个月 1 次(在潮湿的季节,如南方的雨季,建议时间相应缩短),干燥剂必须保证其除湿效果,一次性干燥剂不要频繁反复还原使用;建议定期用高纯氮吹扫。

七、Varian Mercury plus 400 M 核磁共振波谱仪操作规程

1. 打开空压系统,观察压力表示数是否正常。

2. 登录,输入用户名和密码,进入 VNMR 操作界面。

3. 在采集状态窗口中检查波谱仪与计算机的联机状态,键入 su,建立波谱仪与计算机的联系。

4. 键入命令 pwd 查看当前目录,将当前目录更改为/export/home/用户名/vnmrsys/data 下,也可在 data 目录下建立以自己姓名全拼命名的文件夹。

5. 进样:键入命令 e,打开进样通道,小心放入样品;键入命令 i,关闭进样通道。

6. 选择实验区,键入命令 jexpn,建议测量氢谱在 exp1,测量碳谱在 exp2。

7. 锁场:点击 acqi,lock off,spin off,将 lockpower 和 lockgain 置于最大值,调节 Z0 使曲线呈向上台阶状,lock on。通过调节 lockpower、lockgain 和 lockphase,使 locklevel 在 40 ~ 60 左右。

8. 自动匀场:键入命令 gmapsys,点击 autoshim on z。如果自动匀场不成功,或者自动匀场后掉锁,重做锁场和匀场。

9. 旋转样品:点击 acqi,选择 spin on,转速设为 20,等待至旋转稳定。建议测碳谱不旋转。

10. 选择实验参数:点击 setup,选择测试核和溶剂种类,调出标准实验。更改实验参数。

11. 采样:键入命令 ga。采样结束后,spin off,lock off。

12. 保存数据:键入命令 svf,输入文件名。

13. 数据处理:aph 相位校正,dscale 显示刻度,积分等。

14. 打印谱图:键入打印命令.

15. 换样品:键入命令 e,取出样品,放入下一个样品,键入 i。回到第 6 步。

16. 实验结束,取出样品,键入 exit,退出 VNMR 操作界面,点击 OK,确认退出。

17. 每天最后一位实验者关闭空压系统。

18. 填写实验记录,离开实验室。

(罗　兰)

第二节　色谱仪器基本操作技能

色谱法是一种分离技术,是混合物最有效的分离、分析方法。它是利用物质在两相中的分配系数(由物理化学性质:溶解度、蒸汽压、吸附能力、离子交换能力、亲和能力及分子大小等决定)的微小差异进行分离。当互不相溶的两相做相对运动时,被测物质在两相之间进行连续多次分配,这使原来微小的分配差异被不断放大,从而使各组分得到分离。常用的方法包括薄层色谱法、高效液相色谱法、气相色谱法等。

一、薄层色谱

薄层色谱法是将固定相均匀地涂在玻璃板、塑料板或铝箔上形成厚薄均匀的薄层,在此薄层上进行混合组分分离的色谱方法。按照分离的机制,分为吸附薄层色谱法、分配薄层色谱法、分子排阻薄层色谱法。常用仪器的规范操作规程如下。

(一) CAMAG-ATS4 薄层自动点样仪操作规程

1. 使用前的准备工作

(1) 检查电源线路及气体管路,确保电压为 110 ~ 230 V,气体足够,管路连接正常;检查清洗瓶及废液瓶,确保清洗液(一般为 A. R. 甲醇)充足,废液瓶未满;检查点样针,蓝色代表非接触式点样针,红色代表接触式点样针,并注意点样针的容积。

(2) 打开电脑及 ATS4 仪器电源开关,仪器面板显示"请接通气体"。

(3) 打开气体阀门,保持输出压力为 0.4 ~ 0.5 MPa,仪器面板显示"系统准备就绪"。气压不足时,面板显示"错误,气压不足"。

(4) 打开 winCATS 工作站,仪器与工作站连接,仪器面板上 On line 指示灯亮,工作站窗口右侧图标正常。

2. 软件及仪器操作

(1)装载薄层板:将 20×10 废旧薄层板(可用两块厚薄及重量相当的 10×10 薄层板替代)装载于废旧板装载台(最左侧的装载台)上,使之贴近“定位销”。

对于 20×10 及 20×20 的薄层板,直接将其放入装载台(废旧板装载台右侧),使之贴近固定边和定位销并固定;对于 5×10、10×10、10×20 的薄层板,可同时放入两块厚度相当的板,或放入厚度补偿铝条,以使薄层板表面水平。

(2)装载样品瓶:注意样品瓶中溶液的浓度应是经预实验确定的适宜浓度,不可过浓,以免堵塞点样针。

(3)软件操作

1)进入 winCATS 工作站,新建分析文件或方法文件,一般建立方法文件,输入所建方法的名称,点击 OK 打开新建立的文件窗口。

2)点击窗口左边主菜单下“Method”项,然后在窗口右边勾选需要控制的仪器,左边主菜单下会自动增加对应仪器的菜单项。此时勾选“Sample application”,选择“ATS 4”。

3)点击左边主菜单下“stationary phase(固定相)”项,在窗口右侧设置薄层板的尺寸等参数,以供记录。注意常用 5×10 薄层板需要“自定义”。

4)点击左边菜单“Sample application-ATS 4”项,进入参数主菜单。窗口右侧出现 3 个标签页:ATS4 General(总设置)、Sequence(点样顺序设置)和 Layout(点样预览)。

5)点击 ATS4 General 标签页进入仪器总设置页。

Application volume 预设每个轨道的点样量(具体点样量可另行设置,见后述),范围 0.1 ~ 1 000 μL,一般设置 2 ~ 5 μL(工作站中 μ 字符为乱码)。

Solution type 溶剂类型,应选择与样品溶剂物化性质(挥发性、黏度等)相似的溶剂类型,软件会自动配置合适的点样速度。一般情况下不建议点击右侧箭头进行自定义设置。

Required filling quality 取样质量,表示溶剂清洗点样针次数及样品润洗点样针次数。

Rack in use 样品瓶架规格,标准 66 或 96 瓶架。建议使用标准瓶架,否则易造成点样针与瓶的不当调整而损坏点样针。

Instrument configuration 选择清洗溶剂及喷雾点样所用气体,一般为甲醇和氮气。

Download 将目前应用的方法下传到点样仪内(须联机),可在脱机时使用。不建议使用。

6)点击 Sequence 标签页进入点样顺序参数设置:点样针规格、点样模式(接触式点状点样、喷雾式条带点样、喷雾式面积点样)按预实验设置。此时注意在仪器面板上手动设置点样针规格:Dialog>“上”、“下”选择>Enter,使之于工作站上的点样针规格设置一致。

Positioning 点样位置。根据预实验进行设置,具体设置时可点击 Layout 标签页预览薄层板上的点样情况。注意:第一轨道在 X 轴上的位置“First application”建议值为 15 ~ 25 mm,以减少边缘效应的影响。具体点样量可在列表中设置。

7)菜单栏选择 Run>Create new analysis 进行保存,选择 Run>Execute next step 开始点样。

8)点样结束后,关闭仪器电源,关闭气体阀门,退出工作站,关机。

3. 仪器维护

(1)使用前检查喷头及打孔器是否堵塞,保证点样针和喷头及打孔器中心对准。如堵塞应用超声浴清洗,并记录上报。

(2)尽量避免使用非标准或橡胶垫片比较硬的瓶盖。

(3)瓶盖不要多次使用,避免溶剂渗漏堵塞喷头及打孔器。

(4)溶剂使用前先用滤纸过滤,以免堵塞点样针。

(5)尽量避免使用接触式点样,以免薄层材料硬度不够将接触式点样针堵塞。

(二)CAMAG TLC SCANNER3 薄层扫描仪操作规程

1. 仪器的组成及开机

(1)仪器的组成:CAMAG TLC SCANNER 3 型薄层扫描仪是进行薄层色谱定性或定量用的专用仪器。由扫描仪主机、计算机系统、打印机、绘图仪组成,通过标准接口相互连接,且分别有各自的开关。

(2)开机

1)接通电源。

2)打开不间断电源。

3)待不间断电源的“Normal”指示灯亮后,打开 CAMAG TLC SCANNER 3 型薄层扫描仪主机开关,再分别打开打印机、绘图仪、计算机显示器的开关,最后打开计算机的开关。

2. 扫描　当计算机进入 Windows 操作系统后,用鼠标点击计算机桌面上的薄层扫描软件 winCATS 的图标,进入 winCATS 的工作界面。

(1)选择 file 菜单内 new 一项;选择 create 一项中 method,输入方法名按确认,建立一个新方法。

(2)点击左面的窗格中的 METHOD,在右面的窗格中 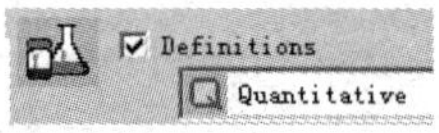

和 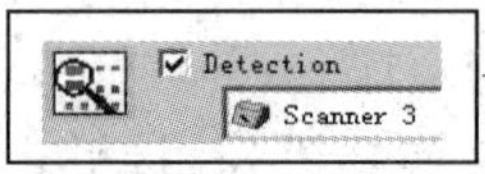

前面打上钩。

(3)点击左窗格中的“stationary phase”,在右窗格的“size”一项选择薄层板尺寸大小。

(4)点击左窗格中“definitions-Quantitative”,然后点击右窗格中下面的“quantitative general”项 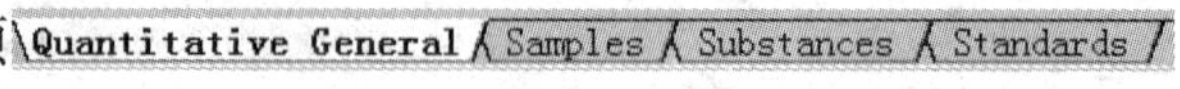

,然后在这个对话框中

的“sample definitions”项内“number of samples”输入待测样品数，在“substance definitions”框内“number of substances”输入组分数目；在“evaluation definitions”框内“calibration mode”选择计算方法，（单点法选“single level”，多点法选“multi level”），并在“number of standard”输入标准品数目。

（5）点击右面窗格的下面的 samples Quantitative General Samples Substances Standards”，在这个对话框中的 sample id 输入待测样品名称；点击右面窗格下面的 substance，然后在 substance name 中输入组分名称。

点击右窗格中下面的“Standards Quantitative General Samples Substances Standards”，在这个对话框中输入各个组分的不同的水平的量。

（6）在左面窗格中点击“detection-scanner 3”，点击右面窗格中下面的 Sc3 general Sc3 General Sequence Scan - 1WL Integration，在这个对话框中设置扫描模式（single wavelength：单波长；multiple wavelengths：多波长；background correction：双波长）

（7）点击右面窗格中下面“sequence Sc3 General Sequence Scan - 1WL Integration”，输入 number of track（轨道数），distance between（轨道间距），position of first Y（第一轨道距左边的距离），scan start position（扫描起始 Y），scan end position Y（扫描结束 Y）。将薄层板放入 CAMAG TLC SCANNER 3 型薄层扫描仪中，按扫描仪面板上的“ILLUM”键，打开扫描仪内的指示光标，调整扫描道的坐标，以检查所输入的扫描坐标参数是否正确，输入各参数。

（8）点击“scan-1WL Sc3 General Sequence Scan - 1WL Integration”进入扫描光参数设置对话框，设置狭缝 Slit dimension，波长 Wavelength 254 nm，选择灯参数 Lamp D2 & W，测量模式 Measurement mode Absorption。

（9）点击左面的窗格中的“evaluation quantitative”，然后在右面的窗格中区分开每个轨道的 TYPE（选择 stardard1，stardard2，……，sample）

Track	Evaluate	Type	Vial
1	☑	Sample	1
2	☑	Sample	1
3	☑	Standard1	2
4	☑	Standard2	2
5	☑	Sample	3
6	☑	Sample	3

。

（10）点击 Wincats 软件工具栏中的  并输入数据保存文件名。

（11）点击 Wincats 软件工具栏中的 ，开始扫描。

3. 积分

（1）拉积分范围：在左边窗格点击以波长显示的数据菜单项，点击选取其中一轨道。点击选取“Baseline display”后，拖动积分起始和结束位置虚线，选取积分区域。

（2）峰处理：点击选取“peak display”，然后右键点击选择峰处理的 3 个模式“integration tool”“manual baseline correction mode”“manual peak definition mode”，进行

峰处理。

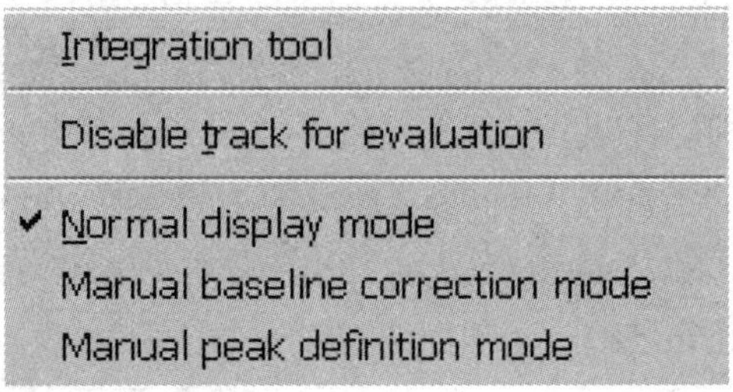

4. 计算

(1)双击左窗格中的“Evaluation-Quantitative”项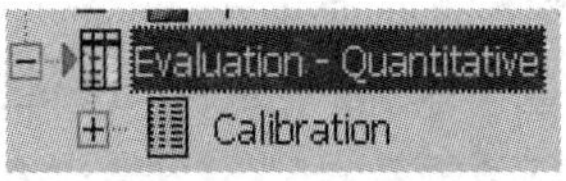

,在右面的窗格中点击“Substance assignment”进入指定组分对话框。拖动组分名上下虚线包括所示选取定义的峰,或直接点击峰点使其连入红线,或点击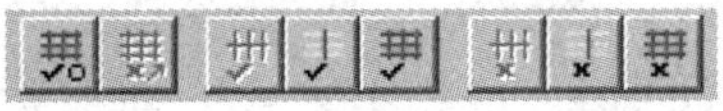。

(2)双击“Calibration”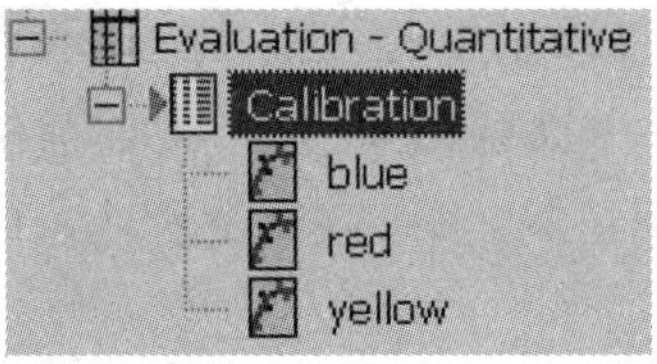

后出现组分名,点击组分名显示计算结果,“Substance summary”显示组分计算结果表,“Graph height”显示组分高度计算结果显示图,“Graph Area”显示组分,面积计算结果显示图。

5. 打印报告　点击 file 菜单,选取“Report setup”一项,打印报告。

6. 关机　实验完毕,取出薄层板,关闭 winCATS 软件,先关计算机主机开关,再关显示器、打印机或绘图仪、扫描仪的开关,检查并关闭电源。

(三)CAMAG REPROSTAR 3 数码成相系统操作规程

1. 接通市电(220 V),分别打开连接成相系统及计算机的稳压电源,把成相系统电源及数码照相机电源打开,将成相系统选择旋钮调到所需光源,打开并运行 EPSONPhoto！3 软件。

2. 点击 Controls 按钮,选择质量级别及是否闪光,然后打开预览,点击 Takeapicture,进行照相。

3. 照相完毕,点击 Camera,选中所照相片,点击 SaveToFolder 将照片存到电脑。

4. 打开 ACDSee 对照片进行切割整理,并输入名称保存,根据需要打印出图谱。

5. 关闭已打开的各窗口,退出 EPSONPhoto！3 操作系统,关闭电脑,关上成相系统、数码照相机、打印机及稳压电源的开关。

6. 及时进行仪器的使用登记及清理台面。

7. 如有硬件故障不能诊断，应申报维修，勿自行乱动。

（四）939 型全自动薄层制板器操作规程

1. 量取适当的 0.05% 羧甲基纤维素钠水溶液倒入匀浆筒内（黏合剂：吸附剂为 3∶1）。

2. 按比例称量吸附剂加入匀浆筒内。

3. 用玻棒将吸附剂与黏合剂基本搅匀（筒壁不得粘有干粉）。

4. 将电源线两插针插入搅拌螺旋头上，再插上电源插头，螺旋动作，将螺旋从匀浆筒液面移至底部，使头部盖在筒上。然后放置混合 2～3 min 即可。

5. 匀浆结束，先拔取电源插头，再拔取插针，取出螺旋，即可倒入匀浆槽开始制板。

6. 将薄层板搁板置于制板器主机上，将所需规格玻璃板放在搁板架上排好，最前面的引板和最后的尾板分别用同等厚度 20×5 和 20×6.3 或 10×5 和 10×6.3 的玻板。

7. 用所需厚度刮板装于供浆槽口内，将匀好的吸附剂浆液倒入供浆槽内，即时将开关扳至 ON 位置，制板自动开始，制板完毕自动停机。然后将开关置 OFF 位置，以备下次制板。

8. 取下供浆槽及刮板清洗并擦干净，备用。若进行第二架制板，可将制好的板连搁板架一起移至平稳的地方晾干，安上第二架搁板按上述操作即可。

9. 制板完毕，关闭电源，清洁现场。

二、高效液相色谱

（一）高校液相色谱简述

高效液相色谱法（high performance liquid chromatography，HPLC）又称“高压液相色谱”“高速液相色谱”“高分离度液相色谱”“近代柱色谱”等。高效液相色谱法是色谱法的一个重要分支，以液体为流动相，采用高压输液系统，将具有不同极性的单一溶剂或不同比例的混合溶剂、缓冲液等流动相泵入装有固定相的色谱柱，在柱内各成分被分离后，进入检测器进行检测，从而实现对试样的分析。

高效液相色谱仪是由高压输液系统、进样系统、分离系统、检测系统、数据处理系统所组成的机器。主要部分由储液器、泵、进样器、色谱柱、检测器、记录仪等几部分组成。储液器中的流动相被高压泵打入系统，样品溶液经进样器进入流动相，被流动相载入色谱柱（固定相）内，由于样品溶液中的各组分在两相中具有不同的分配系数，在两相中做相对运动时，经过反复多次的吸附-解吸的分配过程，各组分在移动速度上产生较大的差别，被分离成单个组分依次从柱内流出，通过检测器时，样品浓度被转换成电信号传送到记录仪，数据以图谱形式打印出来。

高效液相色谱仪工作原理：利用试样中各组分在色谱柱中的淋洗液和固定相间的

分配系数不同,当试样随着流动相进入色谱柱中后,组分就在其中的两相间进行反复多次的分配(吸附-解吸-放出)由于固定相对各种组分的吸附能力不同(即保存作用不同),因此各组分在色谱柱中的运行速度就不同,经过一定的柱长后,便彼此分离,顺序离开色谱柱进入检测器,产生的离子流信号经放大后,在记录器上描绘出各组分的色谱峰。

高效液相色谱仪在生物工程、医药工业、石油化工、食品工业、材料科学和农副产品深加工等领域有着广泛的应用。

1. 色谱法的主要分离机制

(1)分配色谱法(液相色谱法):利用被分离组分在固定相或流动相中的溶解度差异而实现分离,色谱过程为分配过程(图 3-1)。

(2)吸附色谱法(薄层色谱法):利用被分离组分对固体表面活性吸附中心吸附能力的差异而实现分离,色谱过程为吸附和解吸附过程。

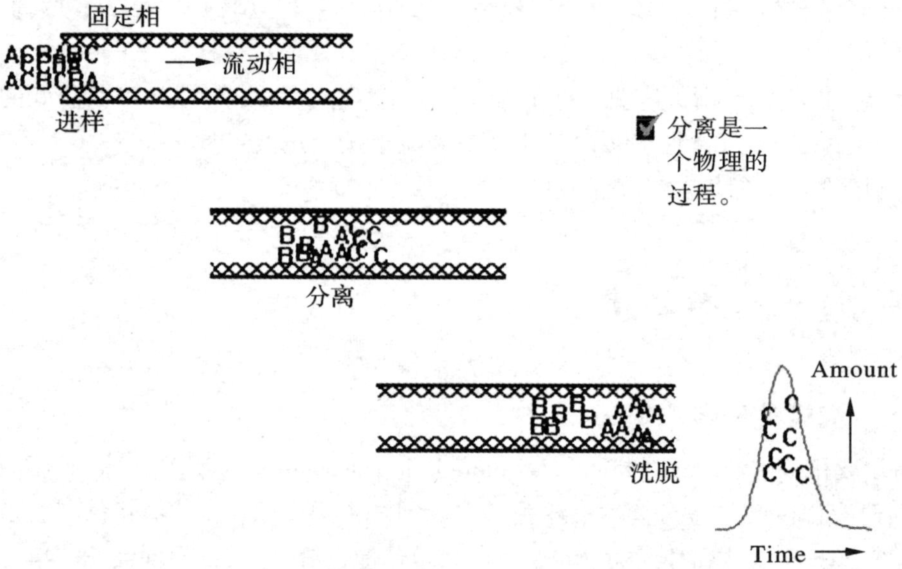

图 3-1 色谱柱分离原理图

2. HPLC 的特点

(1)分离效能高:柱效用理论塔板数表示。

(2)选择性高。

(3)适用范围宽。

(4)检测灵敏度高。

(5)分析速度快。

(6)自动化智能化程度高。

3. 高效液相色谱法的有关术语

(1)色谱图(色谱流出曲线):由电信号强度对时间作图所绘制的曲线。

(2)色谱峰:流出曲线上的突起部分。

(3)基线:在操作条件下没有组分流出的流出曲线。

(4)保留值(滞留值):保留时间(t_R)、死时间(t_0)、调整保留时间(t'_R)、峰高 h、半峰宽 $W_{1/2}$、基线宽(图 3-2)。

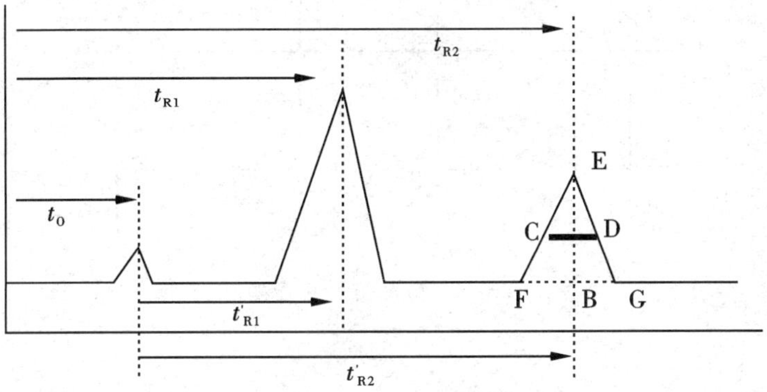

图 3-2　保留时间示意

(5)理论塔板数:为柱效指标。柱的分离效能:

$$n=5.54\left(\frac{t_R}{W_{1/2}}\right)^2$$

(6)分离度(R):为相邻两峰的保留时间之差与两峰峰底宽度总和之半的比值。用于评价待测组分与相邻共存物或难分离物质之间的分离程度(图 3-3)。

除另有规定外,分离度应大于 1.5。分离度计算公式为:

$$R=\frac{t_{R2}-t_{R1}}{(W_1+W_2)/2}=\frac{2(t_{R2}-t_{R1})}{W_1+W_2}$$

(7)拖尾因子(又叫对称因子)(T):应在 0.95～1.05 之间,用于评价色谱峰的对称性,保证分离效果和测量精度。拖尾因子计算公式为:

$$T=\frac{W_{0.05h}}{2d}$$

$W_{0.05h}$为 5% 峰高处的峰宽,d 为峰顶点和 5% 峰高出的峰前沿至基线的垂直之间的距离(图 3-4)。

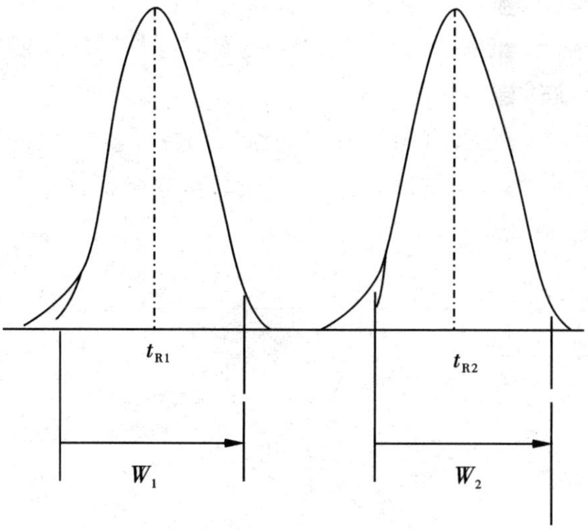

图 3-3　分离度计算示意

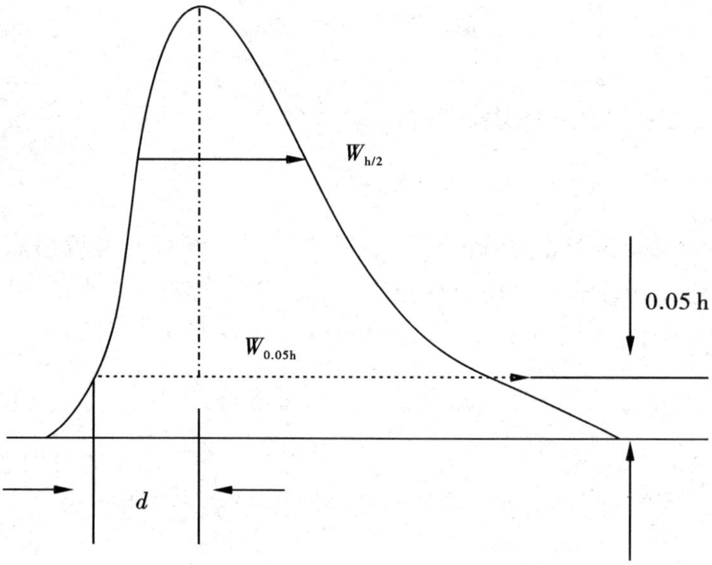

图 3-4　拖尾因子计算示意

4. 高效液相色谱仪　流程图:①储液器(滤棒,可滤去颗粒状物质);②高压泵(输液泵);③进样装置;④色谱柱——分离;⑤检测器——分析;⑥废液出口或组分收集器;⑦记录装置(图 3-5,图 3-6)。

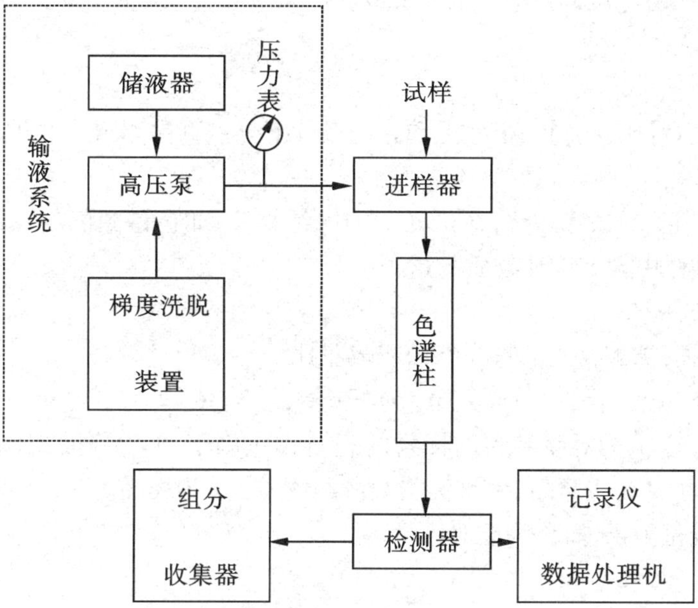

图 3-5　高效液相色谱仪结构方块

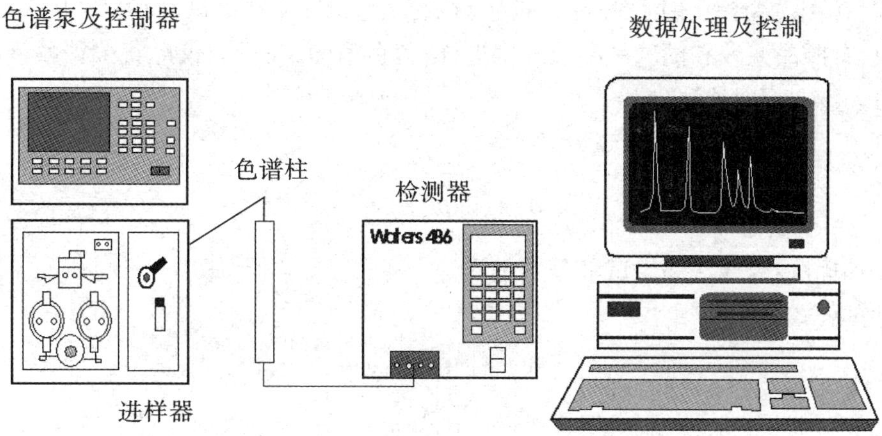

图 3-6　典型的仪器配置

5. 色谱系统适用性实验

(1)仪器的基本要求(一般色谱图约 20 min 内记录完毕)。

(2)系统适用性试验:在进行色谱分析时,应先进行色谱系统适用性试验,检查色谱系统是否符合要求。系统适用性试验的内容有以下几种。①色谱柱的理论塔板数(n)(应高于药品项下规定的最小理论塔板数);②分离度(R)>1.5;③拖尾因子(T)[(0.95~1.05)用峰高计算峰面积时特别要求];④重复性(取对照品液,连续进样

5 次，峰面积的相对标准偏差应不大于 2.0%）。

6. 定性定量方法

（1）定性方法

1）与纯物质对比：在同一根柱上和相同条件下分别测被测组分和被测组分的纯物质的保留值，若相同，则为同一物质。

2）加入纯物质增加峰高法：在试样中加入纯物质，如色谱图的某一组分的峰高增加了，则说明试样中含有该纯物质的这种组分。

（2）定量方法

1）定量依据：被测物质的量与峰面积成正比。

$$m_R = f_R A_R, m_S = f_S A_S, m_x = f_x A_x$$

m 为质量，f_R、f_S 为对照品和内标物的相对校正因子，A 为峰面积（积分仪自动计算），S 为内标物，R 为对照品（为被测物质的纯物质），x 为样品。

f 为相对校正因子，简称为校对因子。

$$f = \frac{f_R}{f_S} = \frac{m_R/A_R}{m_S/A_S}$$

2）定量具体方法

a. 内标法（内标物选择的条件：略）。①内标法加校正因子测定供试品的含量：配制对照品溶液（测校正因子），由对照品+内标物组成；配制供试品溶液，由样品+内标物组成；对照品溶液和供试品溶液分别进样，得色谱图，在积分仪上直接得峰面积（A_S，A_R，A_x）。②内标对比法（略）。

可按下式计算样品的含量（推导略）：

$$m_x = f \times \frac{A_x}{A_S} \times m_S = f \times \frac{A_x}{A_S/m_S}$$

b. 外标法：对照液和供试液分别进样。

计算公式：

$$m_R = f_R A_R, m_x = f_x A_x$$

$$m_X = \frac{A_X}{A_R} \times m_R$$

7. 具体操作方法

（1）操作前准备

1）流动相的准备

试剂：色谱纯。

水：超纯水。

调 pH 值：用精密 pH 计。

配好的流动相应通过 0.45 μm 适宜的滤膜滤过，用前脱气，并配充足的流动相待用。

2)供试液的配制:配好的供试液和对照液进样前应经 0.45 μm 适宜的滤膜滤过,必要时样品液还要进行前处理,如提取净化、预过滤等。

(2)操作步骤

1)开机:打印机→计算机→泵的电源(POWER)。

2)排气:待主机稳定后,将排气阀(DRAIN)旋至打开位置(open 方向 180°),按冲洗键(purge),排气完毕,按冲洗键(purge)(关),旋关 DRAIN(向右旋 180°)。

3)跑基线:①按 pump 键。②设置参数:func(功能键)→流速→最大压力(15)→最小压力(0.1)→Enter→CN,设置完毕。注:流速要慢慢依次增加(0.2→0.4→0.6→0.8→1.0)待柱压稳定后换流动相,每次换流动相要依次减流速,并按 pump 键(关),换好后,要排气,流速要依次增加。③开启检测器电源开关→自检完毕→设定参数(波长,光源等)(func→设定→Enter→CN)。④查看基线(打开工作站,把衰减调至 0,直至基线平稳)。

4)进样:①把进样器手柄放在载样位置(LOAD)。②注射器吸样后要排气,把注射器的平头针直插至进样器的底部,注入供试溶液(为定量环的 3~5 倍)。③校零→进样(进样器手柄转至 inject,定量环内供试液即被流动相带入流路),停留在 inject 位置一段时间。

5)收集色谱数据:①最后一峰出完后,应继续走一段时间,确定无组分流出,方能结束记录。②含量测定的对照液和样品液每份至少注样 2 次,由全部注样结果($n>4$)求得平均值,其相对标准偏差(RSD)液应不大于 1.5%。

6)清洗和关机:①分析完毕→关检品→关数据处理器→冲柱(用甲醇冲 30 min,如使用含盐流动相,则先用 10% 甲醇水冲 1 h 以上,再用 50% 甲醇水冲约 20 min,再用甲醇冲 1 h 以上);②冲柱期间进样阀也应用相应的溶剂冲洗;③冲洗完毕后,逐步降低流速至 0,关泵,关电源,登记。

注:不同型号的高效液相色谱仪操作有差异,具体参阅高效液相操作规程。

(二)Agilent1100 型高效液相色谱仪操作规程

1. 打开连接液相色谱仪和计算机的稳压器和电源。

2. 依次打开脱气机(G1332A)、泵(GB11A)、柱温箱(G1316A)、检测器(G1315B)的电源开关。

3. 打开计算机、打印机开关,并在打开上述设备 5 min 之后打开计算机,机屏幕的 Instrument,待出现状态描述后使之最小化并单击计算机桌面上[InstrumentOnline]项,进入在线分析状态,打开“Purge”阀,设定流速至 1~5 mL/min 击活泵,待整个流路充满流动相后,降低流速至 1 mL/min 以下,关闭“Purge”阀,分别设置所需流动相、流速、最大和最小压强、柱温、检测波长等分析参数。并分别激活泵、柱温箱及检测器。

4. 待基线平稳后,即可进样,点击[Balance]置零,进样阀手柄置“LOAD”位置,将供试液注入进样阀。

5. 进样阀手柄转到“INJECT”位置，注入样品。

6. 进样的同时，开始采集色谱数据。

7. 出峰完毕，根据所设置停止时间后自动停止，或根据需要，点击[RunControl]项下[StopRun]结束采集色谱数据，进行[Integration]、[Calibration]等分析并打印出色谱图与分析结果。

8. 测定完毕后，按规定用适当溶剂冲洗泵进样器、柱和检测器。

9. 减小流速，使泵压力降低，关闭所有操作系统，并关闭脱气机、泵、柱温箱、检测器、计算机和打印机的电源及稳压器。

10. 及时进行仪器的使用登记及清理台面。

11. 如有硬件故障不能诊断，应申报维修，勿自行乱动。

（三）Agilent1200 型高效液相色谱仪操作规程

1. 打开计算机，进入 Windows2000（或 WindowsXP）画面。

2. 打开 1200LC 各模块电源。

3. 待各模块自检完成后，双击“仪器 1 联机”图标，化学工作站自动与 1200LC 通讯，进入工作站。

4. 打开“Purge”阀，设定流速为 1 ~ 5 mL/min 击活泵，待整个流路充满流动相后，降低流速至 1 mL/min 以下，关闭“Purge”阀，分别设置所需流动相、流速、最大和最小压强、柱温、检测波长等分析参数。并设定自动进样器的进样序列，分别激活泵、柱温箱及检测器。

5. 待基线平稳后，即可进样，点击“开始”运行序列，开始采集色谱数据。

6. 出峰完毕，根据所设置停止时间后自动停止，或根据需要，点击“结束”停止采集色谱数据，进行数据分析并打印出色谱图与分析结果。

7. 测定完毕后，先关灯，再按规定用适当溶剂充分冲洗系统。

8. 退出化学工作站，依提示关泵及其他窗口，关闭计算机，关闭 Agilent1200 各模块电源开关。

9. 及时进行仪器的使用登记及清理台面。

10. 如有硬件故障不能诊断，应申报维修，勿自行乱动。

（四）Agilent 1260 液相色谱仪操作规程

1. 更换新鲜的流动相。

2. 打开 1260 液相电源开关。

3. 打开计算机。

4. 打开仪器的联机工作站。

5. 打开仪器的排气阀进行排气泡（流速设为 5.0 mL/min，分别对使用到的通道排气），待气泡排完之后先将流速设为 1.0 mL/min，再关闭排气阀。

6. 调用方法，平衡色谱柱，待基线平衡好之后进行进样分析。

如果新建方法,从“方法”菜单中选择“编辑完整方法(E)…”项,选中除“数据分析”外的三项,点击“确定”,进入下一画面。分别对四元泵、自动进样器、柱温箱、检测器等参数进行设定(具体的设定方法详见使用说明书)。

7. 单针进样:点击“运行控制”菜单下的“样品信息”,告诉数据额贮存路径以及样品瓶位置,再选择“运行方法”。

8. 序列进样:①点击“序列”菜单下的“新建序列模板”;②点击“序列”菜单下的“序列表”;③点击“序列”菜单下的“保存序列模板”;④点击“序列”菜单下的“序列参数”;⑤点击“运行控制”菜单下的“运行序列”。

9. 数据分析方法编辑

(1)点击“脱机”快捷方式,点击“数据分析”进入数据分析画面。

(2)从“文件”菜单中选择“调用信号…”选项,选中数据文件名,点击确定,则数据被调出。

(3)通过调整积分参数,对谱图进行优化,最后建立校正曲线(具体的设定方法详见使用说明书)。

(4)设定报告格式并打印报告(具体的设定方法详见使用说明书)。

10. 实验结束后,冲洗管路(若是反向色谱柱,首先用水:甲醇=90:10 冲洗管路至少 30 min,接着用水:甲醇=10:90 冲洗管路至少 30 min)。

11. 退出化学工作站。

12. 关闭仪器电源。

13. 关闭计算机。

14. 及时进行仪器的使用登记及清理台面。

15. 如有硬件故障不能诊断,应申报维修,勿自行乱动。

(五)Waters 制备液相操作规程

1. 样品准备:溶剂应使用色谱纯试剂、应对试样有适宜的溶解度。进样前,配制的溶液须用 0.45 μm 或更小孔径的过滤头过滤。

2. 依次打开 A 泵、B 泵电源、控制器电源、DAD 检测器电源。

3. 打开电脑电源,至 Windows 界面出现。双击 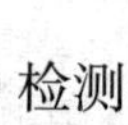 CLASS VP 图标,打开软件进入操作界面。此时会出现一个 CLASS-VP 窗口,双击 Instrument1 图标,仪器会发出“嘟”的响声,以表示建立了与计算机的连接。随即出现主操作界面。

4. 建立分析方法参数:点击图标 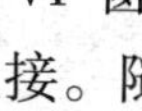,或用“Method/Instrument Setup”进入分析方法参数设定画面(Instrument Setup),设置各项参数。Pumps 页面:设定流动相的流速和组成百分比。A 相的百分比由 B 相算出。

参数设置结束后,点击“Download”。

5. 点击 DAD 检测器图标 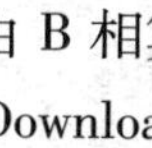 或 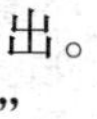(DAD setup),进入 DAD 检测器参数设定对

话框,设置检测波长等参数。

6. 在主菜单上选择 File>Method>Save as 或 Save 保存方法文件。

7. 点击 Rinse autosampler 图标,清洗自动进样器 2 ~ 3 次,然后点击 Purge Autosampler 图标,进行约 25 min 的清洗。每天第一次进样之前或每次更换流动相,都应清洗 autosampler 并进行 Auto Purge。

8. 点击图标"Instrument On/Off""Turn pumps On/Off"和"Turn SPD-M10Avp Lamp On/Off",启动仪器、泵和 DA D 检测器的灯源。

9. 点击图标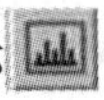(Preview)预览基线。待基线平稳,点击图标(Autozero SPD-M10Avp)和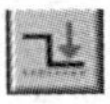(zeros detectors)调零。

10. 进样:将样品放进样品架。

(1)单个进样:点击 Single Run 键,此时出现一对话框,在 Vial 中输入样品所在位置编号,自动进样架上有。在 Injection 中输入所需的进样量,单位为 μL。

(2)连续进样:在主菜单上选择 Sequence>Edit,在随即出现的对话框内输入各个样品的位置编号、重复次数、方法文件、保存路径等,编辑进样程序。然后点击 Sequence Run 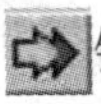键,开始测试。

11. 测试结束后,用流动相以 5 mL/min 的流速冲洗 30 min,然后点击图标"Instrument On/Off""Turn pumps On/Off"和"Turn SPD-M10Avp Lamp On/Off",关闭仪器、泵和 PDA 检测器的灯源。

12. 退出软件,关闭电脑电源,然后依次关闭 DA D 检测器电源、控制器电源、A 泵和 B 泵电源。

(六) Agilent3DCE 型高效毛细管电泳仪操作规程

1. 打开连接毛细管电泳仪和计算机的稳压电源。

2. 依次打开主机、计算机和打印机的电源开关。

3. 启动工作站,双击"Online",文件,出现工作站"Method&runcontrol"画面,压力系统的泵启动,自动调出上一次使用的分析方法文件"*.m"。

4. 选择"Istrument",点击"Systeminitial"功能,系统开始初始化,自检通过后,画面左侧的仪器状态显示窗将显示仪器处于"Reday"状态。

5. 调出或编辑分析方法文件,根据实验需要,分别设置"Homevalue""Conditioning""Injection""Electric""TimeTable""Detector"等参数,设置完毕后,按"Done"键,完成方法文件编辑,并保存文件。

6. 选择"Runcontrol",点击"Sampleinformation"功能,输入样品的有关信息。

7. 选择"Runcontrol",点击"Run"功能,开始分析。

8. 分析结束后,根据设定的参数进行数据处理,并打印出色谱图及分析报告。

9. 用水冲洗系统 10 min 以上,选择"Istrument",点击"maintenance"功能,进、出口

小瓶及冲洗探头全部复位。

10. 选择工作站画面菜单栏中“File”，点击“Exit”功能，关掉工作站软件；关掉主机电源及计算机、打印机开关。

*若仪器准备长期不用，关机时不要移去毛细管进、出口处的小瓶，以免毛细管内部溶液蒸发，形成气泡。

11. 及时做好仪器的使用登记和清理台面。

12. 如有硬件故障不能诊断时，应申报修理，勿自行乱动。

三、Waters Xevo TQ-S 液相色谱/质谱联用仪（三重串连四级杆质谱）操作规程

（一）开机

1. 彻底开机顺序（仪器已关闭）

（1）确定 MS 及其他仪器电源电缆已连接，开氮气发生器、开氩气，小表<0.1 mPa。

（2）打开计算机电源>等待 Windows 正常启动>电脑界面右下角网络图标红叉。

（3）打开 UPLC 自动进样器电源，等到电脑界面右下角网络图标出现感叹号“！”。

（4）打开 UPLC 泵电源，等约 30 s 或者是有响声。

（5）打开质谱电源，等待 5 min，离子源透视镜里面亮起。

（6）打开 Masslynx 软件，masslynx 主界面→左侧 instrument→Mass tune→界面菜单栏 vacuum→pump 同样界面左侧偏上 diagnostics→vacuum→analyser MS1 turbo speed [%]要在 5 min 内升到 80。至少抽真空 4 h>查看真空状态主界面 mass console→界面左侧 xevo tq ms detector 加号展开→ms display>碰撞室真空度>达到 7. x e-5mbar。

2. 日常开机顺序（仪器未关闭）　开氮气发生器、开氩气，小表<0.1 mPa，打开 Masslynx 软件，进入工作站。

（二）建立项目

点击 file 下的 project wizard，出现对话框，单击 yes 出现对话框，输入 project，location 为 C:\MS DATA，单击 next，选择 create existing project as template，并以 c:\masslynx\default. pro 为模板，单击 finish，点击 OK。

（三）准备 UPLC 系统

准备液相的一般流程：准备流动相→准备样品→灌注二元泵→灌注自动进样器→建立液相方法→平衡液相。

1. 准备流动相　用 0.22 μm 的膜过滤缓冲液，所有的缓冲液和超纯水都要新配制，超纯水和缓冲液使用不得超过 2 d，缓冲盐必须为可挥发的，且浓度不要大于 10 mM。

2. 样品要求　样品均用流动相初始梯度比例的溶剂来溶解，并用0.22 μm的膜过滤。

3. 灌注二元泵

(1)在Masslynx主界面，单击MS Console，进入UPLC交互显示界面，点击左栏Acquity UPLC System>Control>Start Up System，单击QSM，选择需要用到的流动相位置，如A和B，选择seal wash，时间设为3 min。

(2)单击SM，选择Strong Wash 5 cycles，Sample syringe 20。单击Equilibrate to Method，将流速设为0，单击Start开始灌注，时间大约为9 min。

(3)设定流速，平衡液相：在Masslynx主界面，单击Inlet Method图标，打开液相方法编辑窗口，单击status>ACQUITY Additional Status，进入液相控制台，单击A或B或流速的位置，出现流速、比例设定对话框，设定液相流速与比例，单击对勾，开始平衡液相，如果后面要做调谐，可设定流速0.2 mL/min，有机相与水相的比例为50∶50。

(四)准备质谱

1. 计算化合物单同位素质量数　Masslynx主界面>单击Tools>Molecular Weight Calculator，输入化合物的分子式(大写-注意Cl、Br等正确的输入方法)，注意选单同位素Monoiso，Ion Mode：离子化模式，+ve正离子，-ve负离子，单击Calculate。

2. 用Intellistart进行自动调谐

(1)在Masslynx主界面单击MS Tune图标，打开调谐窗口。

(2)单击Ion Mode>ES+或ES-，单击API Gas图标　打开氮气，单击“打开高压”。

(3)选择MS Mode图标，设定液相流速0.2 mL/min，水∶乙腈的比例为50∶50。

把标准品调谐液放入质谱仪塑料瓶位置处的A(或B或C)号位(注：浓度在200 ppb左右)。

(4)单击Fluidics，选择Reservoir为A，Flow State为LC模式，点击Purge图标。

(5)Purge结束后，将Flow State改为Combine模式，设定Function为MS1 scan，Mass为计算出化合物的质量数，span为5，点击进样，开始进样，直到离子的响应比较稳定。保存调谐文件：File>Save As至已建的项目下。

(6)在Masslynx主界面，选择Ms Console>Xevo TQ MS Detector。选择Intellistart，选择Sample Tune and Develop Method，ES+。单击Start图标，出现Intellistart自动调谐编辑窗口，选择Switch to Advanced mode，输入Compound name(化合物名称)，Molecular Mass/Formula(分子量或分子式)Adduct A+[M+H]+，选择Load Existing Sample Tune，在Sample Tune Name方框后的“。。。”处调用开始保存的调谐文件，在Develop MRM Method前的方框打钩，并在方框出输入MRM方法的文件名，路径为已建的项目下。在Print Report前方框打钩，Cone Voltage，Collision Energy处为默认值，Fluidics下的Flow Path选择Combined模式，Sample Reservoir和Sample Flow Rate参数与Fuldics下Combined模式下的进样参数保持一致。单击右边的Start开始自动调谐。调谐成功，

会有绿勾出现,查看 intellistart 报告。

3. 查看 intellistart 中自动生成的质谱方法　从 MassLynx 主窗口,单击 MS Method,出现 MS Method 编辑对话框,选择 File>open,选择 Intellistart 中保存的质谱方法的文件,双击方法,如发现自动调谐生产的质谱方法中部分参数有误,则可以在 Channels 窗口手动修改参数,填写 relentinon window 中的 end 时间,此时间必须与液相色谱方法运行时间保持一致,选择 Auto Dwell,单击 OK,点击 File>Save As,保存质谱方法文件。

(五) 建立液相方法

1. 编辑液相方法　在液相方法编辑窗口,单击 Inlet,输入溶剂名称、run time 及梯度洗脱程序,梯度洗脱程序中最后阶段时间必须与 run time 符合,单击 OK,选择 File>Save As 保存方法,单击 Load Method,平衡液相。

2. 建立样品列表　在 Masslynx 主窗口,选择 File>New 建立一个空白的表 samplelist。输入文件名 File Name,样品信息 File Text,双击 MS File,选择质谱方法,双击 Inlet File,选择液相方法,在 Bottle 中输入样品瓶的位置,在 Inject Volume 中输入进样体积,可右键>Add,增加样品表的行数,保存样品表:File>Save As。

(六) 数据采集和处理

1. 选中要采集的样品,单击 Run>Start,选择 Acquire Sample Data only,单击 OK 开始进样并采集。

2. 在采集过程中,可查看色谱图,点击 Chromatogram 窗口,点击 Real-time Update icon,如果不能见整个 TIC 图,单击 Default Range 图标。如果方法中包括多个通道,可通过Display>Mass 查看。如果方法中包括多个检测器或多个 Function,可通过 Display>TIC 查看。

3. 处理多个 Function 的数据　如果质谱方法中有多个 Function,如有 3 个 Function,如想看第二个 Function,MS Scan 的数据。

(1) 在色谱图窗口,点击 Display>TIC,选中 MS Scan,选择 Add trace,单击 OK。

(2) 如想查第二个 Function,Daughter Scan 质谱图,在色谱图中,选择 Display>TIC,选择 ScanWaveDS Add trace,单击 OK。

(3) 选择 Process>Combine spectra. 分别用右键输入信号和本底噪声。单击 OK 得到 Daughter Scan 的质谱图,单击 Process>Smooth…,单击 OK。

(七) 数据处理(外标定量法)

1. 在 Masslynx 主页面单击 Targetlynx/Edit method,出现定量方法编辑对话框,单击新建方法图标,新建一个定量方法。

2. 单击 Add new compound(添加新的化合物)图标,添加一个新的化合物。

3. 单击菜单栏 update,选中 Quantitation Ion 和 Compound Name(前面打勾)在 Masslynx 主页面,打开中等偏下低浓度标准品的色谱图,Display/Mass chromatogram 选出要定量的化合物的离子对,一般强度高的化合物用来作为定量离子,另一个离子对则作为确证离子，用鼠标右键在定量离子对色谱图上拉一下，则 compound name，Acquisition Function Number，Quantification Trace，Predicted Retention Time 和 Retention Time window 将自动输入到定量方法中。注意：在色谱图上拉的时候，要遵循两个原则：拉的位置要以色谱峰的峰尖左右对称，拉的宽度要超过峰的起点和终点。

4. 单击工作曲线图标，在工作曲线设置页面，填入 Concentration Units：浓度单位，例如 ng/mL，ug/kg，ppb，ppm 等。Concentration of Standard：Level－选择 Conc. A。Polynomial Type－选择 Linear。Calibration Origin_选择 exclude（排除原点），include（包含原点），force（强制过原点）。Weithting Function（权重）_1/x。Propagate Calibration Parameters_如果所有的化合物均用相同的工作曲线的参数，选 Yes。

5. 打开积分参数列表，选中 Apex Track Enabled（打勾，YES），Integration Window Extent 输入 2，选中 Propagate Integration Parameters（打勾），如果色谱峰并不是很对称的色谱图，可先在色谱图上先设定参数、积分、积分参数满意之后，process/integrate…/copy，在 Targetlynx 方法中 Edit/Past 就可将其粘贴到 Targetlynx 方法中。建议用 Apex Track 积分方法，Smooth 方法建议用 smooth iteration 1，smooth width 2。重复上面的过程，把其他几个化合物的信息全部加入。

保存方法：File/Save As，保存到当前项目的 MethDB 文件夹中，正确的 samplelist 表格模板，除了前面进样时的选项之外，还要有 sample type、ConA 等，选中要处理的样品，单击 Process Samples，出现对话框，确保选中，Integrate、sample，calibrate Standard，Quantify Sample，选择刚才编辑的 Targetlynx 方法，单击 OK 后，出现定量结果对话框。可根据自己的需要，用鼠标右键 Chang Column Order 来增加或减少 Summary 中的选项。

（八）关机程序

1. 日常关机

（1）如果流动相中有缓冲盐必须先将缓冲盐换成水，灌注 2 min，流速设为 0.2 mL/min，80% 水相，冲洗至少 30 min，换成 80% 有机相，冲洗至少 20 min，停流速，柱温为室温。

（2）关质谱：主界面 mass tune 或者电脑下面仪器图标—界面左侧偏上 fluidics—flow state 选择为 waste、关氩气，mass tune 界面或者电脑下面仪器图标工具栏第 6 个>关高压 mass tune 界面右下角>等待去溶剂气温度降低至 100 度以下 mass tune 界面或者电脑下面仪器图标左侧偏上。ES+source→temperature→desolvation>关氮气，点击氮气发生器开启开关。

2. 彻底关机

（1）先完成日常关机。

（2）泄真空：tune page→vacuum→vent→yes→等待涡轮分子泵转速降到 10 以下，masslynx 主界面→左侧 instrument→Mass tune→界面左侧偏上 diagnostics→vacuum

→source turbo speed[%]。

(3)退出软件,其他界面先退出,主界面最后退出。

(4)关质谱电源→关所有 UPLC 电源,计算机电源,仪器 3 个电源(顺序无所谓),关氮气发生器,氩气。

(5)如果有 UPS,先关闭 UPS 电源,再关闭计算机电源。

(九)日常维护、保养及注意事项

1. 仪器室要保持整洁、干净、无尘;配套设施布局合理。

2. 仪器室温度应相对稳定,一般应控制在 20～25 ℃,保持恒温;相对湿度最好为 50%～70%,室内应备有温度计和湿度计,一般采用空调和吸湿机调节温度和湿度。

3. 气压过滤机械泵油,停止样品采集、停止流动相、关闭高压、关闭所有气流,关闭离子源内的真空隔离阀。用一字螺丝刀顺时针方向拧开机械泵上的 Gas Ballast 阀 1/4 圈,运行 30 min 后再把 Gas Ballast 阀旋转到原来关闭的位置。对于 ESI 源,至少每星期做 1 次,对于 APCI 源,每天做 1 次。

4. 开高压之前一定要先开氮气,关氮气之前一定要先关高压。

5. ESI 离子化与溶剂密切相关,在使用某些溶剂和添加物需要注意以下几个方面:三氟乙酸(TFA)多用于蛋白质和多肽分析,但对 ESI 离子化有抑制效应;三乙胺(TEA)在 m/z 102 处有较强的[M+H]+峰,有可能会抑制某些碱性化合物在正离子 ESI 条件下的离子化,也有可能会增强某些碱性化合物在负离子 ESI 条件下的响应。

6. 要避免使用非挥发性的盐(phosphate, borate, citrate, etc.);表面活性剂、清洁剂和去污剂(会抑制离子化);以及无机酸(sulphuric acid, phosphoric acid etc.)等。

7. 连接 UPLC 泵、色谱柱、注射泵以及 ESI 探头时,要将仪器置于 standby 状态。

8. 当改变分辨率的时候,仪器的质量数也会有轻微的偏移,所以在不同分辨率的条件下,应该做质量数校正。

9. 样品贮存在塑料离心管中,其中的添加剂很容易混入,尤其是被有机溶剂浸泡时间较长时,会产生干扰物信号。

10. 工作站计算机不要安装与仪器操作无关的软件,要经常清理计算机磁盘碎片,定期查杀病毒,定期备份实验数据。

11. 仪器应定期检查,并有专人管理,负责维护保养及清洁。

12. 实验完毕要清洗进样针、进样阀等,用过含酸的流动相后,色谱柱、离子源都要用甲醇/水冲洗,延长仪器寿命。

13. 定期清洗样品锥孔:关闭隔断阀,取下样品锥孔,先用甲醇：水：甲酸(45：45：10)的溶液超声清洗 10 min,然后再分别用超纯水和甲醇各溶液超声清洗 10 min,待晾干后再安装到仪器上。当灵敏度下降时,需要清洗 Source、二级锥孔和六级杆。

14. 定期(每星期)检查机械泵的油的状态,如果发现混浊、缺油等状况,或者已经累积运行超过 3 000 h,要及时更换机械泵油。

四、气相色谱

气相色谱法(gas chromatography,GC)是以气体为流动相的色谱法。当气化的被测物质随载气进入色谱柱时,基于被测物质在气相和固定相之间吸附-解吸附(气-固色谱)或分配(气-液色谱)差异进行分离。

GC9790Ⅱ气相色谱仪操作规程如下。

1. 打开载气(N_2)阀,调节载气压力到0.4 MPa,打开空气总阀和分压阀,调节空气压力到0.4 MPa,同时打开氢气总阀和分压阀,调节氢气压力为0.25 MPa。

2. 调节仪器上的载气调压阀,使得柱前压处在分析工作所需要的压力(一般来说,柱前压在0.1 MPa左右)。

3. 打开主机电源开关。

4. 在电脑上打开FL9790反控工作站,使用FID检测器,在FID项目上点击右键,选择设置当前项目,选择仪器通道1。然后,根据分析要求设置参数:柱温为70 ℃、进样温度为250 ℃、检测温度为270 ℃,初始时间为1 min,升温速率为18 ℃/min,保留时间10 min,设置完毕后,按确定键后仪器升温。

5. 待仪器温度升到设定值后,进行仪器点火操作:调节仪器正面右下侧的针形阀,使空气压力在0.1 MPa左右,氢气压力在0.2 MPa左右,用点火枪点着FID的火焰,用玻璃片或铁片等冷的物体靠近检测器的盖帽,有水珠凝结表明点火成功(也可以通过观察工作站所显示的基线是否在点火瞬间开始上升来确定是否点火成功)。

6. 点火后,将仪器右下侧空气、氢气的针形阀压力都缓慢调节到0.1 MPa。

7. 待基线平稳,进行分析作业。

8. 分析完毕,在FL9790反控工作站上关闭柱箱、检测器、进样器3个控制开关。同时可关闭空气和氢气总阀与分压阀。

9. 等待柱箱温度降到80 ℃以内,其余加热区温度降到150 ℃以内,关闭主机电源开关。

10. 关闭载气总阀和分压阀。

11. 及时做好仪器的使用登记和清理台面。

12. 如有硬件故障不能诊断时,应申报修理,勿自行乱动。

五、气相色谱-质谱联用仪

（一）Agilent6890/5973N 气相色谱质谱联用仪操作规程

1. 开机前先确认：①放气阀关好；②MSD 连接到接地电源上；③MSD 的接口伸入柱温箱；④老化好的毛细管柱接好两端。

2. 打开计算机。

3. 打开 6890GC 及 5973N 电源，确认 6890 完成自检，5937 真空泵工作正常。

4. 进入化学工作站（双击 Istrument#1 图标）。

5. 从 View 菜单选"Diagnostics/VacuumControl"，从 Vacuum 菜单选 PumpDown 进行 MSD 排空（这一阶段大约要 2 h）。

6. 从 View 菜单选"Istrument Control"返回仪器控制窗口。

7. 选"Method/LoadMethod"，在方法列表中选"Default. d"。

8. 开机 2 h 后，选"Qualify/CheckTune"进行调谐并从打印机打印调谐报告书；选"Qualify/TuneEvaluation"打印调谐评估报告书，当调谐结果为"Tuneportionofsystemverificationpassed"可运行所用的方法。

9. 选"Method/LoadMethod"，在方法列表中选方法或"Method/EditEntireMethod"编辑方法并运行方法。

10. 如果仍没有分析方法，须进行方法的编辑时，按下列方法进行操作。

（1）选中 Method/EditEntireMethod。

（2）选中 MethodInformation；Instrument/Acquisition；DataAnalysis。然后单击 OK，进入下一项设置。

（3）选中 DataAnalysis；DataAcquisition 项，然后单击 OK，进入下一项设置。

（4）选中 SampleInlet/GC；InjectionSource/GCALS；UseMS，然后单击 OK，进入下一项设置。

（5）当出现 InstrumentEditOptions 窗口时，逐一在 option，Runtime，Aux，Singals，Detectors，Oven，Columns，Inlets 之间切换，并输入相应的方法参数。

11. 选择 Method/Save，单击 OK 保存方法。

12. 单击"InstrumentControl"窗口左上角的"→"，输入文件信息后按提示按下主机面板上的"Preprun"键，当 GC 主机显示"ReadyforInjection"时，进样，随即按下"Start"键，当电脑显示器的屏幕上出现是否要忽略熔剂延迟时，选 no，即进入数据采集状态。

13. 数据采集结束后，选"View/Dataanalysis"进入数据分析。

14. 数据分析完毕，打印分析结果报告书。

15. 试验完毕，选"Method/LoadMethod"，从方法列表中选"Shutdown. d"并运行该

方法,选“View/Diagnostics,Vacuumcontrol/Vent”进行放空。当“Aux-2Temperature”降到100以下时,选“Method/Exit”,退出化学工作站,并关闭“CGABootpserver”,关闭GC,MSD主机电源,最后关闭电脑。

16. 关闭气源。

17. 及时进行仪器的使用登记及清理台面。

18. 如有硬件故障不能诊断,应申报维修,勿自行乱动。

19. 离开实验室前关闭稳压电源。

(二)Agilent 7890 B/5977A 气相色谱质谱联用仪操作规程

1. 开机

(1)打开载气钢瓶控制阀,设置分压阀压力至0.5 Mpa。

(2)打开计算机,登录进入 Windows XP 系统。

(3)依次打开7890BGC、5977AMSD电源(若MSD真空腔内已无负压则应在打开MSD电源的同时用手向右侧推真空腔的侧板直至侧面板被紧固地吸牢),等待仪器自检完毕。

(4)桌面双击GC-MS图标,进入MSD化学工作站

(5)在仪器控制界面下,单击视图菜单,选择调谐及真空控制进入调谐与真空控制界面,在真空菜单中选择真空状态,观察真空泵运行状态,此仪器真空泵配置为分子涡轮泵,状态显示涡轮泵转速涡轮泵转速应很快达到100%,否则,说明系统有漏气,应检查侧板是否压正、放空阀是否拧紧、柱子是否接好。

2. 调谐　调谐应在仪器至少开机2 h后方可进行,若仪器长时间未开机,为得到好的调谐结果将时间延长至4 h。

(1)首先确认打印机已连好并处于联机状态。

(2)在操作系统桌面双击GC-MS图标进入工作站系统。

(3)在上图仪器控制界面下,单击视图菜单,选择调谐及真空控制,进入调谐与真空控制界面。

(4)单击调谐菜单,选择自动调谐MSD,进行自动调谐,调谐结果自动打印。

(5)如果要手动保存或另存调谐参数,将调谐文件保存到atune.u中。

(6)然后点击视图,选择仪器控制返回到仪器控制界面。

注意:自动调谐文件名为ATUNE.U,标准谱图调谐文件名为STUNE.U,其余调谐方式有各自的文件名。

3. 样品测定

(1)方法建立

1)7890B配置编辑:点击仪器菜单,选择编辑GC配置进入画面。在连接画面下,输入GC Name:GC 7890B;可在Notes处输入7890B的配置,写7890B GC with 5977A MSD。点击获得GC配置按钮获取7890B的配置。

2）柱模式设定：点击图标，进入柱模式设定画面，在画面中，点击鼠标右键，选择从 GC 下载方法，再用同样的方法选择从 GC 上传方法；点击 1 处进行柱 1 设定，然后选中 On 左边方框；选择控制模式，流速或压力。

3）分流不分流进样口参数设定

a. 点击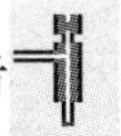图标，进入进样口设定画面。点击 SSL-后按钮进入毛细柱进样口设定画面。

b. 点击模式右方的下拉式箭头，选择进样方式为不分流方式，分流比为 50∶1，在空白框内输入进样口的温度为 220 ℃，然后选中左边的所有方框。

c. 选择隔垫吹扫流量模式标准，输入隔垫吹扫流量为 3 mL/min。对于特殊应用亦可选择可切换的，进行关闭。

4）柱温箱温度参数设定：点击图标，进入柱温参数设定。选中柱箱温度为开左边的方框；输入柱子的平衡时间为 0.25 min。

5）数据采集方法编辑：从方法菜单中选择编辑完整方法项，选中除数据分析外的三项，点击确定。编辑关于该方法的注释，然后点击确定。

6）编辑扫描方式质谱参数

a. 点击图标编辑溶剂延迟时间以保护灯丝，调整倍增器电压模式（此仪器选用增益系数），选择要使用的数据采集模式，如全扫描、选择离子扫描等。

b. 编辑 SIM 方式参数：点击参数编辑选择离子参数，驻留时间和分辨率参数适用于组里的每一个离子。在驻留列中输入的时间是消耗在选择离子的采样时间。它的缺省值是 100 ms。它适用于在一般毛细管 GC 峰中选择 2～3 个离子的情况。如果多于 3 个离子，使用短一点的时间（如 30 ms 或 50 ms）。加入所选离子后点击添加新组，编辑完 SIM 参数后关闭。

（2）采集数据

1）点击 GC-MS 图标，在方法文件夹中选择所要的方法。

2）选好方法后，点击图标，依次输入文件名、操作者、样品名等相关信息，完成后按确定键，待仪器准备好后进样的同时按 GC 面板上的 Start 键，以完成数据的采集。

3）当工作站询问是否取消溶剂延迟时，回答 NO 或不选择。如果回答 YES，则质谱开始采集，容易损坏灯丝。

（3）数据分析

1）点击 GC-MS 数据分析图标，点击文件调入数据文件。

2）在全扫描方法中要得到某化合物的名称，先右键双击此峰的峰高，然后再右键双击峰附近基线的位置得到本底的质谱图，然后在菜单文件下选择背景扣除即可得到扣除本底后该化合物的质谱图，最后右键双击该质谱图，便得到此化合物的名称。

3）用鼠标右键在目标化合物 TIC 谱图区域内拖拽可得到该化合物在所选时间范围内的平均质谱图，右键双击则得到单点的质谱图。

4)在选择离子扫描方法中不需要背景扣除操作。

(4)定量:定量是通过将来自未知量化合物的响应与已测定化合物的响应进行比较来进行的。手动设置定量数据库的步骤如下。

1)选择校正/设置定量访问定量数据库全局设置页。

2)手动检查由测定样品数据文件生成的色谱图。

3)通过单击色谱图中化合物的峰来分别选择每种化合物。

4)在显示的谱图中选择目标离子。

5)选择此化合物的限定离子。

6)给化合物命名,如果此化合物是内标,则应标识。

7)将此化合物的谱图保存至定量数据库中。

8)对希望添加到定量数据库的每种化合物重复步骤2)~7)。

9)如果已添加完需要的所有化合物,则选择校正/编辑化合物以查看完整列表。

4.关机　在操作系统桌面双击 GC-MS 图标进入工作站系统,进入调谐和真空控制界面选择放空,在跳出的画面中点击确定进入放空程序。

本仪器采用的是涡轮泵系统,需要等到涡轮泵转速降至10%以下,同时离子源和四极杆温度降至100 ℃以下,大概40 min 后退出工作站软件,并依次关闭 MSD、GC 电源,最后关掉载气。

(三)氢气发生器操作规程

氢气是易燃易爆气体,使用时必须小心谨慎,防止事故发生。

1.操作流程

(1)启动前的准备:检查仪器中电解液是否充足,若发现电解液不足时,及时补充(具体见注意事项),不能在下限水位情况下使用。使用时,保持通风,禁止明火;环境温度0~40 ℃,相对湿度≤85%。周围空气应无粉尘和其他腐蚀性物质。

(2)开机:接通仪器电源;等色谱仪温度达到设定温度时,打开电源开关,观察仪器是否工作正常(具体见注意事项);打开净化器开关;检查气路是否完好,无漏气;通气5 min 后再在色谱仪上点火。

(3)关机:实验(样品检测完)结束后,应及时关闭电源,仅保留通氮气,减少氢气生成,降低发生意外的风险。

2.注意事项

(1)加氢氧化钾电解液(称取 KOH 100 g 溶解于500 mL 的蒸馏水中)。加入电解液不要超过上限水位线,也不要低于下限水位线,拧上外盖。

(2)装好后的溶液可以长期使用,每次快低于水位线时应立即加入电解液,但需防止水漏在仪器内部造成短路。长时间不开机或长时间使用后,电解液残渣积累较多时应更换电解液,正常情况下当仪器使用半年后,请更换电解液。更换电解液需先将储液桶内的电解液和残渣吸干净,再将仪器向前倾斜90°,此时电解池内的电解液就会流到储液桶内，接着用洗耳球或移液管把桶内的电解液吸干净，同时注意不让溶液流到其他管路上造成管路腐蚀。

(3)长期使用的电解液可能变成绿色，属于正常现象。

(4)仪器的自检：打开电源开关，关闭净化器的气流开关，此时流量显示（数显表）应为 300～350，同时压力表指针应缓缓上升，并应在 3 min 内达到 0.3 MPa，然后流量显示降至“000”，说明仪器系统工作正常，自检合格。

(5)如在 5 min 后，流量指示还在“300”左右，压力指示在“0”，说明开关没有旋紧，有漏气现象，请继续旋紧开关，使仪器的压力、流量达到合格标准。若依旧如此需打开外盖，用肥皂水检查各处旋钮的螺母，对漏气开关旋紧，直到仪器进入正常工作状态。

(6)仪器使用时应注意流量指示是否与色谱仪用气量一致，如流量指示超出，色谱仪实际用量较大时，应停机检漏，参照仪器的故障原因与排除方法进行调整，再用自检方法检查合格后方可使用。

(7)定期检查过滤器中的硅胶是否变色，如变色请马上更换或再生。其方法为，拧下过滤器，再拧开过滤器上盖，更换硅胶后拧紧过滤器上盖，将过滤器装到底座上拧紧。并检查是否漏气。

(8)仪器切勿在压力为“0”时空载运行。空载运行时会将电解池和开关电源部件烧坏，造成整个仪器损坏。

(9)如发现压力表指示的压力低或数码显示比平时大时，一般说是由漏气造成的，应用皂液全面检漏。尤其是重新更换变色硅胶时，更应特别注意上下螺纹密封圈处不要挤压异物。

(10)仪器须每月开机至少 1 次，否则须把电解液吸出。

（关冠恒）

第三节 其他仪器基本操作技能

一、LDZX-40AI 型立式自动压力蒸汽灭菌器操作规程

(一)仪器简介

灭菌器是利用压力饱和蒸汽对产品进行迅速而可靠的消毒灭菌设备，适用于医疗

卫生事业、科研、农业等单位,对医疗器械、敷料、玻璃器皿、溶液培养基等进行消毒灭菌。其原理是将待灭菌的物品放在一个密闭的加压灭菌锅内,通过加热,使灭菌锅隔套间的水沸腾而产生水蒸气,待水蒸气急剧地将锅内的冷空气从排气阀中驱尽,然后关闭排气阀,继续加热,此时由于水蒸气不能溢出,而增加了灭菌器内的压力,从而使沸点增高,得到高于100 ℃的温度,导致菌体蛋白质凝固变性而达到灭菌的目的(图3-7)。

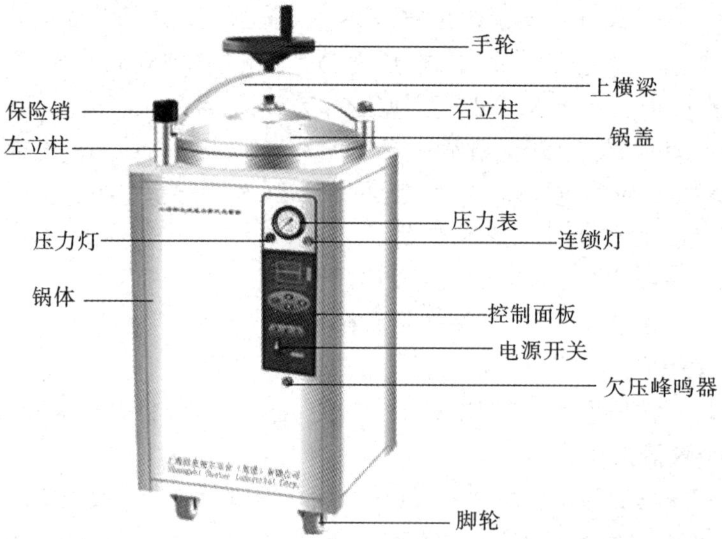

图3-7 立式自动压力蒸汽灭菌器结构

(二)操作规程

1. 开盖 向左转动手轮,使锅盖充分提起,向右推开横梁移开锅盖。按逆时针转动手轮数圈,直至转动到顶,使灭菌器盖充分提起,拉起左立柱上的保险销,向右推开横梁移开灭菌器盖(图3-8)。

提示:开盖前必须确认压力表指针归零,灭菌器内无压力。

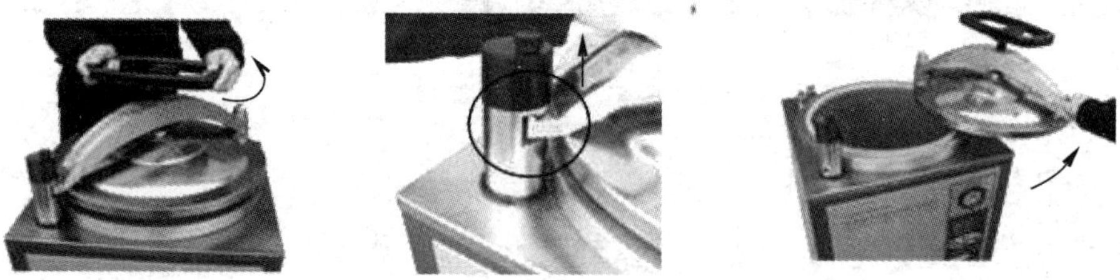

图3-8 高压灭菌锅开盖示意

2. 通电 接通与本器标牌一致的电源,将控制面板上的电源开关按至ON。缺水位灯和低水位灯均亮，低水位（LOW 红灯）亮，蒸发锅内属断水状态，缺水位（LACK 黄灯）亮，显示电源已正常输入本机（图 3-9）。

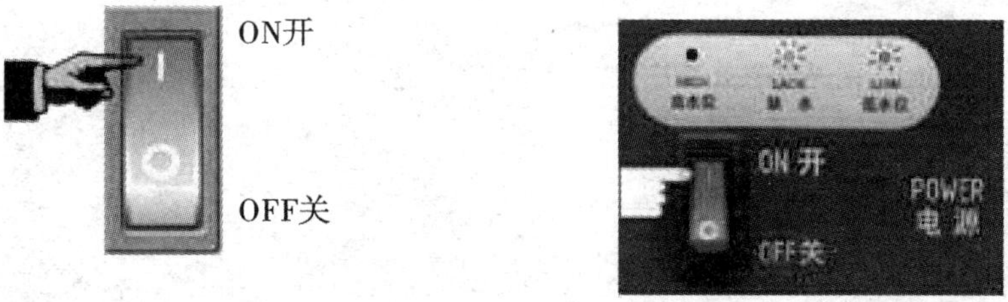

图 3-9　高压灭菌锅开关示意

3. 加水　拉开上盖，开启水阀门，将纯水注入内胆内约 5 L。同时观察控制面板上的水位灯，当加水至低水位（LOW 红灯）和缺水位（LACK 黄灯）相继熄灭，应继续加水至高水位（HIGH 绿灯）亮时停止加水，关闭水阀门（每次使用前均需补足上述水位）（图 3-10）。

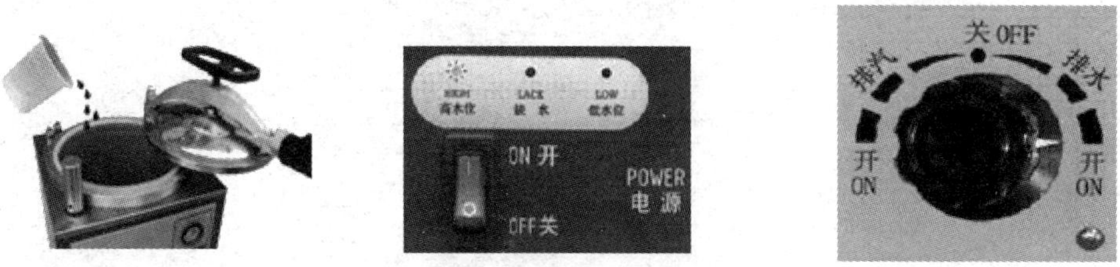

图 3-10　高压灭菌锅加水操作示意

4. 堆放　将包扎的灭菌物品（体积一般不要超过 200 mm×200 mm×100mm 为宜），各包之间留有间隙，依次堆放在灭菌筐内，这样有利于蒸汽的穿透，提高灭菌效果。堆放灭菌包时应注意安全阀放气孔位置必须留出空位，保障其畅通放气，否则因安全阀气孔堵塞未能泄压，易造成锅体爆裂事故（图 3-11）。

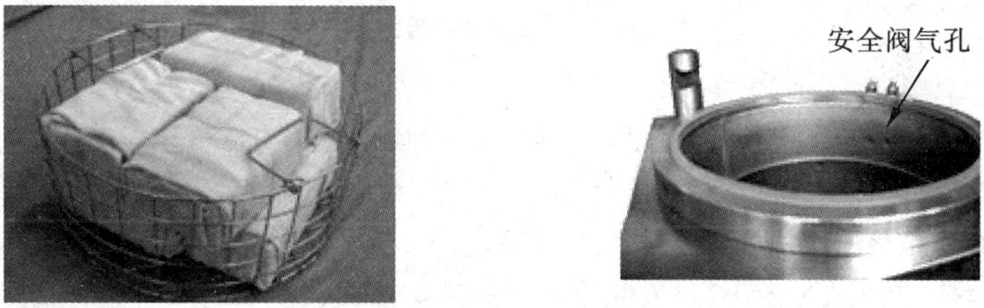

图 3-11　物品堆放示意

5. 密封　把横梁全部推入左立柱内，横梁必须全部推入左立柱内，将手轮向左旋转，使盖锅向下压紧锅体，加力使之充分密合（图 3–12）。

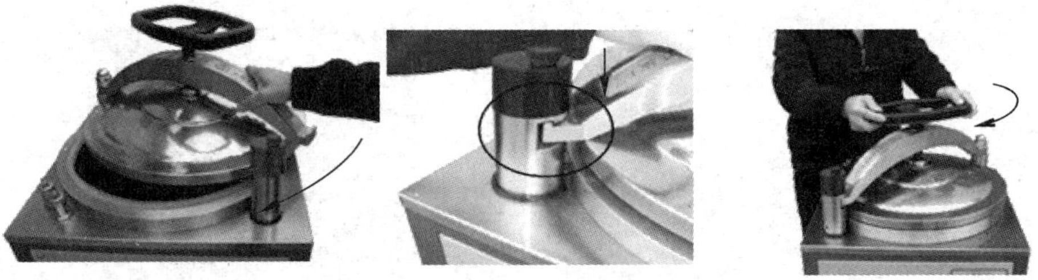

图 3–12　高压灭菌锅密封操作示意

6. 设定温度与时间　操作前请注意控制面板各部位名称（图 3–13）。

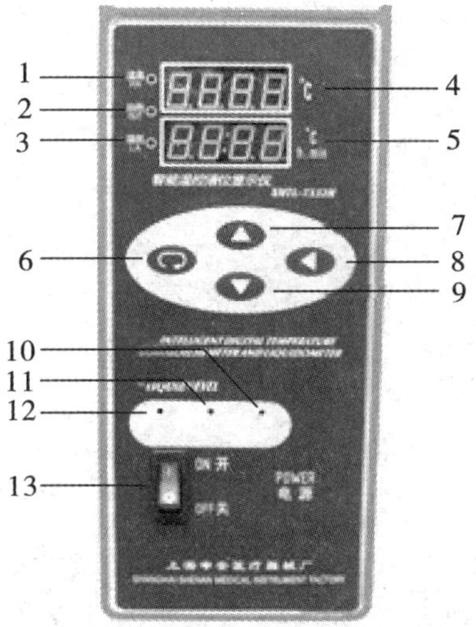

1. 超温指示灯；2. 工作加热灯；3. 低温指示灯；4. 阅读工作状态数显窗（红色）；5. 温度、时间设定数显窗（绿色）；6. 确认键；7. 增加键；8. 移位键；9. 减少键；10. 低水位灯；11. 缺水灯；12. 高水位灯；13. 电源开关。

图 3–13　控制面板示意

通电后控制面板上的数显灯亮，上层红色数显是工作温度显示，下层绿色数显是设定温度、时间显示，温度有效可调范围 50 ~ 129 ℃（显示温度超过设定温度 2 ℃时微机启动超温报警停止加热）。微机控制范围 50 ~ 126 ℃（当超出 126 ℃以上时因安全阀起跳泄压，微机控制退出）。时间可调范围为 0 ~ 99 h（实际有效时间将根据灭菌器内水位高低而定），时间运行采用倒计时形式，当灭菌器内达到所设定的温度，计时器开始倒计时（当安全阀起跳泄压时计时器失去计时功能）。

（1）温度设定操作步骤：①按动一下确认键（图3-14）开启设定窗内（绿色）数显调整块，绿色数显（图3-15）闪烁进入设定状态。②按动增加键（图3-16）可将温度上调，按动减少键（图3-16）可将温度下调。所需温度调整后，须继续按动二次确认键（图3-14）进行确认，温度设定完毕。

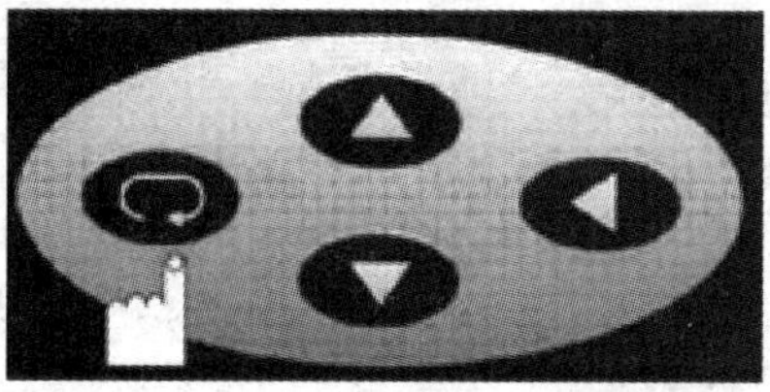

图3-14　控制面板确认键示意

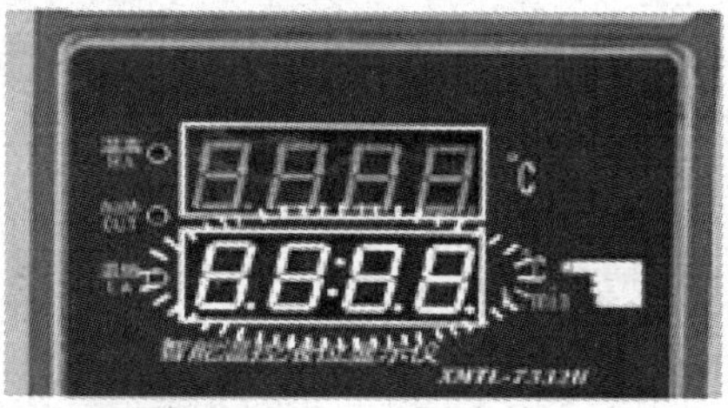

图3-15　设定窗显示意

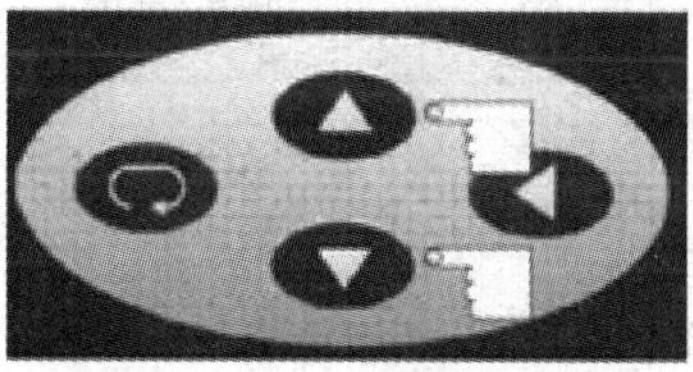

图3-16　增减键示意

（2）时间设定操作步骤：①再按动一次确认键（图3-14），切换成时间显示（绿色）状态。设定窗（图3-14）闪烁，进入时间设定状态，显示（：）前为小时，（：）后为分钟。②按增加键（图3-16）可将时间上调，按减少键（图3-16）可将时间下调。③所需保温时间调整后，按动二次确认键（图3-14）进行时间设定确认，时间设定完毕。

提示：当设定失败或操作错误，需重新调整数据，只需按动确认键（图3-14），选择温度或时间。当绿色设定窗数据在闪烁，即可重新设定。

移位键（功能键）（图3-17）在数显闪烁的状态时对数据进行移位，便于快速调整数据。

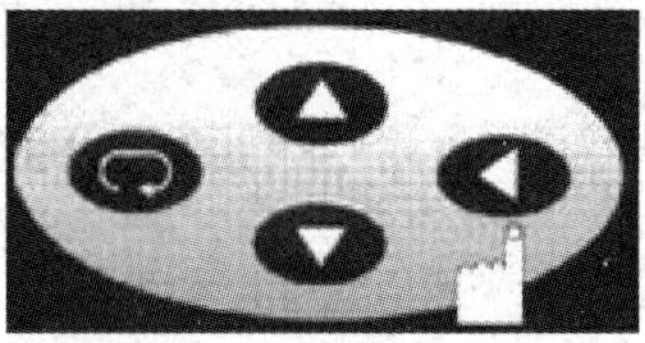

图 3-17　移位键(功能键)示意

7. 灭菌

(1)当温度、时间设定完毕,控制面板上的加热灯亮(图 3-18),灭菌器正常加热升温(升压)。当灭菌室内达到设定温度时,加热灯间断闪烁,进入灭菌倒计时,并在控制面板上的设定窗内(图 3-15)显示出剩余灭菌时间。

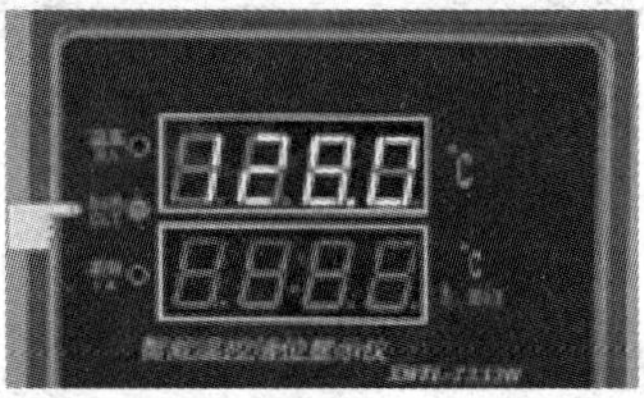

图 3-18　加热灯示意

对不同的灭菌物品可参照表 3-1"各种物品灭菌参照表"的数据进行选择,此表供参考,最终以有关灭菌技术规范为准。

表 3-1　各种物品灭菌参照表

灭菌物	保温时间/min	蒸汽相对温度/℃	相对蒸汽压力/MPa
橡胶类	15	~121	0.10~0.105
敷料类	30~45	121~126	0.105~0.140
器皿类	15	121~126	0.105~0.140
器械类	10	121~126	0.105~0.140
溶液类	20~40	121~126	0.105~0.140

(2)对灭菌室温度均匀性要求高的灭菌物品,在灭菌过程中须将灭菌器左下方排汽排水总阀向左旋转(图 3-19)开启少许,有少量的蒸汽不断排出为宜,使灭菌室上、中、下温度均匀。

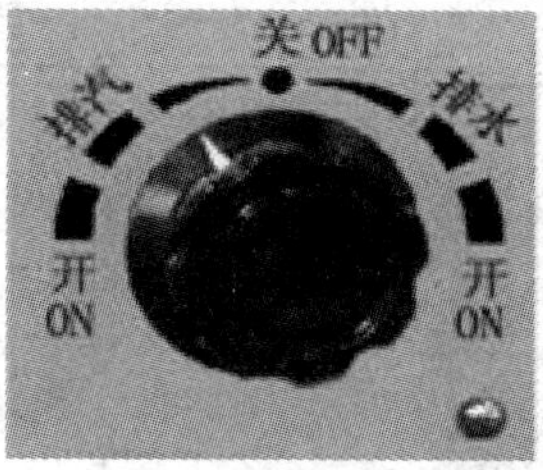

图 3-19 排汽排水总阀示意

（此总阀向左转为排汽，向右转为排水）

（3）当采用人工控制，将控制面板上的温度设定 129 ℃，灭菌器压力（温度）将由安全阀泄压，自动计时无效，须人工控制灭菌时间。安全阀 ＊ ＊ 高工作压力为 0.178 MPa+0.014 MPa（图 3-20）中箭头所示。在使用中应经常检查安全阀起跳灵活性及可靠性（图 3-21），安全阀每年最少应校验一次。当压力超出高工作压力 0.178 MPa+0.014 MPa 时，应立即更换合格的安全阀，否则导致锅内压力超压，造成爆裂事故。

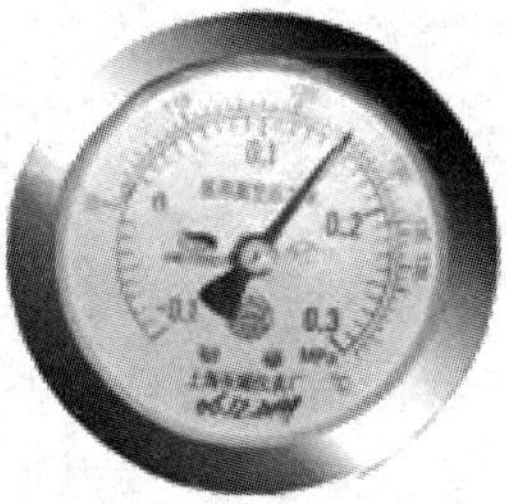

图 3-20 压力表示意

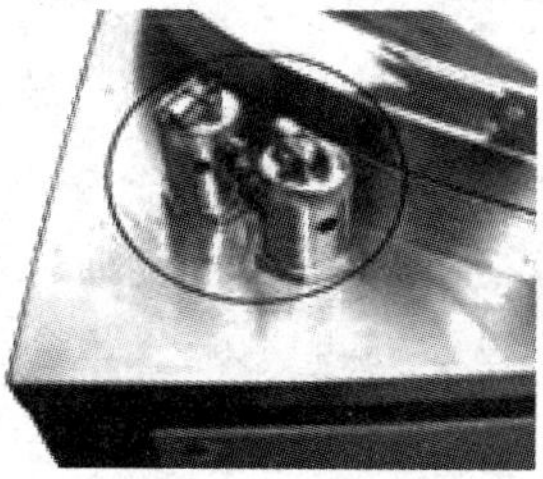

图 3-21 安全阀示意

（4）灭菌完成，自动关闭加热系统（手动控制除外）；保温时间结束自动切换成 End 显示，此时，应将电源开关按 OFF（图 3-22）；关闭电源。

开启安全阀或排汽排水总阀，放净灭菌室内余汽，待压力表指针回落零位止（图 3-23）。

8. 干燥 有的物品灭菌后需要迅速干燥，须打开安全阀（图 3-21）或将排汽排水总阀向左旋转至“开”位置（图 3-19），让灭菌器内的水蒸气迅速排出，使物品上残留水蒸气快速挥发。灭菌液体时严禁使用干燥方法。

9. 启盖 提示：开盖前必须先将灭菌器内水蒸气排出（液体、器皿除外），待压力表归零，并切断电源。

压力表指针归零后，逆时针转动手轮数圈，直至转动到顶，使灭菌器盖充分提起，拉起左立柱上的保险销，向右推开横梁移开锅盖，一个灭菌周期结束（图 3-28）。

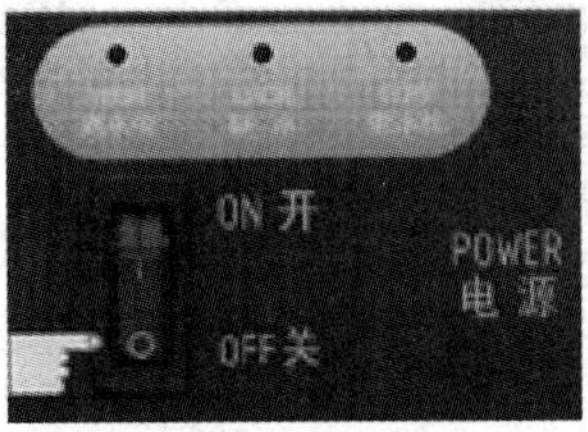

图 3-22　电源开关

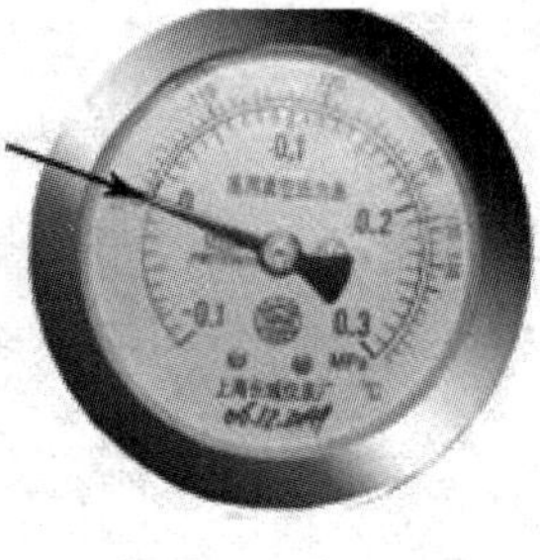

图 3-23　压力表归零示意

(三)注意事项与维护保养

1. 堆放灭菌物品时,严禁堵塞安全阀和放气阀的出汽孔,必须留出空位保证其空气畅通,否则安全阀和放气阀因出气孔堵塞不能工作,会造成事故。

2. 灭菌液体时,应将液体灌装在耐热玻璃瓶中,以不超过 3/4 体积为好,瓶口选用棉花纱塞,切勿使用未打孔的橡胶或软木塞。

特别注意:在灭菌液体结束时,不准立即释放水蒸气,必须待压力表指针回零位方可排放余气。

3. 对不同类型、不同灭菌要求的物品(如敷料和液体等),切勿放在一起灭菌,以免造成损失。

4. 灭菌终了时,若压力表指针已回复零位,而盖不易开启时,则可将放气阀摘子置于放气位置。使外界空气进入灭菌器内,真空消除后,盖即可开启。

5. 压力表使用日久后,压力指示不正确或不能回复零位,应及时予以检修,平时应定期与标准压力表相对照,若不正常,应换上新表。

6. 平时应使灭菌器保持清洁和干燥,方可延长使用年限,橡胶密封圈使用日久会老化,应定期更换。

7. 熔断器和其他部件更换的说明:当灭菌器电源线接入电源后,发现电源灯不亮时,则检查熔断器是否损坏;如损坏立即进行更换,使灭菌器能正常运转。

8. 灭菌器装有安全阀,每年应送往当地监督检重部门进行校验,如超出使用范围应及时更换,避免失灵造成事故。

9. 产品自用户购买起 12 个月内,当用户完全遵守使用说明书中所规定的使用规则,且用户在未私自改动产品的内部结构的情况下,发现产品不能正常工作时,制造厂负责免费给予更换或修理。

10. 护导体端子;小心,烫伤;小心,危险;小心有电。

11. 需用电器配件应向本厂购买或在市场购买有安全认证标记的合格产品。

12. 灭菌器属简单压力容器,必须使用医用蒸馏水。灭菌器使用寿命为 7 年。

13. 本器清洗应 1 个月进行 1 次,将内胆取下,用毛刷将附着在内壁的水垢刷去,再用干净布擦拭干净即可。

故障分析与排除见表3-2。

表3-2　故障分析与排除

序号	故障现象	原因分析	排除方法
1	压力表温度与数字显示不一致	灭菌器内存有冷空气 水位过高	适量开启排汽排水总阀放掉多余水(高水灯不能灭)
2	水位达高水位,高水位指示(绿色)灯不亮	水位器内孔堵塞有异物	开启微量下排汽疏通管道,去除异物
3	高水位(绿色)灯亮,显示温度不上升	a. 保温时间没有设定 b. 固态继电器损坏 c. 电热管损坏	a. 设定保温时间 b. 由专业人员进行更换 c. 由专业人员进行更换
4	工作状态,外壳带电	a. 电热管损坏 b. 电源无接地线	a. 由专业人员进行更换 b. 由专业人员安装接地线
5	红色数显窗为——	a. 温度传感器损坏 b. 电脑板损坏	a. 由专业人员进行更换 b. 由专业人员进行更换
6	数显窗为-000	电脑板损坏	由专业人员进行更换
7	锅内无水,加热(绿色)灯亮	水位针端接触外壳	迅速切断电源,校正水位针端
8	压力表内有水蒸气	压力表弹簧管漏气	由专业人员更换压力表
9	按动移位键,相应位置无闪烁现象	控制面板损坏	由专业人员进行更换

二、MJ-250BS-Ⅱ霉菌培养箱操作规程

(一)仪器简介

培养箱是培养微生物的主要设备,可用于细菌、细胞的培养繁殖。原理是应用人工的方法在培养箱内造成微生物和细胞生长繁殖的人工环境,如控制一定的温度、湿度、气体等。

霉菌培养箱一般应用于医疗卫生、生物制药、农业科研、环境保护等研究应用领域,是水体分析、生化需氧量(biochemical oxygen demand,BOD)测定、细菌、菌种、微生物的培养、保存和植物栽培、育种实验生物培养的专用设备(图3-24)。

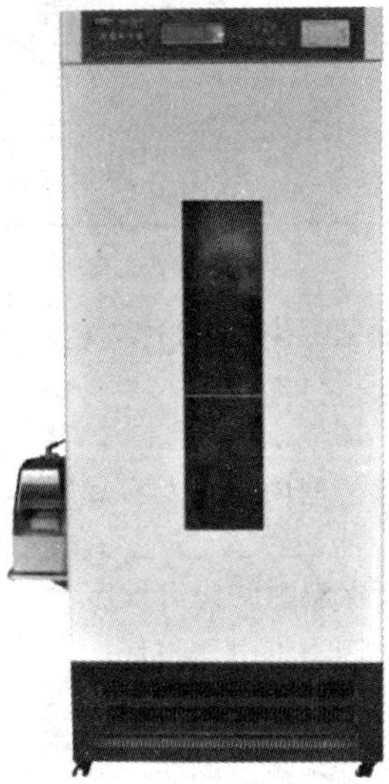

图 3-24 MJ-250BS-Ⅱ霉菌培养箱

(二)操作规程

1. 接通电源后,机器处于待机状态,机器与仪表均无反应。按下“开关”键则机器进入上电状态,开关指示灯亮,仪表左右窗口分别显示当前测量温度和时间。若无任何按键动作,10 s 后自动进入运作状态,根据最近所设定的参数进行自动控制。再按一下“开关”键,则又回到待机状态,所有输出关闭。

2. 在上电状态下,按一下“设定”键,仪表进入温度设定状态。仪表左窗口显示原先设定的温度值,且末尾数码管闪烁,同时温度设定指示灯亮。操作者可根据需要修改参数。再按一下“设定”键,仪表进入时间设定状态。仪表右窗口显示原先设定的时间值,同时时间指示灯亮。操作者可根据需要修改其参数(若工作时间设定为 000,则表示定时器不工作,在此状态下运行时,右窗口显示设定温度)。再按一下“设定”键,则回到待机状态。

3. 在上电状态,不按任何键,约 10 s 后,仪表自动进入运行状态,运行指示灯亮。仪表根据设定的温度控制值,对系统进行温度控制,并根据设定的定时值开始倒计时。当计时值为零后,仪表结束运行,仪表显示 End,并启动蜂鸣器,鸣叫约 30 s。操作者若需再次运行,可按一下功能键,10 s 后,仪表再次进入运行状态。

4. 在设定状态下仪表不运行。

5. 在设定参数时,某个数码管闪烁,此时按▲键,则此数码管显示的数值增大。一直按住不放 2 s 以上,则数值连续增大。

6. 在设定参数时,若需要减小参数值,可按▼键,连续按压可一直按住不放,直到调至需要的参数值,再按功能键,进行其他参数的设定。

7. 在任何时候，按一下“杀菌”键，则电路继电器接通，杀菌灯亮，再按一下，继电器断开，杀菌灯灭。

8. 使用完毕后，应将电源全部切断。

（三）注意事项

1. 培养箱在搬运中，禁止倒置及大于45°的平放。

2. 当设备不用时，应保持箱内干燥，并切断电源。

3. 箱内不需照明时，应将照明开关置于“关”位置，以免影响上层温度，同时延长灯管使用寿命。

4. 为了保持设备的外观，切勿用腐蚀溶液擦拭外表，箱内可用干布或酒精擦拭，保持箱内干净。

5. 切勿触摸、碰撞箱内感温、感湿探头，造成温度、湿度失控。

6. 使用中切勿频繁改变设定值，以免压缩机频繁启动造成过载，影响设备使用寿命。

7. 本机装有两组保险丝，运行中若发生故障，请先切断电源，检查保险丝是否完好，再检查其他部位。

8. 为确保箱内温度均匀，应经常检查箱内轴流风机是否正常运行。实验时，箱内物品放置切勿过挤，切勿阻挡风机出风口，必须留出空间，以利于箱内气流循环。

9. 设备发生故障，应请专业人员维修或与本厂销售部联系，用户请勿任意拆修。

三、SPX-250BS-Ⅱ生化培养箱操作规程

（一）仪器简介

本产品广泛应用于医疗、药检、卫生防疫、环境保护等科研部门。是一种对细胞、霉菌、微生物的培养保护及植物栽培、育种等试验的恒温设备（图3-25）。

（二）操作规程

1. 接通电源后，机器处于待机状态，机器与仪表均无反应。按下“开关”键则机器进入上电状态，开关指示灯亮，仪表左右窗口分别显示当前测量温度和时间。若无任何按键动作，10 s后自动进入运作状态，根据最近所设定的参数进行自动控制。再按一下“开关”键，则又回到待机状态，所有输出关闭。

2. 在上电状态下，按一下“设定”键，仪表进入温度设定状态。仪表左窗口显示原先设定的温度值，且末尾数码管闪烁，同时温度设定指示灯亮。操作者可根据需要修改参数。再按一下“设定”键，仪表进入时间设定状态。仪表右窗口显示原先设定的时间值，同时时间指示灯亮。操作者可根据需要修改其参数（若工作时间设定为000，则表示定时器不工作，在此状态下运行时，右窗口显示设定温度）。再按一下“设定”键，

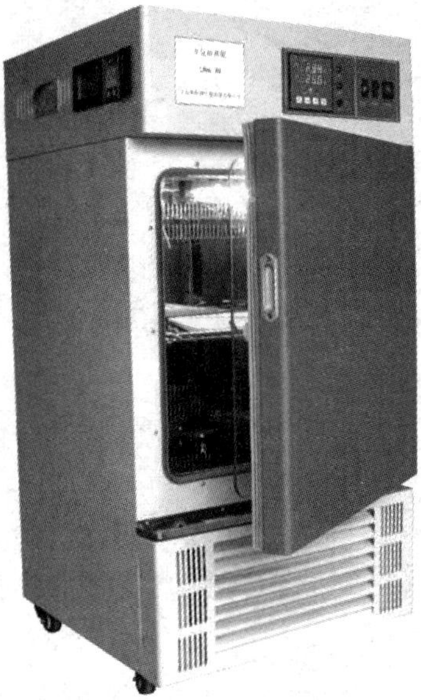

图 3-25　SPX-250BS-Ⅱ生化培养箱

则回到待机状态。

3. 在设定状态下，按住“设定”键不松开，约 5 s 后，仪表进入其他参数设定状态，左、右窗口分别显示：P11 *. * 表示设定 5 ℃时的温度修正值(-9.9 ~ +9.9 ℃)，P12 *. * 表示设定 15 ℃时的温度修正值(-9.9 ~ +9.9 ℃)，P13 *. * 表示设定 25 ℃时的温度修正值(-9.9 ~ +9.9 ℃)，P14 *. * 表示设定 35 ℃时的温度修正值(-9.9 ~ +9.9 ℃)，P15 *. * 表示设定 45 ℃时的温度修正值(-9.9 ~ +9.9 ℃)，P21 *. * 表示设定制冷上回差值(0.0 ~ 0.9 ℃)，P22 *. * 表示设定制冷下回差值(0.0 ~ 0.3 ℃)。

设定完毕后，按“设定”键保存设定。一直按住设定键 5 s 退出设定状态。

4. 在上电状态，不按任何键，约 10 s 后，仪表自动进入运行状态，运行指示灯亮。仪表根据设定的温度控制值，对系统进行温度控制，并根据设定的定时值开始倒计时。当计时值为零后，仪表结束运行，仪表显示 End，并启动蜂鸣器，鸣叫约 30 s。操作者若需再次运行，可按一下功能键，10 s 后，仪表再次进入运行状态。

5. 在设定状态下仪表不运行。

6. 在设定参数时，某个数码管闪烁，此时按▲键，则此数码管显示的数值增大。一直按住不放 2 s 以上，则数值连续增大。

7. 在设定参数时，若需要减小参数值，可按▼键，连续按压可一直按住不放，直到调至需要的参数值，再按功能键，进行其他参数的设定。

8. 在任何时候，按一下“照明”键，则照明电路继电器接通，照明灯亮，再按一下，继电器断开，照明灯灭。

9. 使用完毕后，应将电源全部切断。

（三）注意事项

1. 箱内不需要照明时，请将灯关掉，以免影响上层温度，调换灯管时请关闭电源。

2. 本设备背后有一出水管，当使用温度较低时会有少量水分排出，请用皮管接入容器或下水道。

3. 为了保持设备的美观，请不要用酸、碱或其他有腐蚀性物品来擦表面，箱内可用干布定期擦净。

4. 设定温度低于室温时，开门时间过长也会产生超温报警，并非故障。

5. 本设备控制箱后部装有保险丝，若设备不通电，应先检查熔丝管是否完好，检查及更换熔丝管时请切断电源，并更换相同型号规格的熔丝管。

6. 操作室内装有风机。注意，勿将手指或是异物塞进罩内，以免损坏风机，或产生安全事故。调换时，请切断电源。

7. 停止使用请关闭电源开关。

四、SW-CJ-1FD 洁净工作台操作规程

（一）仪器简介

SW-CJ-1FD 医用型洁净工作台是一种采用日本 AIR TECH 技术设计、制造的具有对操作者一定生物安全防护的生物洁净型工作台。SW-CJ-1FD 医用型洁净工作台采用了气幕隔离和吸入口负压技术，排风经高效过滤器过滤，保护实验环境。适用于医疗卫生、药物配制、生物制药、科学试验等领域和实验室（图 3-26）。

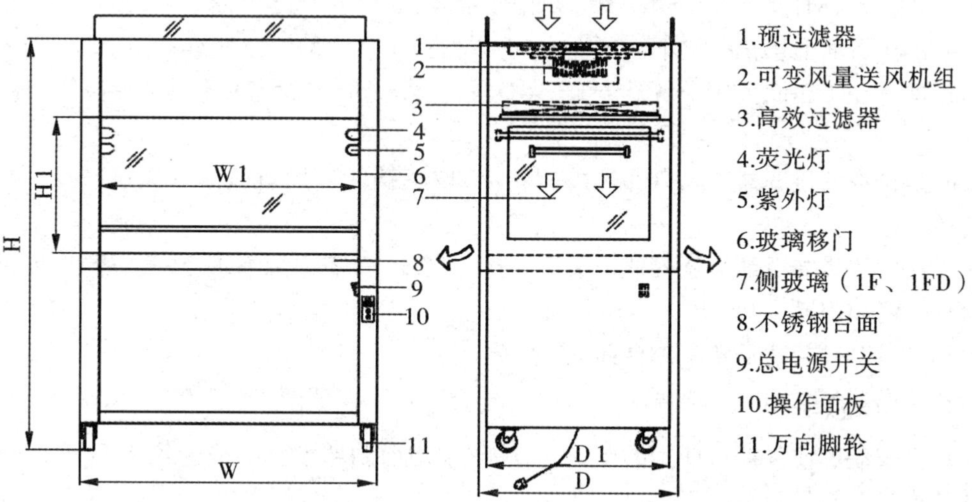

图 3-26 SW-CJ-1FD、2FD 洁净工作台结构示意

(二)操作规程

1. 新安装的或长期未使用的工作台,使用前必须用超净真空吸尘器或不产生纤维的物品认真进行清洁。

2. 使用前首先检查电源插头是否可靠地插入插座中。

3. 先打开工作台右下侧的“电源”开关,再按动操作面板上“电源”键开机,对应指示灯亮,风机自动进入“标准”状态进行,对应指示灯亮。再按动“紫外灯”键,开启紫外灯。为实现工作区域自净,请保持设备在此预备状态运行30 min后,关闭紫外灯,再开始正式工作。平时要经常用消毒剂将紫外灯表面和工作区内表面擦干净,保证其杀菌效率(图3-27)。

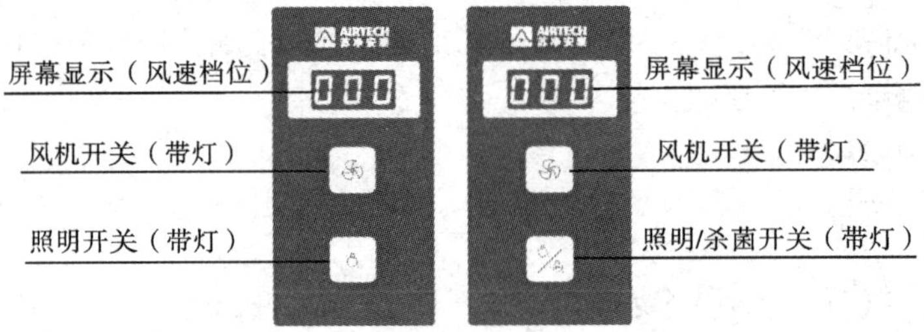

图3-27 操作面板示意

4. 正式工作时,按动“照明”键,可开启荧光灯。工作台出厂时,已将其风速设定在“标准/STD”状态。即每次按动“电源”键开机时,风速自动进入“标准”状态。

5. 操作者如遇特殊需求,需调节工作区风速时,可按动操作面板上“高速”或“低速”键进行调节。“风速/AIRSPEED”指示由LED光排显示。调节风速分别为“低速、标准、高速”时,对应的“LO、SRD、HI”光排显示段亮(绿色)。

6. 工作台面上禁止存放不必要的物品,以保持工作区的洁净气流不受干扰。

7. 禁止在工作面上用非无尘纸记录书写,工作时应尽量避免作明显扰动气流的动作。

8. 禁止在预过滤器进风口部位放置物品,以免挡住进风口造成进风量减少,降低净化能力。

9. 在使用进如有液体从容器中泼洒在工作台面上,需立刻清理干净。否则会导致从排风口溢出引起事故。

10. 使用完毕,清洁整工作台面,关电源。

(三)注意事项

1. 新安装的或长期未使用的工作台,建议使用前用超净真空吸尘器或不产生纤维脱落的物品认真进行清洁工作。

2. 带移门的工作台操作时,移门开启高度虽无明确规定,但一般不宜开启过高(拉至顶端）或关至过低（落至台面），以免影响风速和洁净度。

3. 工作台面上禁止存放无关的物品，以保持工作区的洁净气流不受干扰。

4. 禁止在工作台面上记录书写，工作时应尽量避免作明显扰动气流的动作。

5. 禁止在预过滤器进风口部位放置物品，以免挡住进风口造成进风量减少，降低净化能力。

6. 本产品在受到外界电磁干扰或其他干扰时，可能会有影响。请远离此类干扰源或采取其他必要措施。

五、HJ-4A 型数显恒温多头磁力搅拌器操作规程

（一）仪器简介

多头磁力加热搅拌器操作简便，无级调速，能在较广的速度范围内对液体溶液进行精密稳定的搅拌，特别适合小体积样品的试验。磁力搅拌器可以分为不加热型、加热型、恒温型 3 类，有的机型增设了双向、多头搅拌功能。它是现代石油、化工、医药卫生、环保、生化、实验分析、教育科研的必备理想工具。

多头磁力加热搅拌器采用优质直流电机，噪声小，调速平稳，全封闭式加热盘可作辅助加热之用。多头磁力加热搅拌器可设定温度及显示温度，可长期加热使用，数显直观准确。由聚四氟乙烯和优质磁钢精制成的搅拌子耐高温、耐磨、耐化学腐蚀、磁性强，可在密闭的容器中进行调混工作，使用十分理想与方便（图 3-28）。

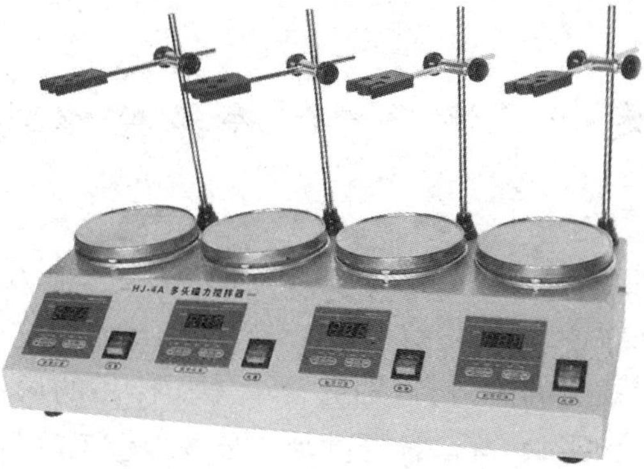

图 3-28　HJ-4A 型数显恒温多头磁力搅拌器示意

（二）操作规程

1. 插上电源，将存有溶液的器皿放置于仪器搅拌位置，插好温度探头，放入搅拌子。

2. 开启电源，电源指示灯即亮，然后顺时针调节调速旋钮，速度由慢到快，调至所需速度，由搅拌转子带动溶液进行旋转。

3. 需要进行恒温加热时，请打开加热开关，指示灯亮表明可以进行恒温加热操作，请把“设定←→测温”开关拨向设定端，调节设置旋钮至所需温度值，再把开关拨向测量端，显示温度即为实际温度。

4. 温度测量探头及测量电极放入存有溶液的器皿时，应将支柱上电极夹调整至合适的高度，不使器皿内搅拌转子碰到温度测量探头及测量电极，以防损坏。

5. 开机之前，如需加热恒温，一定要将温度测量探头引线接入机座后插口内，反之则拔去插头。用毕应将温度测量探头清洗干净。

6. 仪器用毕，应切断电源。

7. 如有硬件故障不能诊断，应申报维修，勿自行乱动。

（三）注意事项

1. 使用之前确保调速旋钮和控温旋钮调至为零。

2. 使用本仪器时，首先请检查随机配件是否齐全，然后按顺序装好夹具，把所需搅拌的溶液放在镀铬盘正中，随后选定所需的温度，开始搅拌，由低速逐步调至高速，不搅拌时不能加热，仪器应保持清洁干燥，严禁溶液进入机内。

3. 搅拌时发现搅拌子跳动或不搅拌，检查一下烧杯是否平，位置是否正。

4. 中速运转可延长使用寿命。

5. 加热时要防止烫伤，防止烫坏电源线等。

6. 为了确保安全，使用时请接上地线。

7. 仪器使用完毕请确保调速旋钮和控温旋钮调至为零，电源开关关闭。

六、JB-3 型定时恒温磁力搅拌器操作规程

（一）仪器简介

JB-3 型定时双向恒温磁力加热搅拌器操作简便，无级调速，能在较广的速度范围内对液体溶液进行精密稳定的搅拌，特别适合小体积样品的试验。它是现代石油、化工、医药卫生、环保、生化、实验分析、教育科研的必备理想工具（图 3-29）。

（二）操作规程

1. 插上电源，将存有溶液的器皿放置于仪器搅拌位置，插好温度探头。

2. 开启电源，电源指示灯即亮，然后顺时针调节调速旋钮，速度由慢到快，调至所需速度，由搅拌转子带动溶液进行旋转。

3. 温度设定时，调节温度旋钮至所需温度，因刻度指示值与溶液实际温度可能有少许误差，对溶液温度精度要求较高时，需用温度计测量溶液温度，再调节温度旋钮以

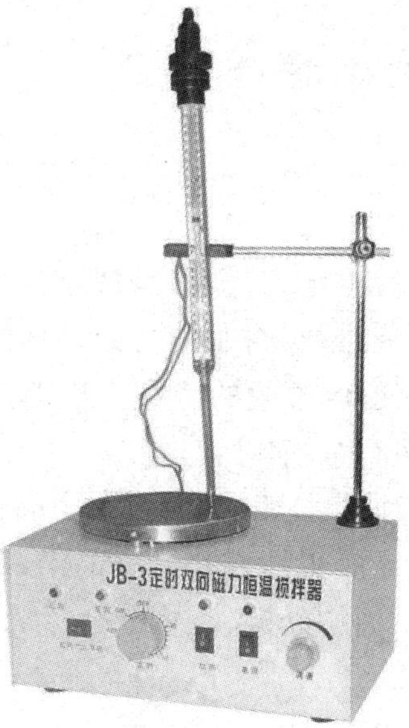

图 3-29　JB-3 型定时恒温磁力搅拌器示意

达到设定温度，如不需加热恒温时，只要把温度调节旋钮调至室温以下即可，也可拔去温度探头插头。

4. 定时操作时，开启电源，将定时开关顺时针旋转调至所需搅拌时间的位置上，此时，电源灯亮，仪器处于工作状态，定时一旦转到 OFF 位置时，搅拌自动停止。

5. 温度测量探头及测量电极放入存有溶液的器皿时，应将支柱上电极夹调整至合适的高度，不使器皿内搅拌转子碰到温度测量探头及测量电极，以防损坏。

6. 开机之前，如需加热恒温，一定要将温度测量探头引线接入机座后插口内，反之则拔去插头。如需加热范围在 80 ~ 150 ℃时，则将温度探头置于空气中，搅拌器将不断加热，用户可用温度计监视溶液至所需温度后拔去探头引线插头或关机。用毕应将温度测量探头清洗干净。

7. 转动定时开关至极限位置时，不应过快过猛，以免损坏零件。如需定时的时间较短，旋钮转角小于 45°时，应先使旋钮超过 45°，再拧回到所需的定时位置上，如不需定时开关调节至 ON 位置。

8. 仪器用毕，应切断电源。

9. 如有硬件故障不能诊断，应申报维修，勿自行乱动。

七、HSC-12A 氮吹仪操作规程

（一）仪器简介

分析实验需要将样品浓缩后再定容，氮吹是现今最为广泛的浓缩方法之一，氮吹仪采用稀有气体对加热样品溶液进行吹扫，使待处理样品迅速浓缩，达到快速分离和纯化的效果，该方法具有省时、便捷、准确的特点。尤其对于不能加热的甚至需要冷却浓缩的样品，只能使用氮吹仪进行浓缩。

HSC-12A 氮吹仪采用吹扫捕集技术，同时可对样品进行控温加热，利用氮气等稀有气体快速、可控、连续地吹到样品表面来达到样品溶液快速无氧浓缩。它广泛用于农残分析、环境分析、制药药检、生物分析、药品检验、食品饮料检测等领域（图 3-30）。应用领域如下。

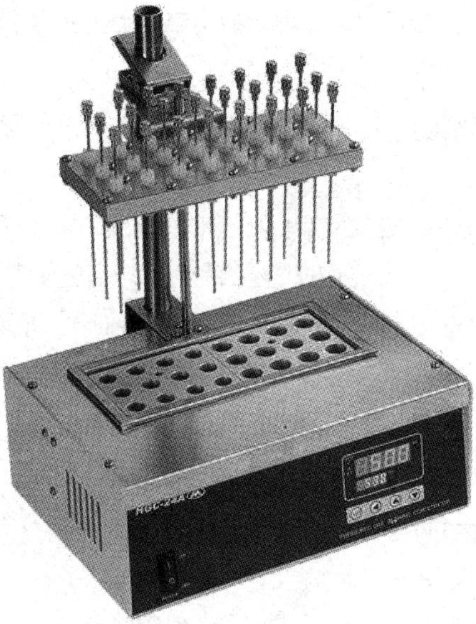

图 3-30　HSC-12A 氮吹仪示意

（1）农残分析：如蔬菜、水果、谷物、植物组织。

（2）环境分析：如饮用水、地下水和污染水水样。

（3）制药药检：如中药制药。

（4）生物分析：如血清、血浆、血液、尿液。

（5）药品检验：如二噁英、克罗特罗等的检验。

（6）食品饮料：如牛奶、酒、啤酒、液体饮料。

(二)操作规程

1. 水浴操作

(1)打开水浴电源开关(在后侧左上角)。

(2)设定水浴温度。按温度设定显示面板上的↶ ↷键,上排显示“SP”,再按“∧”或“∨”,使下排显示为所需设定温度值,再按↶ ↷键返回。通常水浴温度应小于溶剂沸点温度2~3 ℃。

注意:设定温度值不能超过水浴的最高加热温度点,否则将导致水浴持续工作在最高加热温度点而失控,导致安全问题发生。KL512J 型水浴最高温度为 99 ℃(100 ℃水将沸腾)。

(3)温度设定后,水浴开始加热,OUT 指示灯亮。当到达设定温度时,OUT 灯灭,开始控温,之后 OUT 灯交替亮灭,自动控温。

(4)由于加热管惯性,水浴温度到达设定值后会有所上冲(图 3-31)。

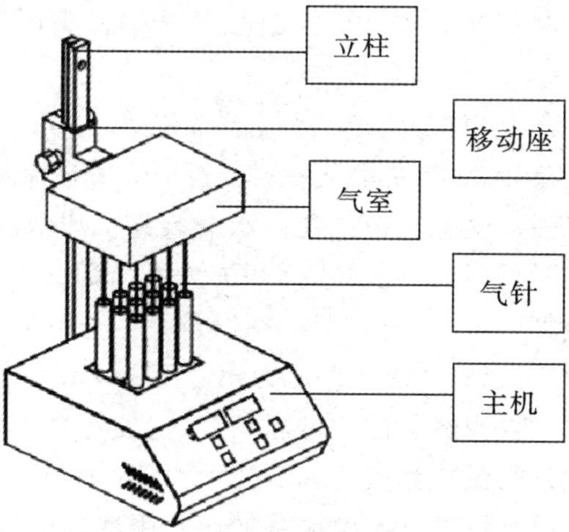

图 3-31 氮吹仪结构简图

2. 氮吹仪操作

(1)将氮吹仪提升到最高位置,并锁紧。

(2)将样品试管放置到样品定位架上,用样品定位架弹簧固定试管,试管底部处于支撑托盘上,记录样品所放位置。如果支撑托盘过低,请按下列步骤调整:①拧松支撑托盘中心环上的两个定位螺钉。②上升支撑托盘,直到试管底部位于托盘上,距定位架不低于 15 mm。③调整支撑托盘,使狭缝对准试管。④再次拧紧定位螺钉,固定支撑托盘。

(3)对应样品位安装不锈钢针头,不锈钢针头的安装详见仪器安装部分。

(4)打开流量计为氮吹仪送气。

(5)降低针头/针阀管,直到针头距离溶液表面6 mm。

调整:拧开配气盘上的锁紧螺母,针阀管便可上下滑动,调整好高度,拧紧锁紧螺母便可固定针阀管。

(6)打开所用样品位的流量阀。打开流量阀时,逆时针旋转1/8~1/6圈即可,不要旋转幅度过大,以防针阀螺母脱落。如果针阀螺母脱落,安装时,应按顺时针旋转。

(7)浓缩样品前,建议空吹氮气5~10 min,以防氮吹仪气路中残留杂质气体。

(8)调节流量计到氮吹仪所需要的流速。吹氮开始时,流量计开关旋钮不要打开过大,在样品位针阀打开后,再根据需要调整流量计开关旋钮打开幅度,并监测供气压力,供气压力不要超过200 kPa。

(9)调节流量阀,使气流在样品表面产生波纹。但应防止样品飞溅,飞溅将会引起样品损失或污染。

(10)连续汽化直到完成。根据非干性边界点要求,技术人员必须监测汽化,到达所期望的边界点后移走样品。

(11)汽化完成时,使用干净的吸管,用一两滴溶剂冲洗不锈钢针头。该步为选择项,但有下列之一发生时,必须冲洗:样品飞溅、不锈钢针头偶然浸入样品、回收少量样品。

(12)向上滑动针阀管,从样品定位架移走样品试管。

(13)汽化完成和移走所有样品后:①关掉气源。②关掉流量计和流量阀。③关掉水浴电源,并拔下电源插头,确保安全。建议水浴放置冷却一段时间后,再倒水,注意不要烫伤,尤其是水浴两侧端移口处。④拆卸清洗不锈钢针头。⑤按照维修部分,维修保养水浴和氮吹仪支架。

注意:①、②禁止反序操作,以防气路压力超过200 kPa,而引起气路管脱落。

3. 维护和清洗　氮吹仪由经久耐用的材料制成,使用和维护得当,其寿命可达数年。建议参照以下指南进行维护和清洗。

(1)加热介质:蒸馏水、去离子水和水浴加热专用油。最好使用蒸馏水和去离子水,这将防止在水浴壁上产生水垢。注意不要使用有机溶剂作加热介质。

(2)除藻剂:不加热时,在水浴水中加以除藻剂,这将防止生物污染。不应使用酸性除藻剂,并应确保使用除藻剂不会影响所要处理的样品。

(3)换水:水浴中的水建议1 d一换,最长不超过1周。

(4)清洗:不锈钢部件可用腐蚀性溶液清洗,再用洁净水冲洗即可。

(5)酸性环境:当接触或暴露于酸性材料、蒸汽或样品后,应当立刻清洗,用适度的碳酸氢钠溶液或其他相似溶液中和,再用清水冲洗。长时间接触酸性物质,将会损坏仪器。如必须长时间接触酸性物质,则应采取保护措施。

(6)针头:每次使用完针后都应清洗,尽量减少针的污染。可使用有机溶剂冲洗、高压消毒和索格利特萃取等技术。

(7)浸没:浴底耐灰但不防水。绝不能将水浴浸泡在任何液体中,或放置在可能发生浸泡的地方。

(三)注意事项

1. 不将氮吹仪用于燃点低于 100 ℃的物质。

2. 使用氮吹仪时,应当保护手和眼睛。

3. 氮吹仪应当在通风橱中使用,以保证通风良好。

4. 加热时不要移动氮吹仪,以防烫伤。

5. 用三线接地电源使用。

6. 不要带电打开水浴外壳,以防触电。

7. 氮吹仪的维修应当由专业人员进行,元器件替换不当可能引起氮吹仪损坏或产生安全隐患。

8. 像石油醚等的高易燃物质不要使用氮吹仪。

9. 不要使用酸性或碱性物质,否则将会损毁氮吹仪。

八、pH B-3 便携式 pH 计操作规程

(一)仪器简介

便携式 pH 计可在工业生产环境中快速测量液体的酸碱性,可随身携带,使用方便,测量精度高,误差小。它适用于理化分析、环保、游泳池、水族馆、食品、化妆品、无土栽培、养殖等行业水溶液的 pH 值测定。

(二)操作规程

1. 打开电池盖装入电池,并开启电源。

2. 打开保护套并将电极拉出(长短自行调节)。

3. 用纯水清洗电极并甩干,将电极置于 pH 值为 6.86 标准溶液内,搅动后静止放置使显示值稳定,再用小起子插入右侧小孔中调节显示值(例如溶液温度为 25 ℃时,调节显示值至 pH 值 6.9)。

4. 校正完成后用纯水清洗电极并甩干。

5. 将电极置于待测溶液中,稍加搅动后静止放置,显示值稳定后读数,即为该溶液的 pH 值。

6. 使用后用纯水清洗电极并揩干,套上保护套。

(三)注意事项

1. 仪器用 pH 值 6.86 标准溶液校正后,可连续使用 1 ~ 2 周,一般取决于试样情况、电极性能及使用次数。

2. 电极浸入溶液后,不得超过浸没截止线,以免溶液进入仪器内部造成损坏。

3. 请注意保持保护套内海绵的湿润,可滴加适量纯水(不能有水流出),以保持玻璃球泡和液接界的活化状态。

4. 若显示值变模糊或不显示,或者显示值误差很大,则需要更换电池。

5. 电极使用周期约 1 年左右,老化后应及时更换新电极。更换方法:将仪器上的电极逆时针旋转 7 ~ 8 圈,然后稍用力抽出即可;再将新电极插入后顺时针旋紧为止。电极型号为 201-GpH 复合电极。

6. 仪器较长时间使用后,电极头会污染,影响测试精度和响应速度,应注意清洗保养。方法:用小号油画笔毛刷蘸肥皂水洗刷球泡及液接界部位至清洁,再用清水洗净,放置数小时后重新校正即可。

附:雷磁 pH S-3C 型 pH 计操作流程(图 3-32)

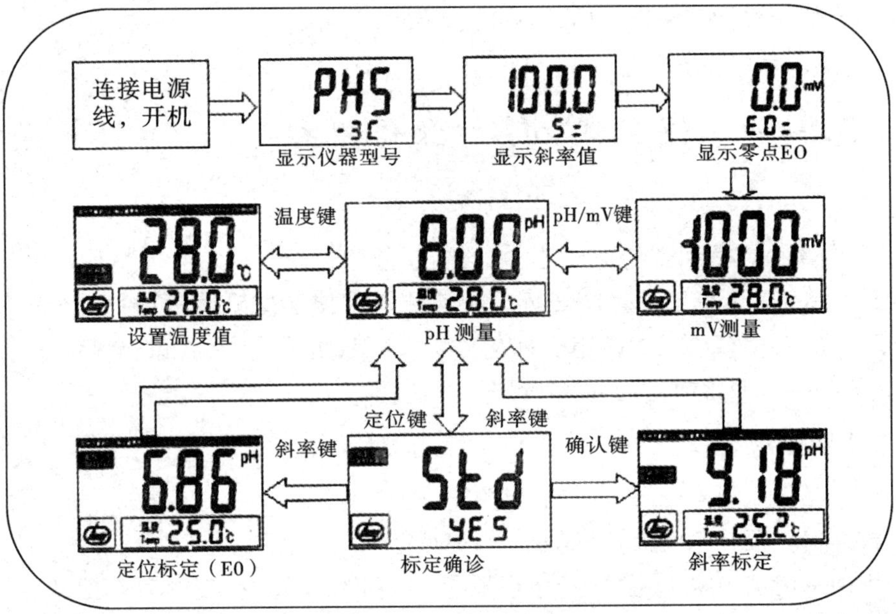

图 3-32 雷磁 pHS-3C 型 pH 计操作流程

(一)标定步骤

1. 清洗电极,放入标准缓冲溶液 1 中(一般为 pH 值 6.86)。

2. 用温度计测量当前标液温度,并在仪器上设置相同的温度值。

3. 待 pH 读数稳定后,按"确认"键,仪器提示"Std yE5"字样,按"确认"键,仪器自动识别并显示当前温度下的标称 pH 值。

4. 按"确认"键即完成一点标定(斜率为 100%)。

5. 如果需要二点标定,则可继续下面操作。

6. 再次清洗电极,并将电极放入标液 2 中(一般为 pH 值 4.00 或者 pH 值 9.18)。

7. 再次测量标液 2 的温度，设置仪器为相同的温度值。

8. 待 pH 读数稳定后，按“斜率”键，仪器提示“Std yE5”字样，按“确认”键，仪器自动识别并显示当前温度下的标称 pH 值；按“确认”键即完成二点标定。

9. 如果用户使用其他的标准缓冲溶液进行标定，则可在最后一次确认前，手动调节显示的 pH 数据至当前温度下对应标液的 pH 值，然后按“确认”键。

（二）设置温度值

1. 用温度计测出当前被测溶液的温度。

2. 按“温度△”或“温度▽”键。

3. 用“温度△”或“温度▽”键调节显示值，使温度显示为温度计测得的被测溶液温度。

4. 按“确认”键，完成设置；按“pH/mV”键放弃设置。

（三）测量 pH 值

经标定过的仪器，即可用来测量被测溶液，被测溶液与标定溶液温度是否相同，所引起的测量步骤也有所不同。具体操作步骤如下。

1. 被测溶液与定位溶液温度相同时，测量步骤如下：用蒸馏水清洗电极头部，再用被测溶液清洗 1 次；把电极浸入被测溶液中，用玻璃棒搅拌溶液，使溶液均匀，在显示屏上读出溶液的 pH 值。

2. 被测溶液和定位溶液温度不同时，测量步骤如下：用蒸馏水清洗电极头部，再用被测溶液清洗 1 次；用温度计测出被测溶液的温度值；按“温度”键使仪器显示为被测溶液温度值，然后按“确认”键；把电极插入被测溶液内，用玻璃棒搅拌溶液，使溶液均匀后读出该溶液的 pH 值。

（四）测量电极电位

把离子选择电极（或金属电极）和参比电极夹在电极架上；用蒸馏水清洗电极头部，再用被测溶液清洗一次；把离子电极的插头插入测量电极插座处；把参比电极接入仪器后部的参比电极接口处；把两种电极插在被测溶液内，将溶液搅拌均匀后，即可显示屏上读出该离子选择电极的电极电位（mV 值），还可自动显示±极性；如果被测信号超出仪器的测量范围，仪器将显示“Err”字样。

（五）仪器维护及注意事项

1. 电极在测量前必须用已知 pH 值的标准缓溶液液进行校准，其 pH 值愈接近被测 pH 值愈好。

2. 取下电极护套后，应避免电极的敏感玻璃泡与硬物接触，因为任何破损或擦毛都使电极失效。

3. 测量结束，及时将电极保护套套上，电极套内应放少量外参比补充液，以保持电极球泡的湿润。

4. 复合电极的外参比补充液应高于被测溶液液面 10 mm 以上，如果低于被测溶液液面，应及时补充外参比补充液，补充液可以从电极上端小孔加入，复合电极不使用时，拉上橡皮套，防止补充液干涸。

5. 电极的引出端必须保持清洁干燥，绝对防止输出两端短路，否则将导致测量失准或失效。

6. 仪器的输入端（测量电极插座）必须保持干燥清洁。仪器不用时，将 Q9 短路插头插入插座，防止灰尘及水汽浸入。

7. 第一次使用的 pH 电极或长期停用的 pH 电极，在使用前必须在 3 mol/L 氯化钾溶液中浸泡 24 h。电极应避免长期浸在蒸馏水、蛋白质溶液和酸性氟化物溶液中。电极应避免与有机硅油接触。

8. 电极经长期使用后如发现斜率略有降低，则可把电极下端浸泡在 4% 氢氟酸（HF）中 3～5 s，用蒸馏水洗净，然后在 0.1 moL/L 盐酸溶液中浸泡，使之复新。

9. 被测溶液中如含有易污染敏感球泡或堵塞液接界的物质而使电极钝化，会出现斜率降低，显示读数不准现象。如发生该现象，则应根据污染物质的性质，用适当溶液清洗，使电极复新。

10. 玻璃电极的保质期为 1 年，出厂 1 年以后不管是否使用，其性能都会受到影响，应及时更换。

注 1：选用清洗剂时，不能用四氯化碳、三氯乙烯、四氢呋喃等能溶解聚碳酸树脂的清洗液，因为电极外壳是用聚碳酸树脂制成的，其溶解后极易污染敏感玻璃球泡，从而使电极失效；也不能用复合电极去测上述溶液；建议选用 65-1 玻壳复合 pH 电极。

注 2：pH 复合电极的使用，最容易出现的问题是外参比电极的液接界堵塞。

污染物质和清洗剂参考见表 3-3。

表 3-3 污染物质和清洗剂参考表

污染物	清洗剂
无机金属氧化物	低于 1 mol/L 稀酸
有机油脂类物质	稀洗涤剂（弱碱性）
树脂高分子物质	酒精、丙酮、乙醚
蛋白质血球沉淀物	5% 胃蛋白酶+0.1 mol/L HCl 溶液
颜料类物质	稀漂白液、过氧化氢

九、SC-300 立式冷藏展示柜操作规程

（一）工作原理

电冰箱（柜）所以能够制冷降温，是由于电动机带动了压缩机的运转使制冷剂完成

制冷循环过程，下面就制冷和电路两个部分简单介绍电冰箱（柜）的工作原理：电冰箱（柜）制冷，就是把制冷剂充入制冷系统的密闭管路里，制冷剂通过压缩机压缩→冷凝→节流→蒸发的循环而达到制冷。电路系统方面，主要包括压缩机内的电动机，电机启动继电器和温度自动控制器，另外，还有在冷藏柜内安装了照明灯和控制照明灯的门开关。制冷系统包括压缩机、制冷管、节流器和蒸发器等。电路系统包括电动机、电机启动继发器、温度自动控制器、照明灯等（图 3-33）。

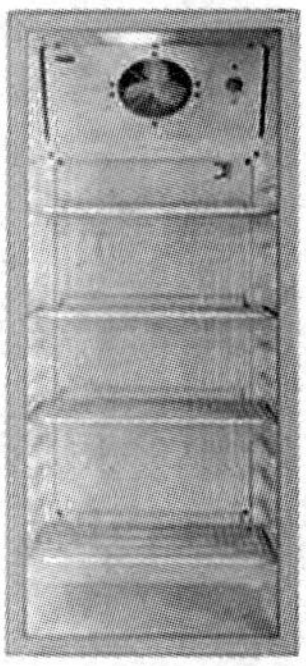

图 3-33　SC-300 立式冷藏展示柜

（二）操作规程

1. 通过适当调节电气控制板上温控器，展示柜内的温度可控制在 0 ~ 10 ℃。根据不同的环境、储藏物品的种类和数量，须适当地调节温控器，以使箱内温度控制在合适的温度范围内。

2. 电气控制板位于机器室下挡板上。温控器位于电气控制板的左侧。

3. 温控器有“0” ~ “7”档，数字并不代表具体的温度。其中“0”档为关机点，当温控器旋钮在“0”档时，展示柜不工作。

4. 按顺时针方向旋转温控器旋钮，将使展示柜开机时间加长，停机时间减短，箱内温度会降低；按逆时针方向旋转温近控旋钮，将使展示柜开机时间缩短，停机时间加长，箱内温度会升高。

5. 温控器的位置须根据实际情况和所需温度酌情调整，每次调整后需运行一段时间才能稳定。

6. 照明开关位于电气控制板的右侧，箱内照明日光灯和灯箱内的日光灯均通过照明开关来控制。

7. 展示柜内温度、湿度受环境温度影响较大，请注意及时调节温控器档位，使展示柜内温度处在合理的范围。

（三）安装环境

为正确操作冰箱（柜）并获得最佳性能，冰箱（柜）应安装在具有以下条件的地点。

1. 不易受阳光直射，如安装于易受阳光直射的位置可能会使冷却性能降低。

2. 空气流动状态良好，在冰箱（柜）周围留下一定空间以通风，通风不良将造成制冷效率降低。

3. 远离发热源，热量可能造成制冷效率降低。

4. 地面坚实平整，将冰箱（柜）安放于坚实地面上，可避免振动或噪声。

5. 无异物掉落的位置。

6. 避免高湿度。

7. 无易燃或腐蚀性气体。

（四）注意事项

1. 冷柜经搬动后，需静置 30 min 以上方可接通电源。接通电源进行试运行，若半个小时后有明显降温感觉，表示冷藏柜工作正常。

2. 当逆时针调节旋钮，箭头垂直向下时，压缩机将停止工作。若顺时针转动旋钮至温控器 7 档时，易造成压缩机长时间运转，不但耗电增加，且柜内温度较低。需合理调整温控器旋钮位置。

3. 清洗冷柜时应用软布或海绵、蘸水或肥皂（无腐蚀性的中性清洁剂均可）清洗后用干布擦拭干净，以防生锈。禁止用有机溶剂、沸水、洗衣粉或酸等物质清洗冷柜。清洗时不可用水冲淋冷柜，不可用硬毛刷或钢丝刷清洗。

4. 电源插头应使用带接地的插头，应使用规定的额定电压。

5. 冰箱（柜）试剂应分类别，放置整齐有序。放入冰箱（柜）的所有试剂、样品、质控品和标准品等必须密封保存。不允许放入挥发性、易燃性物质。

6. 冰箱（柜）放置物品不要超过允许负载量。

7. 若遇停电，应拔下电源插头，至少保持间隔 5 min 才能再次插电。

8. 保证冰箱（柜）密封圈干净，避免其与含油和多脂物质接触。

9. 冰箱（柜）不得靠近热源。保持冰箱（柜）出水口通畅；非自动除霜冰箱（柜）要定期除霜。

（五）维修与维护保养

1. 在维修、维护保养或检查冰箱（柜）之前，为了防止触电或人员伤害，应拔下电源插头（拔下电源后，至少保持间隔 5 min 才能再次插电）。

2. 冰箱（柜）出现故障，在通知维修之前应先检查下列情况：当冰箱不工作时，检查电源是否接通（插头、电源电压是否过低、插座、保险等）。当冰箱的灯不亮时，检查灯是否损坏、电源是否接通。当箱内温度不够低时，检查温度设定值是否过高；冰箱的门有没有关好或频繁开门、开门时间过长；放置的位置是否接近热源；是否通风不良。当冰箱噪声大时，检查地面是否平坦，冰箱放得是否稳固；冰箱某一部分是否接触外界物体或墙壁。当冰箱温度按键操作无效时，检查冰箱是否处于断电状态；按键操作是否有误。当冰箱冷藏室底部有水或水外溢时，检查冷藏室后壁上的出水孔可能堵塞，请用透孔销疏通。当冰箱冷藏室后壁结露严重，检查温度设定是否不当；门未关严或冰箱内物品是否将门顶住未能关上；门是否开启太频繁，湿度是否过大。如果以上检查不能改变情况，应及时通知设备管理员联系专业维修人员前来修理。

3. 保养：定期（3 个月）清洁一次冰箱（柜），清洁前将电源插头拔掉。清洁冰箱表面，使用软毛巾或海绵蘸温水来清洁冰箱（可加中性洗涤剂清洗，但不能用硬毛刷、钢丝刷，也不能用去污粉、汽油、香蕉水、丙酮等有机溶剂、热水或酸、碱来清洗冰箱）。清洁后冰箱表面沾的水，请用干布擦净（不要用水喷淋冲洗，以免影响电气绝缘性能）。清洁“开关”和“照明灯”等电气件的时候要用干抹布。清除冰箱背后及左右两侧板上的尘埃，以提高散热效果。清洁门封条，用干抹布擦净。清洁过滤网用清水冲洗，清洗后擦拭干净重新安放在原位。

4. 冰箱的除霜处理：将冰箱内物品转移到其他冰箱，切断电源，化霜；如果霜较厚应使用塑料刮霜板进行除霜，然后接通电源，待冰箱温度稳定后，将冰箱内物品重新移入。

5. 若冰箱（柜）较长时间不用或需要检修时需要按下面步骤操作：关闭电源，并拔下电源插头；清空所有贮存物，并妥善放置到其他冰箱（柜）中，打开冰箱（柜）门，等待里面的霜融化完；擦洗干净冰箱（柜）内胆，后用有效氯 500 mg/L 的含氯消毒液擦洗一次；保持冰箱（柜）门打开等其自然干燥。

十、SHA-C 数显水浴恒温振荡器操作规程

（一）仪器简介

水浴恒温振荡器是一种温度可控的恒温水浴槽和振荡器相结合的生化仪器，是植物、生物、微生物、遗传、病毒、环保、医学等科研、教育和生产部门做精密培养制备不可缺少的实验仪器（图 3-34）。

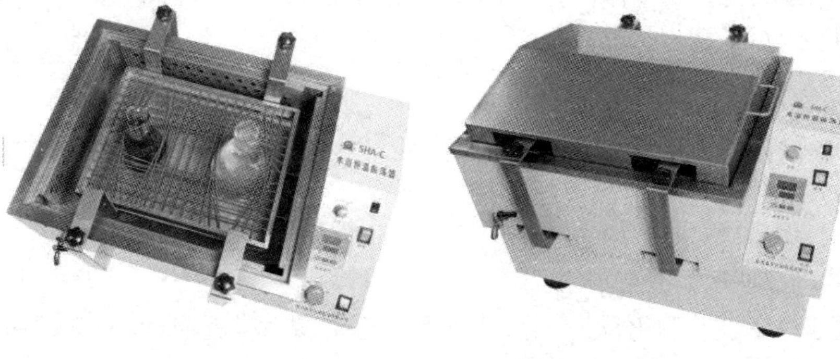

图 3-34　SHA-C 数显水浴恒温振荡器

（二）操作规程

1. 使用仪器前，先将调速旋钮置于最小位置，关“振荡开关”。

2. 装培养试瓶应注意以下几点：①均匀分布；②装液量不能偏少，防止产生试瓶漂浮；③密封好试瓶口，防止凝结的水珠滴入试瓶。

3. 将纯净水注入水箱，水位应略高于培养试瓶的内液面。

4. 接通外电源，将电源开关置于“开”位置，指示灯亮。

5. 选择恒温温度：①将温度“设置-测温”选择开关拨向“设置”处，调节温控旋钮，数字显示所需的设定温度。②将温度“设置-测温”选择开关拨向“测温”处，数字显示工作腔内实际温度（红色指示灯亮，表示加热器工作）。

6. 选择定时，将定时旋钮调至“定时”或“常开”位置。

7. 开“振荡开关”，指示灯亮，缓慢调节调速旋钮，升至所需转速。

8. 每次停机前，各开关应置于非工作状态，定时器置“零”，切断电源。

9. 禁止在水箱无水状态使用加热器。若长期停用仪器，应将水箱内的水排除并用软布擦干。

10. 转速范围：起动至 300 r/min；温控范围：室温至 100 ℃；温控精度：±0.5 ℃；振幅：20 mm；振荡方式：往返；定时范围：0～120 min（或常开工）。

11. 仪器用毕，应切断电源。

（三）注意事项

1. 器具应放置在较牢固的工作台面上，而且机器的工作台面不能过度平滑。环境应清洁整齐，通风良好。

2. 用户提供的电源插座应有良好的接地措施。

3. 严禁在正常工作的时候移动机器。

4. 严禁物体撞击水浴恒温振荡器。

5. 调速应从低速到高速慢慢启动。

6. 机器在高速振荡时需要有人看管。

7. 加热管应完全浸没于水中，严防干烧。加水量应以高于加热管，低于弹簧为宜。

8. 使用结束后请清理机器，不能有水滴、污物残留。

十一、YJ-A 电动匀浆仪操作规程

（一）仪器简介

主要用于医学、制药、化妆品、食品、微生物检定，做固体、液体、油剂的粉碎，有均质和乳化的作用。目前在国内已被广泛应用，成为生物化学研究、动植物细胞研究、农业、畜牧业、石油工业、化工工业、医药工业、食品工业部门的必备仪器（图 3-35）。

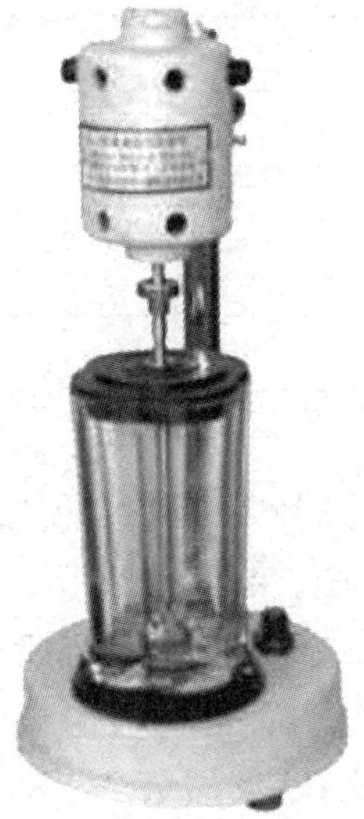

图 3-35　YJ-A 电动匀浆仪

(二)准备工作

1. 使用前先用清水将匀浆杯洗净。

2. 将匀浆杯各个部件组装,注意上联轴器和搅拌刀之间配合为反螺纹,需逆时针拧紧;密封圈必需平口贴搅拌刀,斜口向下,否则可能漏液。组装时需检查各个配件有无缺失或损坏,并确保除杯体和杯座之外其余螺纹连接牢固无松动。如进行微生物检查使用,组装产品后需再使用牛皮纸或其他材料包裹,然后 121 ℃湿热灭菌(注:如没有微生物指标要求请忽略此步骤;湿热灭菌时建议将杯体和杯座的螺纹稍微松开,以便蒸汽穿透,并方便下一步使用)。

(三)操作规程

1. 将已灭菌的匀浆杯在无菌室内打开盖子装入定量的被测制剂和稀释剂,将挡水板平放在杯的凸出处,拧紧杯盖。

2. 将匀浆杯放在本仪器的定位盘上,提起连接螺母;将刀柄凸出部分嵌入电机连接轴凹槽中,旋紧螺母。

3. 操纵定时旋钮,选择匀浆时间,每一刻度为 1 min,满度为 5 min(注:通常是 4 min 间断工作,以延长碳刷寿命;如碳刷与电机转子间火花过大时,要换上备用碳刷,先开低速空转几分钟,火花正常后再用)。

4. 按下带指示灯的电源开关,仪器通电。

5. 操纵调速旋扭顺时针方向,慢慢旋至所先转速位置,电机从低速到高速转动到预定时间停止,然后将旋钮旋回零位(表 3-4)。

表 3-4 档位表

档位	转速 γ/min
第一档	4 000
第二档	6 000
第三档	8 000
第四档	10 000

6. 旋出连接螺母及锁紧螺母，分开刀柄同电机连接轴凹凸处，取出匀浆杯，打开匀浆杯盖，取出刀架，放入过滤网进行取样分析。

7. 当发现电机发热超过 60 ℃或工作状况异常时要及时停机找电工检查，不得自行处理。

8. 使用完毕后应拔出电源插头，将仪器清洗干净。

（四）注意事项

1. 电源必须与技术数据相符合。

2. 用橡皮管将机轴与刀轴连接垂直。

3. 为避免刀轴产生过量力矩，损坏机件，打碎瓶杯，调速器旋钮应在零位上，方可开机，调速器由慢至快。

4. 刀片要经常修磨锋利，对角角度要对称，不能变形，保证开机稳定、高效率。

5. 电机、调速器不能受潮，经常要保持清洁，妥善保管。

6. 轴承要定期检查，半年加耐高温润滑脂 1 次。

7. 发现碳刷不转，调速器不调，指示灯仍亮着，要停机检查。

（五）匀浆杯清洁和维护

1. 使用后，需对匀浆杯进行清洁，否则残留样品可能产生结晶卡住搅拌刀，长期浸泡在各种溶液中也可能引发金属部件生锈造成报废。首先拧开杯座和杯套的连接处，将杯体组件内残留的混合物倒出，使用清水冲去残留的固形物或黏稠液体。然后将匀浆杯拆开，将各个部件用清水冲洗（注：必要时可使用毛刷、中性洗涤液进行清洗。如使用洗涤液后需冲洗干净，避免洗涤液残留）。清洗完成后，将残留水滴甩干，之后将各部件置于阴凉通风处晾干待用（也可使用烘箱 50～80 ℃烘干），下次使用前再行组装，使各部件充分干燥。

2. 可用清洁柔软的棉布蘸消毒用酒精擦拭仪器外表面去除污垢和灰尘，然后用干净棉布擦干。

十二、旋转蒸发仪使用操作规程

(一)仪器简介

旋转蒸发仪又叫旋转蒸发器,是实验室常用设备,由马达、蒸馏瓶、加热锅、冷凝管等部分组成的,主要用于减压条件下连续蒸馏易挥发性溶剂,应用于化学、化工、生物医药等领域。

工作原理:通过电子控制,使烧瓶在最适合速度下,恒速旋转以增大蒸发面积。通过真空泵使蒸发烧瓶处于负压状态。蒸发烧瓶在旋转同时置于水浴锅中恒温加热,瓶内溶液在负压下在旋转烧瓶内进行加热扩散蒸发。旋转蒸发器系统可以密封减压至400～600 mmHg;用加热浴加热蒸馏瓶中的溶剂,加热温度可接近该溶剂的沸点;同时还可进行旋转,速度为50～160 r/min,使溶剂形成薄膜,增大蒸发面积。此外,在高效冷却器作用下,可将热蒸汽迅速液化,加快蒸发速率(图3-36)。

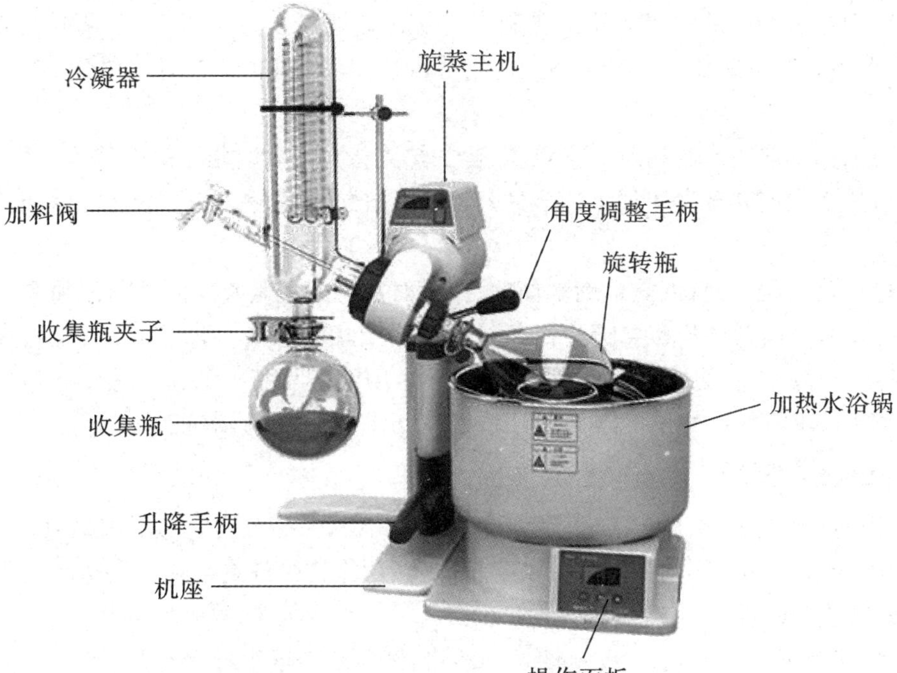

图3-36 旋转蒸发仪

（二）操作规程

1. 向水浴锅灌注清水至水浴锅内两个刻度线之间。

2. 接通旋转蒸发仪电源，打开仪器左侧下方的电源开关，此时面板左边的显示灯会打开，按下面板上的加热开关，旋转加热旋钮至需要的水浴温度。

3. 将收集瓶对准水浴左边的接口，用夹子夹住并旋紧。

4. 接通冷却水，向旋转蒸发瓶内装入适量的药液，安装至水浴上方的接口并用安全扣扣紧，按下仪器前方的移动按键向左滑动，使旋转蒸发瓶浸入水浴中。

5. 关上真空阀，打开真空泵，使系统处于真空状态，旋动旋转按钮，缓慢加旋至一定的转速，使药液加热均匀。

6. 收集完溶剂后，缓慢旋动旋转按钮，使旋转蒸发瓶停止旋转，按下仪器前方的移动按键向右滑动，使旋转蒸发瓶露出水面，打开真空阀，关上真空泵，使系统连接大气，打开安全扣，取出旋转蒸发瓶，将浓缩的药液倒出备用。

7. 仪器使用完毕，关闭加热开关，关闭仪器左侧下方的电源开关，拔掉相应仪器的所有电源。若长期不用仪器，应将水浴锅内的水倒出。

8. 操作时注意

（1）保证水浴内的水清洁并在规定的刻度范围内，避免水量过少，下调样品瓶时使其接触水浴底部而破坏旋转蒸发瓶；避免水量过多，下调样品瓶时水溢出，影响系统运行。

（2）水浴加热时水浴指示灯会点亮，当加热到指定温度时指示灯会熄灭。

（3）避免向旋转蒸发瓶加入过多的药液，使仪器负重过大，甚至加热时将药液喷至收集瓶。

（4）旋蒸过程中，特别是达到平衡前，要随时注意避免其沸腾而将药液喷至收集系统中，可以适时稍微打开真空阀。若药液已经喷至接收系统，可继续旋蒸至收集系统内的药液全部流入收集瓶中，将收集瓶中的溶液倒回样品瓶中重新旋蒸。若对仪器污染较严重时，可将相应部位拆卸下来，用未旋蒸出的溶剂进行清洗。

（三）注意事项

1. 用前仔细检查仪器，玻璃瓶是否有破损，各接口是否吻合，注意轻拿轻放。

2. 用软布（可用餐巾纸替代）擦拭各接口，然后涂抹少许真空脂。真空脂用后一定要盖好，防止灰砂进入。

3. 各接口不可拧得太紧，要定期松动活络，避免长期紧锁导致连接器咬死。

4. 先开电源开关，然后让机器由慢到快运转，停机时要使机器处于停止状态，再关开关。

5. 各处的聚四氟开关不能过力拧紧，容易损坏玻璃。

6. 每次使用完毕必须用软布擦净留在机器表面的各种油迹、污渍、溶剂剩留，保持清洁。

7. 停机后拧松各聚四氟开关，长期静止在工作状态会使聚四氟活塞变形。

8. 定期对密封圈进行清洁，方法是：取下密封圈，检查轴上是否积有污垢，用软布擦干净，然后涂少许真空脂，重新装上即可，保持轴与密封圈润滑。

9. 电气部分切不可进水，严禁受潮。

常见问题及解决方案见表3-5。

表3-5　常见问题及解决方案

异常现象	检测内容	解决方案
电机不转	1. 电控箱指示灯（或数显）亮，检测电箱内外部插头连线是否松动、断线 2. 电控箱指示灯（或数显）不亮 3. 确认“1、2”无异常 4. 变频器受高频干扰显示“O. U.” 5. 变频器保护机能显示	1. 重新插插头，接通断线 2. 更新保险丝或确认供电无异常 3. 更新线路板或电控箱 4. 接妥地线或变动工作地点 5. 按变频器说明书排除
浴锅不加热	1. 浴锅无数显 2. 温控仪中“OUT”或“ON”绿色指示灯亮不加热 3. 浴温低于设定温度时，温控仪中“OUT”或“ON”绿色指示灯不亮 4. 温控仪上显示“OVER”或“000”	1. 检测电源220 V 2. 换加热圈。换固态继电器或继电板 3. 换温控仪 4. 检测探头接线或更新探头
浴锅冲温	1. 浴温高于设定温度时，温控仪中“OUT”或“ON”绿色指示灯不灭（1～2 ℃属正常） 2. 温控仪中“OUT”或“ON”绿色指示灯已灭，仍继续加热 3. 数显浴温远远低于实际浴温	1. 换温控仪 2. 换固态继电器或继电板 3. 换探头或温控仪
真空抽不上	1. 容器内有溶剂，受饱和喷射器压限制 2. 真空油泵能力下降 3. 真空皮管，接头松动，真空表具泄漏 4. 磁粉探伤仪做保压试验，在没有任何溶剂的情况下，关断所有外部阀和管路，保压1 min，真空表指针应不动，表示气密性良好，反之按右方法处理 5. 放料阀、压控阀内有杂物 6. 玻璃丝棉夹芯板破损	1. 放空溶剂，空瓶试 2. 真空油泵换油（水），清洗检修 3. 沿真空管路逐段检测、排除 4. ①重新装配，玻璃丝棉夹芯板磨口擦洗干净，涂真空硅脂，法兰口对齐拧紧。②更新失效密封圈 5. 清洗 6. 更新或修复

续表 3-5

异常现象	检测内容	解决方案
电机飞车(只有最高速)	1. 检测测速发电机线圈是否断路,用万用表量七芯插头“1.2”脚(插头对正槽两边)正常电阻 400 Ω 左右 2. 发电机线圈与外壳短路 3. 发电机磁环不转 4. 发电机磁环破碎	1. 发电机断路,更新线圈或接通断路点 2. 松开电机后端发电机盖排除短路 3. 拧紧 M5 螺母 4. 更新发电机磁环
电机发热	1. 电机温升(外壳温度-室温),$\Delta T \leq 40$ ℃属正常 2. $\Delta T > 40$ ℃按右方法处理 3. 扁平其显示部闪亮,表示电机电流超负荷,按右方法 2 处理	1. 不必处理,可继续使用 2. ①减小搅拌浆翼,减轻负荷。②避开旋转共振点。③适当提高转速,使用中速。④排出机械部分非正常阻力。⑤对密封润滑部分做保养

十三、分析天平的校验

(一)校验规程

1. 标准砝码

(1)砝码的取用:日常使用的砝码不能用手直接接触,取小砝码时要用镊子,取大砝码时应戴上细纱手套。砝码必须保存在密闭干燥的环境里,并且只用于校正天平。

(2)砝码的级别:用于天平校正的砝码必须至少为 F2 级,目前实验室使用的标准砝码为 F1 级,并应包括 0.1 g、1 g、2 g、5 g、10 g、20 g、50 g、100 g、200 g、500 g 的砝码,F1 级的砝码的容限如表 3-6 所示。

表 3-6 F1 级的砝码的容限

砝码的类别/g	F1 级砝码的容限/mg
500	2.50
200	1.00
100	0.50
50	0.30
20	0.25
10	0.20

续表 3-6

砝码的类别/g	F1 级砝码的容限/mg
5	0.15
2	0.12
1	0.10
0.1	0.05

(3)砝码的校正:标准砝码每年计量所检定 1 次,并应保留有校验合格证书。

(4)天平的使用:使用标准砝码前应检查是否具有合格证,并是否在校验有效期内。进行日常检查时根据天平型号不同,选用不同型号的标准砝码。

2. 天平日常自查

(1)在做天平的任何检查或校验前,必须确保天平的清洁、水平,并且预热完毕,天平通常处于待机状态,一般不关闭电源。如果重新开机,天平的预热时间为半小时。

(2)针对不同的天平型号,选择不同的标准砝码。待天平稳定后,使天平回零,将相应的标准砝码置于天平托盘上,记录天平的显示值。天平的日常检查包括重现性检查、线性检查及四角误差检查。

(3)重现性检查:①检查频率,每周 1 次。②检查方法,天平预热后按照表 3-6 规定的砝码,在使天平归零后将砝码置于天平的托盘上,待读数稳定后读取读数并记录在检查记录上,取下标准砝码,使天平重新归零,然后使用相同的标准砝码进行第二次测定,按照该方法共测定 5 次。按照 5 次的读数判定重现性是否合格。③接受限度,5 次读数的最大值与最小值之间的偏差应不大于天平分辨率的 5 倍。对于类似 AX205 等型号的多量程天平,应使用高分辨率进行重现性检查(表 3-7)。

表 3-7　重现性检查使用的砝码及接受限度

天平型号	使用的标准砝码/g	接受限度/g
AX205	1	±0.000 05
AG204	2	±0.000 5
PG203-S	5	±0.005
PG8001	10	±0.05

(4)线性检查:①检查频率,每周 1 次。②检查方法,天平预热后按照表 3-6 规定的砝码,在使天平归零后,根据天平分辨率的不同,将大约相当于 1/4 满量程砝码置于天平的托盘上,待读数稳定后读取读数并记录在检查记录上,取下标准砝码,使天平重新归零,然后将大约相当于 3/4 满量程砝码置于天平的托盘上,待读数稳定后读取读

数并记录在检查记录上。根据2次读数的结果对天平的线性进行判定。③接受限度，2次测定读数均应在5倍天平分辨率的与所使用的所有砝码容限的总和的限度内。对于类似AX205等型号的多量程天平,应使用低分辨率进行重现性检查(表3-8)。

表3-8 线性检查使用的砝码及接受限度

天平型号	量程/g	使用的标准砝码/g	接受限度/g
AX205	200	50与 150(100+50)	49.999 2～50.000 8 149.998 7～150.001 3
AG204	200	50与 150(100+50)	49.999 2～50.000 8 149.998 7～150.001 3
PG203-S	200	50与 150(100+50)	49.995～50.005 149.994～150.006
PG8001	200	200与 600(100+500)	199.95～200.05 599.95～600.05

(5)四角误差检查:①检查频率,每年1次。②检查方法,天平预热后按照表3-8规定的砝码,在使天平归零后将砝码置于天平托盘的正中间,待读数稳定后读取读数并记录在检查记录上,取下标准砝码,使天平重新归零,然后使用相同的标准砝码在"1"的位置进行测定,按照该方法依次对2、3、4的位置进行测定。按照5次的读数判定重现性是否合格。③接受限度,5次读数的最大值与最小值之间的偏差应不大于天平分辨率的5倍。对于类似AX205等型号的多量程天平,应使用高分辨率进行四角误差检查。

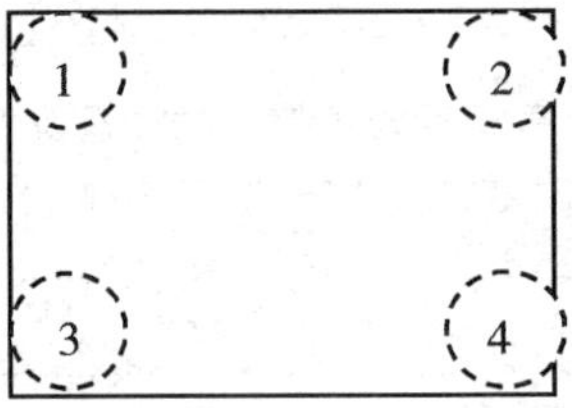

(二)天平使用

1.天平内的称量盘、称量勺及周围环境要保持干燥整洁。

2.称量时,应尽量避免污染天平,如有药物撒落在天平上,应及时清扫干净,以免腐蚀天平,或给其他称量者带来麻烦。

3.禁止称量过冷或过热的样品。所有称量的物品必须冷却到室温。

4.称量药品,应用称量纸称取药品,切勿使被称物与天平直接接触。保持天平台、地面整洁,称量纸用完后,应扔入纸篓内。

5. 称量完毕，将天平恢复零点，台案不得存放任何药品和试剂，如果仪器状态正常，无须填写记录。

6. 如发现天平有异常情况，应及时通知上级领导协商解决。

7. 天平应每年由计量所校验 1 次。

8. 称量完毕后应将称量纸从天平取下，不应将其长期放置在天平托盘上。

9. 在天平使用后应及时将天平的门关闭。

10. 称量挥发性或易挥发的物品时应使用具塞的称量容器。

附：相关常用型号仪器的操作规程

（一）SartoriusBP211D 电子分析天平操作规程

1. 称量前先检查天平是否处于水平状态，盘上有无污垢，用软毛刷拭灰尘。接通电源，打开开关，调整天平零点。

2. 称量时，应关好两个侧门；化学试剂和试样都不能直接放在盘上称重，而应放在干净的称量瓶或坩埚内；具有腐蚀性的气体或吸湿性物质，必须放在称量瓶或其他适当的密闭容器中称量。

3. 绝不能使天平载重超过最大负载。

4. 称量的数据应及时写在记录本上，不能记在纸片或其他地方。

5. 称量完毕，取出被称物，切断电源，检查天平内外清洁，关好天平门。

6. 称量的物体必须与天平箱内的温度一致，不得把热的和冷的物品放进天平称量。为了防潮，天平箱内应放有吸湿用的干燥剂（如变色硅胶等），干燥剂应定期烘干，以保持良好的吸湿性能。

7. 及时进行仪器的使用登记工作及清理台面。

8. 如有硬件故障不能诊断，应申报维修，勿自行乱动。

（二）上天 JY 电子天平操作规程

1. 接通电源，打开开关，显示窗显示“CH-0”到“CH-9”后稳定一段时间后出现“0”，接下去应通电预热 30 min，刚开机时显示有漂移属正常现象，一段时间后即可稳定。

2. 如果在空称台情况下显示偏离零点，应按“去皮”（T）键使显示回到零点。

3. 如被称物件重量超出天平称量范围，天平将显示“Erro”以示警告。

4. 如需去除器皿皮重，则先将器皿放于称台上，待示值稳定后按“去皮”（T）键，则天平显示“0”，然后将需称重物品放于器皿上，此时显示的数字为物品的净重，拿掉物品及器皿，天平显示负值，仍按“去皮”（T）键，使显示回到“0”。

5. 称重物件应小心轻放。

6. 天平一旦出现一开机后显示停在 CH-6 后不工作下去，此时应按住“校正”键不放重新开机，直等到显示停在“—”时才放开，这样后再对天平进行校正后可恢复正常。

7. 及时进行仪器的清洁及清理台面。

8. 如有硬件故障不能诊断,应申报维修,勿自行乱动。

(三)SF-400 型电子秤的操作规程

1. ON/OFF:电源开关,如开机在空称情况下,100 s 左右会自动关机。不少电子秤会使用圆形加一竖的符号表示开关键。

2. TARE 或单独字母“T”表示:清零、去皮键;按清零去皮键可使秤回零。例如放器皿于秤上,按此键后秤归零,再向器皿中加入液体,秤只显示液体的重量。

3. “MODE”“UNIT”或“U”:单位转换键;每按一次“MODE”键,“g”和“oz”间转换。盎司(oz)为国外常用单位,例如黄金美元报价通常以一盎司为单位。g 表示克,1 千克=1 000 克=2 斤。

4. 注意事项

(1)开机不显示:检查电池是否安装正确、电量是否充足、绝缘塑料片是否取出。

(2)电子秤放平稳后,将待称量物体轻拿轻放于秤盘上,发现物体重量超过量程后迅速拿下,尽量爱惜电子秤。

(3)长期不用电子秤,请将电池取出,以防电池漏液损害电子秤。

十四、溶出仪的检验与验证

(一)仪器简介

1. 溶出度,《中国药典》是指药物从片剂或胶囊剂等口服固体制剂在规定溶剂中溶出的速度和程度。它是评价药物口服固体制剂质量的一个指标,是一种模拟口服固体制剂在胃肠道中崩解和溶出的体外简易试验方法。

2. 溶出度测定法是将某种固体制剂的一定量分别置于溶出度仪的转篮(或烧杯)中,在(37.0±0.5)℃恒温下,在规定的转速、溶剂中依法操作,在规定的时间内测定其溶出的量。

3. 本方法适用于片剂、胶囊剂及颗粒剂的测定。

4.《中国药典》2015 年版收载 3 种测定方法,第一法转篮法、第二法桨法、第三法小杯法。

5. 凡检查溶出度的制剂,不再进行崩解时限的检查。

(二)仪器与用具

1. 溶出度仪

(1)仪器的组成:溶出度仪主要由电动机、恒温水浴、篮体、篮轴、搅拌桨、圆底烧杯及杯盖组成(图 3-37)。

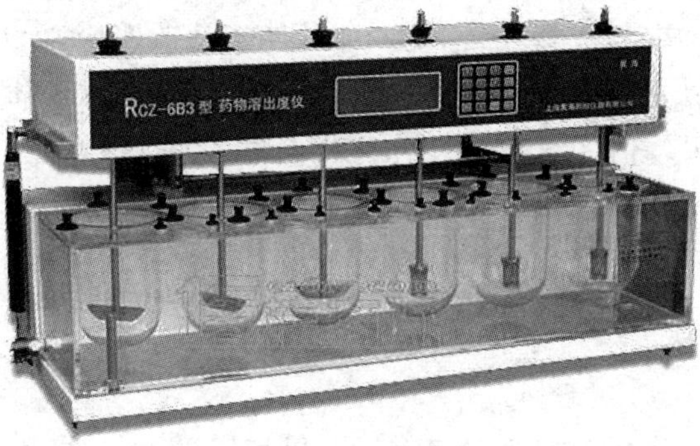

图 3-37　溶出度仪

(2)仪器的装置与使用:按仪器使用说明书及《中国药典》的规定进行安装与使用。

(3)仪器的校正:为使同一药物的溶出度测定得到良好的再现性,应对新安装的溶出度仪采用溶出度校正片进行校正,对已使用过的仪器也应定期(或在出现异常情况时)进行校正。

1)溶出度校正片分崩解型和非崩解型两种,崩解型为泼尼松片,非崩解型为水杨酸片。目前国内仅有非崩解型校正片。

2)校正前,应先调试所用仪器。

3)溶剂:磷酸盐缓冲液(pH 值 7.4)。配制方法见《中国药典》2015 版通则和指导原则,临用前脱气。

4)对照品溶液的制备:取溶出度校正用水杨酸片 1 片,精密称定,置乳体中,研细,精密称取适量(约相当于水杨酸 10 mg),置 100 mL 量瓶中,加酒精 1 mL,摇匀,加溶剂适量,经超声处理 30 min,使水杨酸溶解,加溶剂到刻度,摇匀,经滤纸(不宜使用滤膜)滤过,取续滤液为对照品溶液(对照应做 2 份平行试验)。

5)校正溶液的制备:取溶剂各 900 mL,分别注入每个操作容器中,温度保持在(37±0.5)℃,按规定(桨法为 50 r/min;篮法为 100 r/min)调整转速。取溶出度校正用水杨酸片 6 片,分别精密称定,分置 6 个容器中,自药片接触溶出介质时,开始计时,并分别在 10、15、20、25 和 30 min 时取样(连续取样不停机),每次抽取 2 mL(及时补充溶剂 2 mL),各自经滤纸滤过(6 个小漏斗和 6 张滤纸,连续使用,每次滤过后,漏斗底部应无液体存在),取续滤液为校正溶液。

6)测定法:精密吸取对照品溶液及校正溶液各 1 mL,分别置于 5 mL 量瓶中,加上述溶剂至刻度,摇匀,在紫外分光光度计 296 nm 的波长处,分别测定其吸收度,计算每片各时间点的溶出量。

7)注意事项:各时间点取样后,要去净注射针头中的残留溶液。

8)对实验结果的要求:①每片的 30 min 溶出量应在规定(见溶出度校正用水杨酸片使用说明书)的范围内。②每组时间点的相对标准偏差(RSD)除 10 min 一组可以在 10% 以内外,转篮法的其他组应在 5% 以下,桨法的其他组应在 7% 以下。③以时间为横坐标,以溶出度平均值为纵坐标,求出相关系数(r)应在 0.99 以上。

2. 取样器　注射器(5、10、15、20 mL)及取样针头。

3. 滤过器　滤头及滤膜(≤0.8 μm)。

(三)操作规程

1. 仪器的调试

(1)每次使用前应检查转轴是否垂直,与圆底烧杯的轴线间偏离要小于 2 mm,旋转应平稳、无颤动。稳速误差不得超过±4%。

(2)水浴的温度应能使圆底烧杯内溶剂的温度保持在(37.0±0.5)℃。

(3)第一法的转篮在旋转时的摆动幅度不得超过±1.0 mm,取样点位置应在转篮上端距液面的中间、离烧杯壁 10 mm 处。

(4)第二法的搅拌桨在旋转时的摆动幅度 A、B 不得超过±0.5 mm,取样点位置应在桨叶上端距液面的中间、离烧杯壁 10 mm 处。

(5)第三法中的搅拌桨在旋转时的摆动幅度 A、B 不得超过±0.5 mm,取样点位置应在桨叶上端距液面的中间、离烧杯壁 6 mm 外。

2. 测定前的准备　按各药品项下的规定,量取规定量的经煮沸放冷或经脱气处理的溶剂,置 1 000 mL 或 250 mL(仅适用于第三法)圆底烧杯内;水浴加温,使杯内溶剂湿度保持在(37.0±0.5)℃,调节转速;调节轴高度,使第一法的转篮底部或第二法的桨叶底部离圆底烧杯底部的距离为(25±2)mm,第三法的桨叶底部离圆底部的距离为(15±1)mm。

3. 第一法　取供试品 6 片,分别放在 6 个干燥的转篮内,将转篮降入溶剂中,并立即开始计时,除另有规定外,至 45 min 时,在规定取样点吸取溶液适量,立即经滤膜滤过(自取样至滤过应在 30 s 内完成)。取续滤液,照各药品项下规定的方法测定,算出每片的溶出量。

4. 第二法与第三法　取供试品 6 片,分别投入 6 个操作容器内(用于胶囊剂测定时,如胶囊上浮,可用一小段耐腐蚀的金属线轻绕于胶囊外壳,或将胶囊装入耐腐蚀的金属沉降篮内),并立即开始计时,除另有规定外,至 45 min 时,在规定取样点吸取溶液适量,立即经滤膜滤过(自取样至滤过应 30 s 内完成)。取续滤液,照各该药品项下规定的方法测定,算出每片的溶出量。

5. 对照品的测定　精密称取对照品适量,用规定的溶剂溶解并定量稀释制成规定的浓度或与供试品溶液浓度相当的对照品溶液,除另有规定外,经滤膜滤过,取续滤液照供试品溶液的测定方法测定。

（四）注意事项

1. 在达到该药品规定的溶出时间时，应在仪器开动的情况下取样。

2. 第一法在转篮降入溶剂后，立即开始计时：第一法和第三法在供试品接触液面时，立即开始计时。

3. 滤膜应浸渍在蒸馏水中，至少浸泡 1 d 以上。

4. 水浴中的水应保持清洁，定期更换；水浴液面应略高于圆底烧杯内溶剂的液面。

5. 检查每个圆底烧杯内溶剂的温度应为（37.0±0.5）℃，为保证恒温，实验时应加有机玻璃盖，各杯之间温差最大不超过 0.5 ℃。

6. 溶剂的 pH 值应使用 pH 计检测。

7. 溶剂须经脱气处理，气体的存在可产生干扰，尤其对第一法（转篮法）的测定结果。

8.《中国药典》规定用滤膜滤过，但对用滤膜滤过时有吸附作用的供试品，要用其他无吸附的滤材滤过。对照品溶液须用相同的滤材滤过后再进行测定。

9. 由于 0.1 mol/L 盐酸溶液对现有的转篮与搅拌桨均有一定的腐蚀作用，当采用 0.1 mol/L 盐酸溶液为溶剂，并以紫外分光光度计法作为溶出度测定时，对低波长外的吸收度有干扰，应予注意。

10. 测定胶囊剂的溶出度时，应增加空胶囊的空白试验，以克服测定误差。

11. 实验结束后，应将篮轴、篮体或搅拌桨从电动机上取下，用蒸馏水冲洗，晾干后妥善保存。

12. 实验中常采用的试剂十二烷基硫酸钠，其质量会影响实验结果，应注意选用。

（五）记录与计算

1. 记录　记录以下内容。

（1）方法，溶剂及加入量，转速，温度，取样时间。

（2）取样体积、滤材。

（3）测定方法。比色法、紫外分光光度法或荧光分光光度法应记录测定波长与吸收度或荧光强度。高效液相色谱法应记录检测波长与峰面积或峰面积比值。用对照品时，应记录称取量与稀释倍数、取样体积、滤材。

（4）溶出量计算值 6 个、平均值 1 个。

2. 计算溶出量　以相当于标示量的百分数表示。

（1）用吸收系数时的计算：式中由于吸收系数的浓度单位是 g/mL，而供试品规格 B 的单位是 mg，10 是其转换系数，$E_{1\,\mathrm{cm}}^{1\%}$为吸收系数。

$$\text{标示量}\% = \frac{A \times 10}{E_{1\,\mathrm{cm}}^{1\%}} \times 100\%$$

(2)用对照品时的计算。

$$标示量\% = \frac{A \times S \times Mr}{\frac{Ar}{Sr} \times B} \times 100\%$$

式中,A 为供试品吸收度、峰面积或峰面积比值;B 为供试品规格(mg);S 为供试品稀释倍数;Sr 为对照品稀释倍数;Mr 为对照品的重量(mg)。

(六)结果与判定

第一法、第二法及第三法结果判断方法一致,除另有规定外,应符合《中国药典》(2015 年版)溶出度测定法项下的规定。具体判断方法如下。

1. 6 片中每片的溶出量,均应按标示含量计算。规定中的限度以 Q 表示,除另有规定外,限度(Q)为标示含量的 70%。

2. 6 片中每片的溶出量均应不低于规定限度(Q)。

3. 如 6 片中仅有 1 片低于规定限度,但不低于 Q-10%,且其平均溶出量不低于规定限度时,仍可判为符合规定。

4. 如 6 片中有 1 片低于 Q-10%,应另取 6 片复试;初、复试的 12 片中,如仅有 2 片低于 Q-10%,且其平均溶出量不低于规定限定限度时,亦可判为符合规定。

5. 如 6 片中有 2 片低于规定限度,或其平均溶出量低于规定限度或初、复试的 12 片中有 3 片低于规定限度,均判为不符合规定。

6. 每个操作容器内的供试品取用量如为 2 片或 2 片以上时,应计算出每片的平均溶出量,均不得低于限度(Q);不再复试。

十五、单冲压片机使用操作规程

(一)仪器简介

单冲压片机是由一副冲模组成,冲头做上下运动将颗粒状的物料压制成片状;而旋转式多冲双向压片机的上下冲同时均匀地加压,使药物颗粒中的空气有充裕的时间逸出模孔,提高了片剂密度的均匀性,减少了裂片现象(图 3-38)。

1. 冲和模:冲和模是压片机的基本部件,每副冲模由上冲、中模、下冲 3 个部件构成。

2. 压片机的工作过程,可以分为以下几个步骤。

(1)下冲的冲头部位(其工作位置朝上)由中模孔下端伸入中模孔中,封住中模孔底。

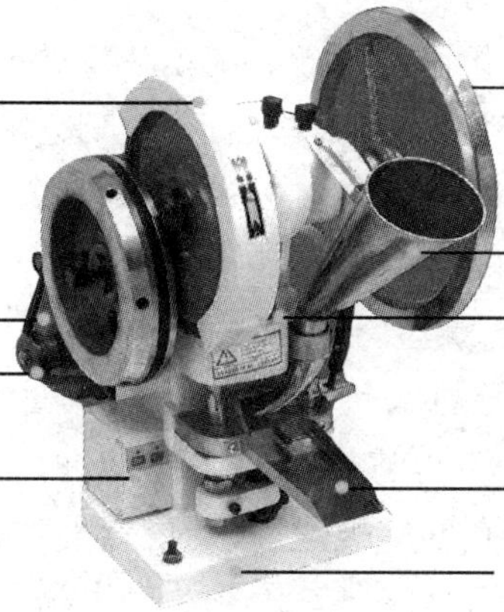

图3-38　单冲压片机

(2)利用加料器向中模孔中填充药物。

(3)上冲的冲头部位(其工作位置朝下)自中模孔上端落入中模孔,并下行一定行程,将药粉压制成片。

(4)上冲提升出孔,下冲上升将药片顶出中模孔,完成一次压片过程。

(5)下冲降到原位,准备下一次填充。

3. 压片机制片原理

(1)剂量的控制。各种片剂有不同的剂量要求,大的剂量调节是通过选择不同冲头直径的冲模来实现的,在选定冲模尺寸之后,微小的剂量调节是通过调节下冲伸入中模孔的深度,从而改变封底后的中模孔的实际长度,调节模孔中药物的填充体积。

(2)药片厚度及压实程度控制。药物的剂量是根据处方及《中国药典》确定的,不可更改。为了储运、保存和崩解时限要求,压片时对一定剂量的压力也是有要求的,它也将影响药片的实际厚度和外观。

压片机适用于制药、食品、煤炭、化工、冶金、建材、耐材等行业。可将各类型干湿粉末状颗粒状物料压制成圆形片或特殊形状。

(二)操作规程

1. 开机前的准备

(1)检查电器电路连接处是否正确。

(2)检查传达室动部分是否正常,有无润滑油,开机前应全部加油一次。

(3)检查冲模装置是否拧紧、正确、平稳,有无缺边、裂缝变形和松动。

(4)检查防尘板、料斗、加料器、半圆罩等部件安装是否正确。

(5)开机前,必须用手转动试车手轮,同时分别调节各边的充填和压力,逐步达到片剂的重量和硬软程度达到成品要求。

(6)检查压片颗粒干湿度是否达到成品要求。

2. 单冲压片机的安装与调节

(1)装好下冲头,旋紧模板固定螺丝。旋动片重调节器,使下冲在较低的部位。

(2)将冲模装入模板,旋紧固定螺丝,然后仔细地将模板装在机座上(冲头的尖端锋利部位,易被撞碎而损坏,故在整个装拆过程中都应小心)。调节出片调节器,使下冲头上升到恰与模圈相齐平。

(3)装上冲头并旋紧固定螺丝。转动压力调节器,使上冲处在压力低的部位,缓慢地用手摇转压片机的转轮使上冲头逐渐下降,观察其是否正好在冲模的中心位置。如不在中心位置,应上升冲头(不得将上冲头强硬地冲入冲模模孔,更不应使上下冲相撞)。此外,稍微松动一点模孔固定螺丝,移动位置直到上冲头恰在冲模模孔的中心位置为止,旋紧固定螺丝,

(4)装好加料斗的全部装置,并加入颗粒。用手转动转动轮,试压数片(若用手转动转轮感到不易转过时,不应用力硬转,应小心倒转少许,然后旋动压力调节器降低压力)。称其平均片重。调节片重调节器,使压出的片重与应压片重相等。同时调节压力调节器,使压出的片剂有一定的硬度。

(5)检查上冲与中模有无碰撞或摩擦现象,若发生碰撞或摩擦,则松开中模台板固定螺钉(两只),调整中模台板固定的位置,使上冲进入中模孔中,再旋紧中模台板固定螺钉,如此调整直到上冲头进入中模时无碰撞或摩擦方为安装合格。

3. 调整出片、充填深度、压力。

4. 填料进行压片。

5. 停机前停止加料,待料斗中充填料全部压完,才能停机。按下主电机按键,主机驱动信号灯熄灭,主机停止运转。停机后,把机器外表的粉尘、污迹擦拭干净,把滤粉袋和储粉盘内的颗粒开门排去,拆卸上冲、中模、下冲。并及时进行清洗,做好设备运转记录。

6. 如有硬件故障不能诊断,应申报维修,勿自行乱动。

7. 上下冲及中模每次清洗后应涂油进行保护。

(三)注意事项

1. 初次使用前应对照机器实物仔细阅读本说明书,然后再使用。

2. 本机器只能按一定方向运转(见手轮或防护罩上的箭头所示),不可反转,以免损坏机件。在压片调整时尤须注意,不要疏忽。

3. 皮带松紧调节:通过电机底板上的两个调节螺母进行调节。调整后注意锁紧。

4. 无电源时用手摇压片,应将三角皮带拆下,以减少阻力及磨损。但不要将大皮带轮也拆下来,因为大皮带轮兼有飞轮省力的作用。

5. 电动压片时须将手轮上的转动手柄扳倒,以免运转时伤人。

6. 无论手动压片或电动压片,在启动前都应使上冲芯杆处在上升位置然后再启动。若在上冲处于下降的情况下启动,则刚刚开始启动就进入了中模压片,这时由于

机器的运转还未升上去、惯性较小，容易发生顶车事故（即上冲头进入中模后由于药片的抗力而“顶死”，使机器停止运转。顶车时由于负荷较大、往往损坏机件或烧毁电机）。

7. 顶车后的处理方法

（1）在电动压片时发生顶车情况，应立即关闭电源，以免烧毁电机。

（2）顶车情况较轻时，可用手转动手轮使上冲通过“死点”（但不可反转，以免加料器重复加料，造成更严重的顶车）。

（3）顶车后若手轮扳不动，则将扳棒（本机附件）插入大皮带轮锥面上的孔中用手扳转，即可通过死点（注意：大皮带轮的转动方向应与手轮的转动方向相反）。

（4）扳棒只允许一人使用，若顶车情况严重，一个人扳不动，则须按第（5）条处理方法，切不可两个人扳，也不可在扳棒上加铁管或用长铁棒代替扳棒。以免过大的顶力损坏机器。

（5）严重顶车时，旋松连杆锁紧螺母，扳转上冲芯杆，使其上升以减小压力，再转动手轮将药片顶出。然后重新调整药片硬度。

8. 在压片过程中须经常检查药片质量（片重、硬度、表面光洁度等），并及时调整。

（四）压片机保养

1. 定期检查压片机的机件，每月 1 ~ 2 次。检查蜗轮、蜗杆、轴承、压轮、上下导轨等各种活动部分是否转动灵活，是否磨损，发现缺陷应及时修复后使用。定期清洗液压阀及油箱，检查或更换密封圈、滤芯。定期过滤油液或更换油液（油液介质为 46#抗磨液压油）。

2. 一次使用完毕或停工时，应取出剩余的粉剂。刷洗机器各部分的残留粉子。如所压制粉剂细粉较多或黏度过高时，则应每两班清理一次。如停用时间较长，必须把冲模全部拆下，并将机器全部清洗干净，机件表面涂防锈油，用布篷罩好。

3. 压片机冲模应放置在有盖的铁皮箱内，并全部浸入油中，保持清洁，勿使其生锈和碰伤。使用场所应经常打扫清洁，医药和食用片剂的制造尤其不能有灰砂和粉尘存在。电气元件要注意维护，定期检查，保持良好运行状态。冷却风机应定期用压缩空气清除积尘。

4. 电气元件应注意工作环境条件（温度、湿度），在良好的环境下，将延长部件使用寿命。

5. 电气元件的维修，应由专业技术人员执行，特别是变频器更应小心，一般情况下应送专业厂家维修。

6. 对压片机的电气部件做绝缘测试前，必须将变频器主回路控制回路接线全部拆去，以免绝缘试验损坏变频器。对变频器单独作绝缘测试方法见变频器操作手册。

十六、旋转压片机使用操作规程

（一）仪器简介

压片机械是将干性颗粒状或粉状物料通过模具压制成片剂的专业设备。而旋转压片机是由均布于旋转转台的多副模具按一定轨迹做垂直往复运动的压片机，可将颗粒状原料压制成圆片、刻字和异形、双色片剂。主要用于制药业的片剂生产，同时适用于化工、食品等工业部门。

设备由真空上料机、加料装置、压力调节机构、转台上轨导机构、下轨导和计量装置、传动部件、液压系统、外罩部件、调节手轮装置、吸尘器和电控装置组成。已制成的适合工艺要求的药粉颗粒经过真空上料机加入加料器内，通过加料器导入模孔，经上下冲模挤压成所需形状的片剂，一般通过调整充填深度以控制片重，通过调节片厚及压力以控制片剂硬度，通过适宜的物料处方及模孔间差异控制片重差异（图 3-39）。

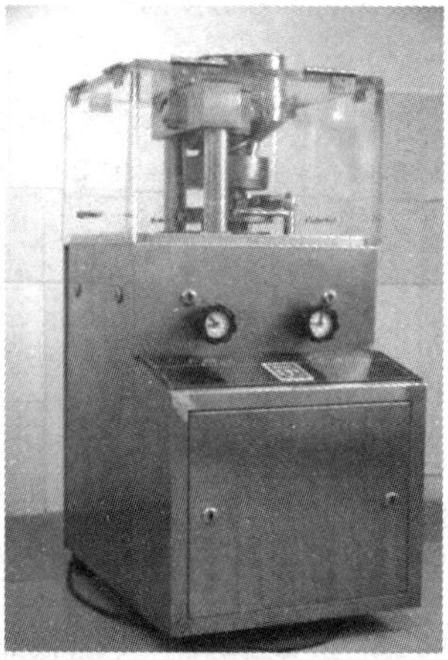

图 3-39 旋转压片机

（二）操作规程

1. 操作前的准备工作

（1）检查设备各部件是否完整、齐全可靠，并安装冲模。

（2）首先打开操作面左侧的边门，装上试车手轮，然后将转台的工作面、上下冲杆孔和所需安装的冲模擦拭干净。

（3）冲模安装：转台上的冲模固紧螺钉逐件旋出转台外圆，而且相平，以避免冲模装入时与螺钉头部相互干涉。冲模与孔是过滤配合，故冲模需放平，再用打棒由上孔穿入，并用手锤轻轻敲入，以冲模孔与平面不高出转台工作面为合格，然后将螺钉固紧。重复此步骤，直至所有冲模安装完毕。

(4)上冲杆安装:将上轨道的嵌舌往上翻起,可在冲杆尾部涂些食用油,在逐件插入转台内。注意冲杆头部进入冲模孔后,上下及转动均应灵活自如,否则就必须检查冲模质量是否符合要求,重复此步骤,直至所有上冲杆安装完毕。上冲杆安装完毕后必须将嵌舌翻下。

(5)下冲杆安装:打开操作台前门,拆下在主体面上装卸下冲杆用的垫块,即可装入下冲杆,直至所有上冲杆安装完毕,装妥后必须将垫块复原。

(6)冲模全套安装完毕后,按正常运转方向盘动试车手轮,将转台顺时针旋转1～2周,观察上下冲的运行情况,若无碰撞和硬摩擦现象方可进行下一步。若发生碰撞或摩擦,则松开中模台板固定螺钉(两只),调整中模台板固定的位置,使上冲进入中模孔中,再旋紧中模台板固定螺钉,如此调整直到上冲头进入中模时无碰撞或摩擦方为安装合格。

2. 调整出片、充填深度、压力。

3. 填料进行压片。

4. 使用完毕后,拆卸上冲、中模、下冲。并及时进行清洗。

5. 如有硬件故障不能诊断,应申报维修,勿自行乱动。

6. 上下冲及中模每次清洗后应涂油进行保护。

(三)操作保护及安全

1. 操作工作业前必须穿戴好指定的工作服。

2. 压片过程中产生的粉尘由吸尘器捕吸。

3. 机器运转时,禁止向运转部位伸手。

4. 运转中如有跳片或停滞片时,切不可用手去取,以免造成伤手事故。

(四)异常情况处理

1. 使用中如发现机器震动异常或发出不正常怪声,应立即停机报维修人员检查。

2. 在压片过程中,若发现片重差异变动较大时,其原因及处理方法如下。

(1)冲头长短不齐:易造成片重差异波动超差,故拆下冲头用卡尺将每个冲头检查合格后再用。如出现个别减少,因下冲运动失灵,致使颗粒的填充量较少,应检查出个别下冲,清除障碍。

(2)加料斗高低装置不对:则可造成一只加料斗中颗粒落下的速度快,而加料器上堆积的颗粒多,另一只加料斗中颗粒下的速度较慢,而加料器上堆积的颗粒少,造成颗粒加入模孔时不平衡而产生,可调整加料斗位置,使两加料斗中颗粒保持一定数量和落下速度相等,两只加料器上堆积的颗粒相似,并使颗粒能均匀地加入模孔内。

(3)加料斗或加料器堵塞:在压片时,如使用的颗粒细小且有黏性或具有湿性,以及颗粒中偶有棉纱头、药片异物混入,流动不畅,使加入模孔的颗粒减少、影响片重,若遇片重突然减轻时,应立即停机检查。

(4)颗粒引起片重变化:如使用的颗粒细小且有黏性、吸湿性及颗粒中偶有棉纱头、药片等异物混入，将导致流动不畅，致使加料斗、加料器堵塞或使加入模孔的颗粒减少，影响片重。若遇片重突然减轻时，应立即停机检查。

(5)产生片重变化的原因，总的情况是由于压片机故障或工作上疏忽，故在压片过程中，应该做好机件保养工作，详细检查机件有无损害，并每隔一定时间(10～20 min)称片重一次，片重合于规定。

(五)注意事项

1. 机器设备上的防护罩、安全盖的装置不要拆除，使用时应装妥。

2. 冲模需经严格探伤试验和外形检查，要无裂缝、变形、缺边，硬度合适和尺寸准确，如不合格的切勿使用，以免机器遭严重损坏。

3. 加料器装置与转台面平，高低准确，如高则产生漏粉，低则有铜屑磨落影响片剂质量。

4. 细粉多的原料不要使用，因它会使上冲飞粉多，下冲漏料多，影响机件容易磨损和原料损耗。

5. 不干燥的原料不要使用，因它会使粉子黏在冲头面上。

6. 运转中如有跳片或停滞不下，切不可用手去取，以免造成伤手事故。

7. 开车应先开动电动机，待运转正常后，再开动离合器。

8. 使用中如发现震动异常或发生不正常怪声，应立即停车检查。

9. 使用中压力不要过大，一般以电动机的负荷来测定，用380 V电动机在压片时的重载电流以不超过4 A为正常。

10. 片重差异增加：在加片进程中，重量差异不能超过《中国药典》所规定的限度，方为合格。

十七、立式胶体磨使用操作规程

(一)仪器简介

胶体磨是湿式超微粒加工的新型设备，适用于各类乳状液的均质、乳化、粉碎。主要部件由磨头、底座传动、电动机3部分组成。本机的关键部件为动静磨片，根据被处理物料的不同，磨片的齿型有所不同。

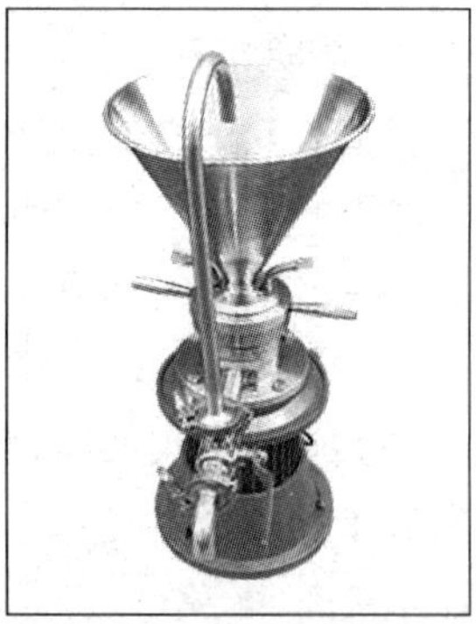

图3-40 立式胶体磨

工作原理：胶体磨的基本工作原理是剪切、研磨及高速搅拌作用。磨碎依靠两个齿型面的相对运动，其中一个高速旋转，另一个静止，使通过齿面之间的物料受到极大的剪切力及摩擦力，同时又在高频振动、高速旋涡等复杂力的作用下使物料有效地分散、乳化、粉碎、均质(图3-40)。

（二）操作规程

1. 连接好进料斗（或进料管）及出料口，再接上出料循环管，然后接通冷却水（JM-L50a、b 无冷水管系统）和排漏管。

2. 安装好电力启动装置，接好电源后，特别要注意开机运转方向，判别电机是否正常方向旋转，或从进料管径处看方向是否同胶体磨上“红色警示标志”旋转方向箭头相一致顺转。绝对禁止空转（腔内缺料液）和反转。

3. 在出厂时，设备出料口方块上已装有调好的限位螺丝，磨盘间隙处于最佳加工细度间距。调节磨盘间隙，先将出料口方块上限位螺丝松下，在不开机的情况下将调节盘（刻度盘）上两手柄逆时针拧松，然后顺时针转动调节盘，当转动调节盘感到有少许阻力时马上停止，此时调节盘上刻度对准体上指针的读数确定了动、静磨盘间隙为“0”。但刻度盘圈上的读数数字要记住，这个数不是 0 度而磨盘的间为“0”，再反转（逆时针）调节盘几圈使动、静磨盘的间隙略大于 0。调节盘的刻度每进退一大格为 0. 01 mm。一般在满足加工物料细度要求的情况下，尽可能使磨盘间隙保持一定间距，同时把手柄将调节盘锁紧，然后将进料口方块上限位螺丝调好，确保机器正常运作。

4. 接通冷却水后，注入 1 ~ 2 kg 左右的液料或其他与加工物料相关液体，并将湿料保持在经过循环管回流状态。然后才可启动胶体磨，待运转正常后立即投料入胶体磨中加工生产，可空转式胶体磨，亦可免此项。

5. 关机之前，进料斗内加入或腔内留有适量水液或其他与加工物料相关液体，并将湿料保持在经过循环管回流状态。开机时也要保持料斗内有一定量的湿料可回流状态并马上投入物料，否则会损伤硬质组合密封件甚至造成泄漏烧毁电机。

6. 加工物料注意电机负荷，发现过载要减少投料。

7. 胶体磨在动作中，绝不许关闭出料阀门，以免磨腔内压力过高而引起泄漏。

8. 胶体磨属高精密机械，磨盘间隙极少，转动速度快。操作人员应严守岗位，按规章作业，发现故障及时停机，排除故障后再生产。

9. 胶体磨使用后，应彻底消毒、清洗机体内部，勿使物料残留在体内，以免硬质机械黏结而损坏机器。

（三）注意事项

1. 开启胶体磨之前必须打通进出料及循环管线，接通冷却水。

2. 检查电机转动方向，从进料口看电机转向，顺时针转动为正确方向。

3. 调节磨片间隙，将两手柄旋转（逆时针拧），然后顺时针转动调节环，用一只手伸入底座方口内转动电机风叶（皮带轮），当转动调节环感到有少许摩擦时马上停止。再反转调节环少许使磨片间隙大于对准数字，一般在满足加工物料细度要求的情况下，尽可能使磨片间隙稍大一些，这样可以延长磨片使用寿命，然后旋紧手柄锁紧调节环，使磨片间隙固定。

4. 启动胶体磨，待运转正常后立即投料入磨加工，严禁空车运转。

5. 加工物料不得有石英、碎玻璃、金属屑硬物质混入其中，否则将损伤动静磨片。

6. 注意电机负荷，若发现过载，要减少投料。

7. 胶体磨使用结束后，应彻底清洗，勿使物料残留机内，以免机械密封黏结引气泄漏。

8. 胶体磨在使用过程中，应防止物料或水淋到电机或接线盒，淋水后及时处理。

9. 启动、关闭及开机清洗前、后，胶体磨机体内一定要留有水或液态物料，禁止空转与逆转。否则，操作失当会严重损坏硬质机械组件、静磨盘、动磨盘或发生泄漏烧毁电机等故障。

（四）维护保养

1. 修理机器时，在拆开、装回调整过程中，绝不允许铁锤直接敲击。应用木槌或垫上木块轻轻敲击，以免损坏零件，动静磨片均用拆卸专用工具。

2. 本机密封，分为静密封和动密封，动密封采用机械密封与组合式密封，静密封采用"O"形圈，紧固件选用紫铜垫密封，螺扣密封选用聚四氟乙烯生料带。机械密封选用钢结硬质合金制成，发现破裂应更换，划伤应研磨。

十八、电热恒温鼓风干燥箱使用操作规程

（一）仪器简介

电热恒温鼓风干燥箱是一般实验室必备的实验仪器，供厂矿企业、大专院校、科研单位及各类实验室等做物品干燥、烘焙、熔蜡、灭菌之用。

电热恒温鼓风干燥箱适合测定物质中水分、烘干物品、干燥热处理及其他加热之用。该设备采用数显温度调节仪进行温度控制，控温灵敏、操作简便、性能可靠，数字直接显示出工作温度，直观易读。工作室温度可在室温至 300 ℃之间任意恒温；能自动切断电源，保护设备和试品（图 3-41）。

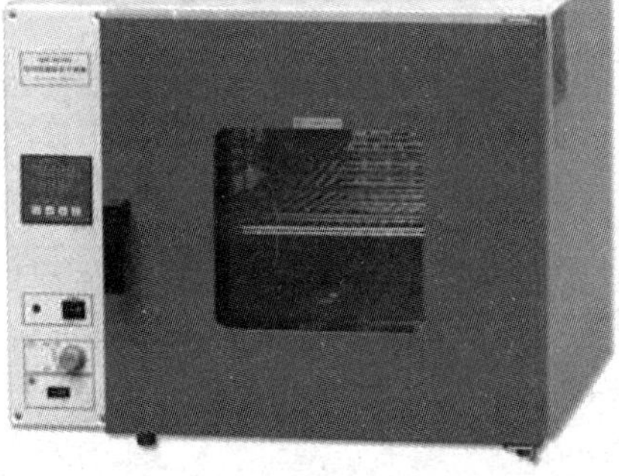

图 3-41　电热恒温鼓风干燥箱

(二)基本结构和工作原理

电热恒温鼓风干燥箱外壳均采用优质金属板及表面烘漆,工作室内有试品搁板,工作室与箱体外壳之间有保温层。门中间装有双层钢化玻璃窗,用于保温状态下观察工作室情况;加热元件分布于工作室的底侧(或左侧),箱内温度由温度传感器及控温仪控制恒温系统,安装于箱体的控制箱内,并有活络板装置,维修较为方便。

仪器设备性能技术指标如下。消耗功率:1 500 W;电源电压:220 V,50 Hz;控温范围:10 ~ 300 ℃;恒温精度:1 级;跟踪警报:±10 ℃。

(三)操作规程

1. 通电前,先打开箱体左侧活络板,将电源线从下孔引出箱体外,再装好活络板,然后检查设备的安全性,有无漏电或开路现象。

2. 准备就绪后,把需干燥处理的物品放入箱内,关上箱门,旋开箱顶排气阀;带鼓风的打开鼓风开关。

3. 检查接地是否可靠,插上电源插头,把电源开关拨至“开”处,此时电源指时灯亮,控制面板上有数字显示。

4. 按“set”键,(PV)显示器显示 SP 符号,按↓或↑键调温度,使(SV)显示器显示的温度为所需要的设定温度,再按“set”键两下,仪表显示器回到标准模式即可,随后会自动将温度升至所需温度。

5. 干燥完毕,关电源开关,取下电源插头。

(四)注意事项

1. 干燥箱用于试样的烘熔、干燥或其他加热用。最高工作温度为 300 ℃。干燥箱在环境温度不大于 40 ℃,空气相对湿度不大于 85%条件下工作。

2. 用专用的插头插座,并用比电源线粗一倍的导线接地。使用前检查电气绝缘性能,并注意有无断路、短路及漏电现象,以保证使用的安全。

3. 当温度升至所需范围,观察干燥箱是否可自动恒温,如恒温系统失灵,应立即停止使用。若所需温度超过 100 ℃时应有人看护。

4. 工作时,箱内物品放置切勿过挤,必须留有空间,以利热空气循环。箱门不宜经常打开,以免影响恒温场。

5. 工作时应有专人监测箱内温度,一旦温度失控,应及时断电检查,以免发生事故。

6. 干燥玻璃仪器时,若温度过高马上打开箱门,玻璃仪器会因温差太大而破裂。

7. 干燥结束后,若温度过高,勿马上打开箱门,防止烫伤。

8. 如温度过高,又是易裂物料时,应使其缓缓降温后再取出。

9. 本仪器无防爆装置,不得放置易燃易爆物品进行干燥。

10. 及时进行仪器的使用登记工作及清理台面。

(五)安全操作事项及维护保养

1. 本仪器必须设专人管理,实行专管共用,使用人员必须经专门培训。

2. 本仪器应放置有良好通风条件的室内,在其周围不可放置易燃易爆物品。

3. 严格遵守操作规程,如仪器出现故障应马上切断电源,立即向管理人员或科室负责人报告,查明原因及时修理,不得擅自修理,并做好有关记录。

4. 不得在仪器室内制作和贮存样品。

5. 严禁频繁开关机,以免损坏电源。供给仪器的电源为220 V,50 Hz。

6. 如有硬件故障不能诊断,应申报维修,勿自行拆开。

十九、真空干燥箱使用操作规程

(一)仪器简介

真空干燥箱是专为干燥热敏性、易分解和易氧化物质而设计的,工作时可使工作室内保持一定的真空度,并能够向内部充入稀有气体,特别是一些成分复杂的物品也能进行快速干燥。真空干燥箱加热板在加热介质的循环流动中将药品加热到指定温度,水分即开始蒸发并随抽真空逐渐抽走。此设备易于控制,可冷凝回收被蒸发的溶媒,干燥过程中药品不易被污染,可以用在药品干燥、包材灭菌及热处理上。在20世纪80年代原料药行业多用此设备为主要干燥器,但由于不易对料盘进行在线清洗和在线灭菌,干燥速度慢,工人劳动强度大,而且为实现药品均一性,干燥后还要经混粉装置混合,现已很少应用于原料药大生产上,多用于中、小试生产或包材热处理寿力空压机配件。

真空干燥箱广泛应用于生物化学、化工制药、医疗卫生、农业科研、环境保护等研究应用领域,做粉末干燥、烘焙以及各类玻璃容器的消毒和灭菌用。特别适合于对干燥热敏性、易分解、易氧化物质和复杂成分物品进行快速高效的干燥处理(图3-42)。

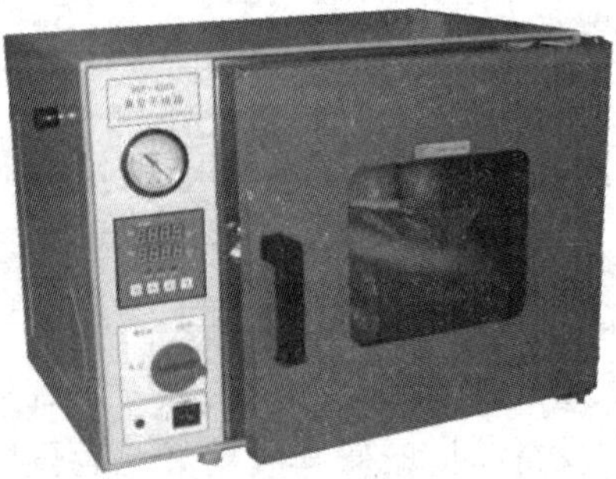

图3-42 真空干燥箱

（二）操作规程

1. 将真空干燥箱后面的进气管，用真空橡胶管与真空泵连接，接通真空泵电源。

2. 需干燥处理的物品放入真空干燥箱内，将箱门关上，并关闭放气阀，开启真空阀，再开启真空泵电源开始抽气，使箱内达到真空度-0.1～-0.09 MPa，关闭真空阀，再关闭真空泵电源开关。

3. 把电源开关拨至“1”处，此时电源指示灯亮，控温仪上有数字显示。

4. 温度设定。当所需温度与设定温度相同时不需要设定，反之则需要重新设定。先按控温仪的功能键“SET”进入温度设定状态，“SV”设定显示闪烁，再按移位键“◁”配合“△”或者“▽”设定结束需按功能键“set”确认。

如需设定温度150.0 ℃，原设定温度为86.5 ℃，先按功能键“set”，再按移位键“◁”，将光标移至显示器百位数字上，然后按“△”，使百位数字从“0”升到“1”，百位数字设定后，移动光标依次设定十位、个位和分位数字，使设定温度显示为150.0 ℃，按功能键“set”确认，温度设定结束。

5. 设定结束后，各项数据长期保存，此时培养箱进入升温状态，加热指示灯亮。当箱内温度接近设定温度时，加热指示灯忽亮忽熄，反复多次，控制进入恒温状态。

6. 根据不同物品不同潮湿程度，选择不同的干燥时间，如干燥时间较长，真空度下降，需再次抽气恢复真空度，应先开启真空泵点击开关，再开启真空阀。

7. 干燥结束后，应先关闭电源，旋动放气阀，解除箱内真空状态，再打开箱门取出物品。解除真空后因密封圈与玻璃门吸紧变形不易立即打开，应稍等片刻等密封圈回复原形后，才能方便开启箱门。

（三）注意事项

1. 培养箱外壳必须有效接地，以保证使用安全。

2. 真空箱不需连续抽气使用时，应先关闭真空阀，再关闭真空泵电机电源，否则真空泵油要倒灌至箱内。真空泵抽气速率每秒不小于2 L。

3. 真空箱工作室无防爆、防腐蚀等处理，不得放易燃、易爆、易产生腐蚀性气体的物品进行干燥。

4. 取出被处理物品时，如果处理的是易燃物品，必须待温度冷却到燃点以下，才能放入空气，以免引起燃烧。

5. 工作时应有专人监测箱内温度，一旦温度失控，应及时断电检查，以免发生事故。

6. 干燥的物品如潮湿，则在真空箱与真空泵之间加入过滤器，防止潮湿气体进入真空泵，造成真空泵故障。

7. 干燥的物品如干燥后改变为重量轻，体积小（为小颗粒状），应在工作室内抽真空口加隔阻网，以防干燥物吸入而损坏真空泵（或电磁阀）。

8. 切勿随意更改设定中P、I、D、T、LCK功能的参数，如需调整请与厂家联系。

(四)安全操作管理及维护保养

1. 确保电源电压 AC 220 V±10%,50 Hz 的电源供应。

2. 确保环境温度不超过 40 ℃,相对湿度不超过 85% RH,周围无强烈震动及腐蚀性气体影响。

3. 使用前检查各管道的连接是否紧密,管路是否畅通,管内是否无异物。检查真空箱内部是否清洁,温度是否正常。

4. 机器日常保持清洁,每次工作完毕后,仔细清理设备及操作平台并登记。

5. 真空箱应经常保持清洁,箱门玻璃切忌用有反应的化学溶液擦拭,应用松软棉布擦拭。

6. 放气阀橡皮塞若旋转困难,可在内涂上适量油脂润滑(如凡士林、真空硅脂)。

7. 若真空箱长期不用,将露在外面的电镀件擦净后涂上中性油脂,以防腐蚀,并套上塑料薄膜防尘罩,放置于干燥的室内,以免电器元件受潮损坏,影响使用。

(五)故障排除

真空干燥箱故障情况见表 3-9。

表 3-9 真空干燥箱故障情况

故障现象	原因分析	排除方法
1. 无电源	1. 插头未插好或断线 2. 熔断器开路	1. 插好插头或接好 2. 更换熔断器
2. 箱内温度不升	1. 设定温度低 2. 电加热器坏 3. 控温仪坏 4. 温度传感器松动	1. 调整设定温度 2. 换电加热器 3. 换控温仪 4. 拧紧传感器螺母
3. 设定温度与箱内温度误差大	1. 传感器损坏 2. 温度显示值未调整好	1. 换温度传感器 2. 调整温度显示值
4. 真空抽不上	1. 面板上放气阀未关 2. 面板上真空阀未打开 3. 真空泵抽气管未接好 4. 真空泵坏 5. 箱门未关紧 6. 箱门橡胶密封圈坏 7. 面板上真空表损坏	1. 关上放气阀 2. 打开真空泵阀门 3. 接好管道 4. 调换真空泵 5. 关紧箱门 6. 调换箱门密封圈 7. 调换真空表

二十、数码显微镜使用操作规程

（一）仪器简介

数码显微镜是将精锐的光学显微镜技术、先进的光电转换技术、液晶屏幕技术完美地结合在一起而开发研制成功的一项高科技产品。从而，可以使微观领域的研究从传统的普通的双眼观察到通过显示器上再现，提高了工作效率（图 3–43）。

（二）操作规程

1. 取下显微镜的防尘罩，接通电源，开启电源开关，根据玻片性质调整内置照明灯光亮度及光圈大小，使视野亮度处于合适范围。

2. 将事先准备好的玻片放到载物台上，用标本片夹持器夹好，转动移动手轮使等观察样品大致位于物镜正下方。

3. 拉开显微镜的电子眼，并打开电脑上的工作站，将屏幕调整到合适大小移到中间。

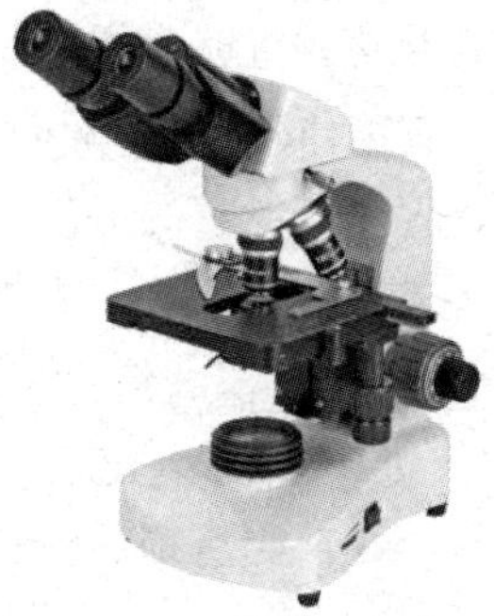

图 3–43　数码显微镜

4. 先用低倍物镜（4 倍）观察样品，转动粗准焦螺旋和移动手轮，把样品移到视野中间并调至清晰。

5. 转动转换器，使高倍物镜（10 倍）对准样品，调节细准焦螺旋，使视野清晰；如果样品稍有偏离视野中央则调节移动手轮把样品调到中央。

6. 再次转动转换器，使高倍物镜（40 倍）对准样品进行观察，方法同 10 倍物镜操作方法；此时视野亮度可能会变暗，应当调节内置照明灯光亮度及光圈大小使视野亮度处于合适范围。

7. 观察完样品后，取下载玻片，先将聚光器降下，再将物镜转成“八”字形，转动粗调节器使镜筒下降，以免接物镜与聚光器相碰，并将镜筒缓缓下降到最低处，关掉电子眼及工作站，关闭电源，罩上防尘罩，将显微镜归位。并做好相关使用记录。

（三）注意事项

1. 注意清洁。显微镜是光学精密仪器，在使用时要特别小心，使用前要熟悉显微镜的结构和性能，检查各总零件是否完好无损，镜身有无灰尘，镜头是否清洁，做好必要的清洁和调整工作。使用前应将镜身擦拭一遍、用擦镜纸将镜头擦净（切不可用手指擦抹）。若遇到镜台或镜头上有干香柏油，可用擦镜纸蘸取少量二甲苯将其擦去。

2. 调节光源。对光时应避免直射光源，因直射光源影响物像的清晰，损坏光源装置和镜头，并刺激眼睛。凡检查染色标本时，光线应强；检查未染色标本时，光线不宜太强。可通过扩大或缩小光圈、升降聚光器、旋转反光镜调节光线。在一般情况下，低倍镜观察光线宜弱，高倍镜观察光线宜强。

3. 放置光栅(标本)镀膜面对镜头。放置光栅时,注意镀膜面向上(对着镜头),否则在高倍显微镜下无法聚焦,且转换高倍镜时容易压坏镜头和标本。

4. 低倍镜观察。检查的标本须先用低倍镜观察,因为低倍镜视野较大,易发现目标和确定检查的位置。

5. 先调节粗调节轮,双手调节(慢,轻,切勿用蛮力)。慢慢旋转粗调节轮,当在视野内出现物象后,改用细调节轮,上下微微转动(双手调节),直至视野内获得清晰的物像。认真观察,确定并将需进一步要观察的部位移视野中央,准备用高倍镜观察。

6. 高倍镜观察。将高倍镜转正至正下方,在转换接物镜时,需用眼睛在侧面观察,避免镜头与玻片相撞。然后由接目镜观察,再仔细调节光圈和聚光镜,使光线的明亮度适宜,同时再仔细向正反两方向微转动细调节轮,直至获得清晰的物像后为止,找到最适宜于观察的部位。

7. 换标本时要先换到低倍物镜。换片观察完一个标本后,如果想要再观察另一标本时,需先将高倍物镜(或油镜)转回到低倍物镜,取出标本,用安放片的方法换上新片,即可观察。千万不可在高倍物镜(或油镜)下换片,以防损坏镜头。

8. 拿取事项。拿取显微镜必须一只手拿着镜臂,一只手托着镜座,并保持镜身的上下垂直,应避免震动,轻放台上。切不可一只手提起,以防显微镜、反光镜及目镜坠落。

9. 如有问题,不要擅自拆卸。使用时如发现显微镜操作不灵活或有损坏,不要擅自拆卸修理,应立即报告管理员处理。

10. 注意保护镜头,切不可压碎标本被片,损坏镜头。

(四)维护保养

1. 显微镜在使用或者存放时应避免灰尘、潮湿、过冷、过热及含有酸碱性的蒸汽。

2. 显微镜使用完毕后即以玻璃钟罩或塑料套将一起罩住,并使其减少潮气和尘埃的影响。

3. 物镜用毕后卸下,放在物镜罩壳,或将卸下的物镜、目镜均放入干燥器。

4. 透镜表面有污垢时,可用清洁的脱脂纱布或擦镜纸,蘸上少许二甲苯或石油醚揩拭,切忌用酒精,否则透镜上的胶将被溶解。

5. 本仪器使用 6 V 20 W 溴钨灯泡为光源,当需更换时,可将仪器底部翻转,松开灯箱盖螺钉,翻下灯箱盖可见到灯座接插件卡脚,用螺丝刀将灯脚固定螺钉松开,拔下灯泡,把新的灯泡插入卡脚把螺钉拧紧,推上复位。

6. 换保险丝,握住保险丝座反时针旋下保险丝座,换上好的保险,顺时针旋上保险丝座。

7. 仪器使用 3 个月后,应注意在各传动部分加些润滑油,所用油脂宜黏度适当,避免酸性。

8. 本仪器结构精密,零件不宜随意拆卸,遇故障时可送回厂或有关仪器厂修理。

9. 每个月由专人做一次维护保养,并做好维护保养记录。

二十一、WRS-1B 数字熔点仪操作规程

(一)仪器简介

数字熔点仪是由检测系统、温度系统等组成的机器。主要部件由加热箱、检测器、记录仪等几部分组成。采用光电检测、液晶显示等技术,具有初熔、终熔自动显示等功能。温度系统应用了线性校正的铂金电阻作为检测元件,让实验过程与结果更为高效、准确。熔点测定是辨认物质本性的基本手段,也是纯度测定的重要方法之一。数字熔点测定仪在化学工业、医药工业和材料科学等领域有着广泛的应用(图 3-44)。

工作原理:物质在结晶状态时反射光线,在熔化状态时透射光线。因此,物质熔化过程中随着温度的升高会产生透光度的跃变。图 3-45 是典型的熔化曲线,图中 A 点所对应的温度 *Ta* 为初熔点;B 点为终熔点;AB 称为熔距(即熔化间隔或熔化范围)。

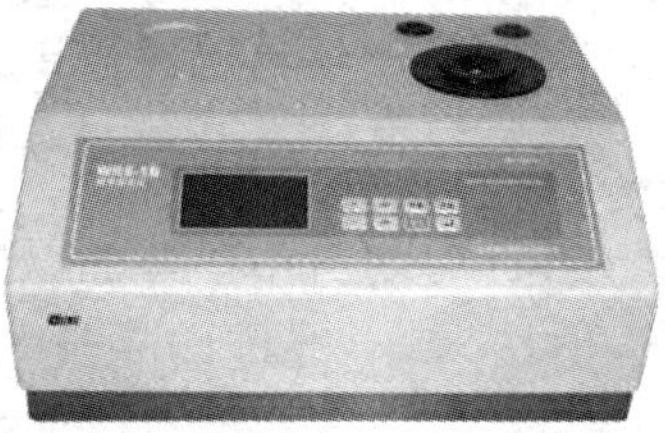

图 3-44　WRS-1B 数字熔点仪

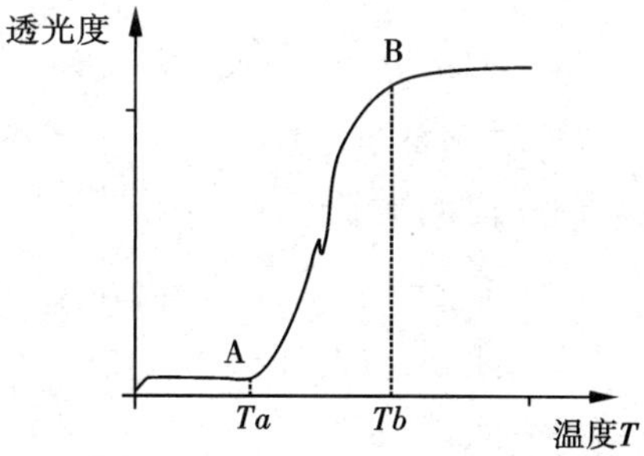

图 3-45　熔化曲线

(二)操作规程

1. 开启电源开关。

2. 开机后等待 2 ~ 3 s,根据屏幕提示输入预置温度。使用"→""←""+""-"4 个功能键。设置预置温度(预置温度根据每种物质的熔点不同做相应的设置),设置完毕后按"预置"键。

3. 依照屏幕提示,根据测定需要,通过"+""-"两个功能键设置升温速率,设置完毕后按"预置"键。

4. 待当前温度稳定在预置温度后,插入装有样品的毛细管,按"升温"键,开始测试。

5. 一次测试结束后,屏幕自动显示样品的初熔值和终熔值。待温度稳定在预置温度后方可进行下一次测定。

6. 测试结束后，屏幕提示是否重设参数“Y/N”，使用“→”“←”两个键进行选择，如果要继续测量同一物质的样品或者下一样品的熔点接近本次测试，选择“N”按后系统转入第4步，进行操作。如果下仪测试样品是熔点相差较大的不同物质，选择“Y”按照第2步进行下面的操作。

7. 测试完毕，取出毛细管，将预置温度设置到50 ℃以下。等温度低于50 ℃时可以关闭电源。并做好相关使用记录。

（三）校正

当仪器使用时间长，或由于季节温差大造成仪器测量的误差过大，此时可对仪器进行校正，以保证精度要求。

1. 开启电源开关，等待2～3 s后，设置预置温度为75 ℃，按“校正”键后，马上再按“预置”键。

2. 设置升温速率为1.0 ℃/min，按“预置”键。

3. 等当前温度稳定后，插入装有终熔值为80.6 ℃的熔点标准品，按“升温”键。

4. 测试结束后，屏幕自动显示样品的初熔值和终熔值，记下读数。

5. 重复测两次，再分别依次测试终熔值为152.9 ℃（预置温度设置为145 ℃）、285.7 ℃（预置温度设置为278 ℃）的两种熔点标准品，并保证测试3种样品的过程中无间断。测试完毕，如果屏幕显示“校正失败”，则表明仪器的硬件粗调还没有符合要求，需重新调整后再校正。如果屏幕显示“校正成功”，则表明仪器已经校正完毕。

（四）注意事项

1. 样品发布按要求焙干，在干燥和洁净的研钵中碾碎，用自由落体法敲击毛细管，使样品填结实，样品填装高度应不小于3 mm。同一批号样品高度应一致。以确保测量结果一致性。

2. 仪器开机后自动预置到50 ℃，炉子温度高于或低于此温度都可用拨盘快速设定。

3. 达到起始温度附近时，预置灯交替发光，此乃炉温缓冲过程，平衡后两灯熄灭。

4. 设定起始温度切勿超过仪器使用范围，否则仪器将会损坏。

5. 某些样品起始温度高低对熔点测定结果是有影响的，应确定一定的操作规范。建议提前3～5 min插入毛细管，如线性升温速率选1 ℃/min，起始温度应比熔点低3～5 ℃，速率选3.0 ℃/min，起始温度应比熔点低9～15 ℃，一般应以实验确定的最佳测试条件为准。

（五）仪器的维护

1. 仪器应在干燥通风的室内使用，切忌沾水，防止受潮。仪器采用三芯电源插头，接地端应接大地，不通用中线代替。

2. 仪器使用的毛细管应符合规定，切忌用手工拉制的毛细管代用，以防太紧而断裂。

3. 仪器毛细管断裂在管座内时，可先切断电源，待炉子冷却后用 1 mm 铜丝插入断裂的毛细管中，然后慢慢提起，即可把断裂的毛细管取出，如果管座中还有玻璃碎屑，可将管座拔出，将玻璃碎屑倒出或敲出，然后按原来方向插入电热炉中，插入时要注意管座的缺口与电热炉的凸缘对齐。最后应对仪器进行检查，如遇不正常情况应及时检修。

4. 精度试验：选用 3 种标准物质进行精度试验。萘终熔 80.6 ℃、己二酸终熔 152.89 ℃、蒽醌终熔 285.7 ℃校正，升温速率选至 1.0/min 档，起始温度设定比终熔值低5 ℃，依法测定5 次，删去最大值及最小值取其余3 数作为测定结果，取3 数平均值，偏差应小于规定精度。

(六)常见故障及其处理方法

WRS-1B 数字熔点仪故障见表 3-10。

表 3-10　WRS-1B 数字熔点仪故障

故障现象	原因分析	排除方法
1. 打开电源开关无显示	1. 未接电源 2. 保险丝熔断	1. 插上电源并保证接触良好 2. 更换同型号同规格的保险丝
2. 仪器示值不准确	1. 元器件参数变化 2. 环境温差变化太大	1. 参照软件校正步骤 2. 控制环境温度
3. 仪器重复性不良	1. 装样不一致 2. 毛细管尺寸不一致 3. 样品纯度太差	1. 严格装样规范 2. 挑拣 3. 高纯度样品确认仪器正常
4. 熔点结果不准	1. 铂电阻位移 2. 电热炉老化垃圾多 3. 权电阻变值	1. 复位、紧定铂电阻 2. 经常清洗 3. 重新校 A、校 B

二十二、高效毛细管电泳操作规程

(一)仪器简介

毛细管电泳仪又称高效毛细管电泳，是一类以毛细管为分离通道、以高压直流电场为驱动力的新型液相分离技术。实际上包含电泳、色谱及其交叉内容，它使分析化学得以从微升水平进入纳升水平，并使单细胞分析，乃至单分子分析成为可能。它广泛应用于生命科学、医药科学、临床医学、分子生物学、法庭与侦破鉴定、化学、环境、海关、农学、生产过程监控、产品质检以及单细胞和单分子分析等领域。

毛细管电泳技术具有高效分离、快速分析、试剂和样品用量少、绿色环保、前处理简单等优势。是蛋白质、核酸、有机物的有效分析技术，也使单细胞及单分子分析成为可能，并有更多应用领域尚待开发。作为新型微量分析技术，其应用领域十分广泛。

（二）Agilent3DCE 型高效毛细管电泳仪标准操作规程

1. 打开连接毛细管电泳仪和计算机的稳压电源。

2. 依次打开主机、计算机和打印机的电源开关。

3. 启动工作站，双击“Online”，文件，出现工作站“Method&runcontrol”画面，压力系统的泵启动，自动调出上一次使用的分析方法文件“ *.m”。

4. 选择“Istrument”，点击“Systeminitial”功能，系统开始初始化，自检通过后，画面左侧的仪器状态显示窗将显示仪器处于“Reday”状态。

5. 调出或编辑分析方法文件，根据实验需要，分别设置“Homevalue”“Conditioning”“Injection”“Electric”“TimeTable”“Detector”等参数，设置完毕后，按“Done”键，完成方法文件编辑，并保存文件。

6. 选择“Runcontrol”，点击“Sampleinformation”功能，输入样品的有关信息。

7. 选择“Runcontrol”，点击“Run”功能，开始分析。

8. 分析结束后，根据设定的参数进行数据处理，并打印出色谱图及分析报告。

9. 用水冲洗系统 10 min 以上，选择“Istrument”，点击“maintenance”功能，进、出口小瓶及冲洗探头全部复位。

10. 选择工作站画面菜单栏中“File”，点击“Exit”功能，关掉工作站软件；关掉主机电源及计算机、打印机开关。若仪器准备长期不用，关机时不要移去毛细管进、出口处的小瓶，以免毛细管内部溶液蒸发，形成气泡。

11. 及时做好仪器的使用登记和清理台面。

12. 如有硬件故障不能诊断时，应申报修理，勿自行乱动。

（三）注意事项

1. 冲洗毛细管时禁止在毛细管上加电压；不允许更改讲义上给定的工作电压，也不建议改变进样时间。

2. 注意 NaOH、HCl、水、样品和缓冲溶液等之间的切换。

3. 冲洗毛细管对于实验结果的可靠性和重现性至关重要，务必认真完成每一次冲洗，不允许缩短冲洗时间或者不冲洗。

4. 做完实验以后一定要用水冲洗毛细管，否则可能会导致毛细管堵塞，严重影响实验结果。

二十三、酶标仪操作规程

（一）仪器简介

酶标仪实际上就是一台变相光电比色计或分光光度计，其基本工作原理与主要结构和光电比色计基本相同。光源灯发出的光波经过滤光片或单色器变成一束单色光，进入塑料微孔板中的待测标本。该单色光一部分被标本吸收，另一部分则透过标本照射到光电检测器上，光电检测器将这一待测标本不同而强弱不同的光信号转换成相应的电信号，电信号经前置放大、对数放大、模数转换等信号处理后送入微处理器进行数据处理和计算，最后由显示器和打印机显示结果。微处理机还通过控制电路控制机械驱动机构 X 方向和 Y 方向的运动来移动微孔板，从而实现自动进样检测过程（图 3-46）。

应用领域：DNA、RNA 及蛋白定量和纯度检测、同时也可利用超微量板对核酸和蛋白质进行定量检测、PicoGreen/NanoOrange/Bradford 实验、ELISA/酶学动力学检测、离子通道检测、药物分解实验、细胞活力、细胞毒性、细胞增殖检测、Caspase-3/7 和蛋白酶检测、CatchPoint cAMP 检测、受体-配体结合、SNP 基因定型、药物靶点研究、色氨酸自荧光检测、绿荧光蛋白检测、报告基因检测、ADME-Tox 实验、细胞迁移、激酶和 ATP 酶分析、生物发光荧光共振能量转移（BRET）、Multi-Tox 细胞活力检测、基于法国 CisBio 公司专利 HTRF 技术相关实验、Western Blot 等。

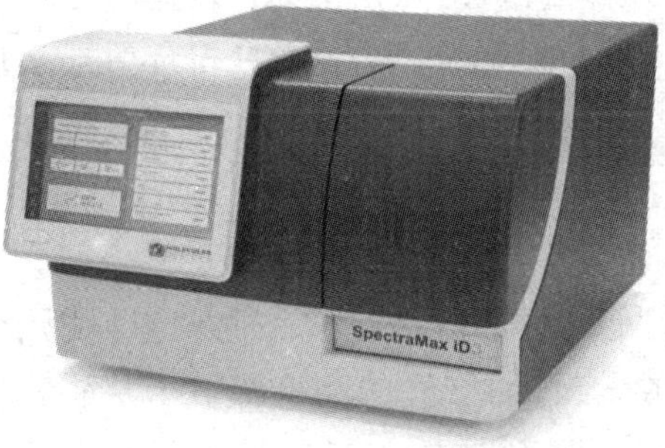

图 3-46　酶标仪

（二）SpectraMax® iD3 酶标仪操作规程

1. 开机

（1）打开计算机。

（2）打开酶标仪电源：长按开启按钮，直到电源按键由橙色变为绿色即为开启。

（3）双击软件图标进入操作界面，点击界面左上角“SpectraMax iD3”进行联机，待该图标上的小红圈变为绿色“√”，即为联机成功。

2. 参数设置

（1）设置信息“Settings Information”

1）点击界面上的 ABS 即为光吸收测试模式。

2）进入 ABS 模式后，在“Category”功能栏下选择“Wavelengths”，界面上的“Lm1”栏内输入测试的波长，也可根据需要选择多波长下进行测试，通过选择上面波长数即可。填好后点击“OK”。

3)“Category”功能栏下点击“Plate Type”选择酶标板类型，一般为“96Wells”，选好后点击“OK”。

4)“Category”功能栏下点击“Read Area”选择读板区域，鼠标划定区域即可，选好点击“OK”。

(2)酶标板编辑“Template”

1)在酶标标板中选若干个(一般为3个)平行孔，然后点击下方“Plate Blank”，所选区域显示为BL，即为空白样放置区域。

2)鼠标选定将要设定为标准样的区域，然后点击右上方“Add”在弹出的对话框中“Group Name”下方填写组名标记，在“Group Table Layout”处选择Standards，“Add Columns”下勾选1组标准样，填写样品单位等信息，然后点击“OK”，即可在酶标板的下方看到添加的标准样组设置栏，点击下面的“Series”弹出的对话框内设置读样品的方向、平行样组数、标准样序号、标准样开始的浓度和递增的浓度值等信息，填好后点击“OK”，即设置好标准样区域。

3)选定将要设定为未知样的区域，点击“Add”在弹出的对话框中“Group Name”下方填写组名标记，在“Group Table Layout”处选择Unknowns，然后点击“OK”，在新增的组栏里点击“Series”弹出的对话框内设置未知样的序号，点击“OK”，即设置好未知样区域。

3. 测试

(1)按照上述预先设置好的样品区域将样品加入酶标板中，点击左上角的“Open/Close”弹出样品酶标板放置架，将加好样的酶标板放入后点击“Open/Close”关闭放置架。点击“Read”弹出是否优化的窗口，一般选择不优化(更换新型酶标板需进行优化)，测量即开始，样品测试完后酶标板放置架自动弹出(注:测试全程禁止在仪器前方酶标板弹出区域放置异物或阻挡物)，取出酶标板，点击“Open/Close”关闭放置架，测试完毕。

(2)点击左上角酶标板状的按钮，在下来菜单内点击“Save as”选择测试结果的保存类型及位置，即可保存好结果数据。

4. 关机　关闭计算机，长按酶标仪电源按钮直至绿色转为橙色，关闭仪器。

二十四、傅里叶红外光谱仪操作规程

(一)仪器简介

傅里叶变换红外光谱仪(fourier transform infrared spectrometer，FTIR spectrometer)，简称为傅里叶红外光谱仪。它不同于色散型红外分光的原理，是基于对干涉后的红外光进行傅里叶变换的原理而开发的红外光谱仪，主要由红外光源、光阑、干涉仪(分束器、动镜、定镜)、样品室、检测器以及各种红外反射镜、激光器、控制电路板和电源组成(图 3-47)。

基本工作原理:光源发出的光被分束器(类似半透半反镜)分为两束,一束经透射到达动镜,另一束经反射到达定镜。两束光分别经定镜和动镜反射再回到分束器,动镜以一恒定速度做直线运动,因而经分束器分束后的两束光形成光程差,产生干涉。干涉光在分束器会合后通过样品池,通过样品后含有样品信息的干涉光到达检测器,然后通过傅里叶变换对信号进行处理,最终得到透过率或吸光度随波数或波长的红外吸收光谱图。

可以对样品进行定性和定量分析,广泛应用于医药化工、地矿、石油、煤炭、环保、海关、宝石鉴定、刑侦鉴定等领域。

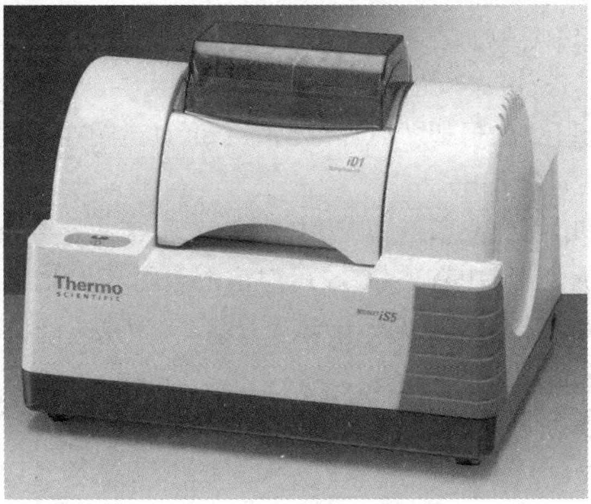

图 3-47　傅里叶红外光谱仪

(二) NICOLET is5 型傅里叶变换红外光谱仪操作规程

1. 开机　开启电源稳压器,打开电脑、打印机及仪器电源。在操作仪器采集谱图前,先让仪器稳定 30 min 以上。

2. 仪器自检　在 Windows 桌面上双击 OMNIC 图标打开软件后,仪器将自动检测并在右上角“状态”栏出现绿色“ ”,表示电脑和仪器通讯正常。如不正常(显示红叉),通过下拉菜单【采集】→【实验设置】→【诊断】或【采集】→【Advanced Diagnostics…】查找原因或调整仪器。

3. 软件操作

(1)参数设置:点击【采集】→【实验设置】→【采集】,对采集参数包括扫描次数、分辨率、Y 轴格式、谱图修正、文件管理、背景处理、实验标题、实验描述等进行设定,可点击【光学台】,检查干涉图是否正常,有问题时点击【诊断】进行检查、调整。保存实验参数。

(2)采集背景光谱:将背景样品放入样品仓或以空气为背景,按【采集背景】按钮,出现提示“背景 请准备背景采集”，点击【确定】，开始采集背景光谱（背景采集的顺序要同采集参数中“背景处理”一致）。

（3）采集样品光谱：点击图标【采集样品】按钮，出现对话框，输入谱图标题，点【确定】，出现提示“样品 请准备样品采集”，此时拿出背景，把制备样品压片放进样品仓，点击【确定】，开始采集样品光谱。采集完成后选择“是”，将采集的谱图放入当前窗口。此时窗口显示为背景和样品图。如不需要打印背景图，可用鼠标点击背景图，确定当前所选谱图为背景图（当前所选谱图为红色）后，点击显示-隐藏谱图，将背景谱图隐藏。如样品图需要处理，可进行相关处理。

（4）文件保存：点击菜单【文件】→【保存】（或【另存为】），选择保持的路径、文件类型、文件名，保存。

（5）光谱图的显示与处理

1）使用菜单【显示】项中的有关命令，可以查看比较多个光谱图，可以分层显示、满刻度显示、同一刻度显示，可以隐藏光谱图。

2）使用菜单【编辑】中的剪切、拷贝、粘贴命令可对谱图在不同窗口之间进行复制、粘贴等，以及对工具栏进行编辑。

3）点击菜单【窗口】可建立新窗口，选中某窗口，平铺或层叠窗口。

4）使用菜单【数据处理】中有关命令，可对谱图进行各种处理，如将% 透过率图转化为吸收度图，或将吸收度图转化为% 透过率图，其他转换、自动基线校正、高级 ATR 校正、差谱、平滑、导数谱图等也可。

5）使用菜单【谱图分析】的有关命令，可对谱图进行标峰、谱图检索、谱库管理、加谱图入库、定量分析等。

（6）打印

1）可以对选中的光谱图直接打印，点击按钮【打印】或菜单【文件】→【打印】。

2）也可以按照报告模板打印，点击菜单【报告】→【报告模板】，可选择已有的报告模板，也可新建报告模板，可生成报告集或加入报告集，显示报告集，打印报告。

4. 关机

（1）点击关闭按钮或点击菜单【文件】→【退出】，退出 Omnic 软件。关闭红外光谱仪电源。

（2）如果想防止仪器受潮，要 24 h 通电，就打开【采集】下面【实验设置】中的【光学台】，再打开右侧【光源】选项，选择【关】，这样可以关闭红外光源，延长光源寿命，然后【确定】，最后按“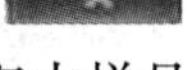”退出 OMNIC 软件。

（3）移除样品室内样品，在样品仓内放置干燥剂。

5. 注意事项

（1）红外光谱测定最常用的试样制备方法是溴化钾（KBr）压片法（《中国药典》收载品种 90% 以上用此法），因此为减少对测定的影响，所用 KBr 最好应为光学试剂级，至少也要分析纯级。使用前应适当研细（2.5 μm 以下），并在 120 ℃以上烘 4 h 以上后置干燥器中备用。如发现结块，则应重新干燥。制备好的空 KBr 片应透明，与空气相比，透光率应在 75% 以上。

（2）压片时，应先取供试品研细后再加入 KBr 再次研细研匀，这样比较容易混匀。研磨所用的应为玛瑙研钵，因玻璃研钵内表面比较粗糙，易黏附样品。研磨时应按同一方向（顺时针或逆时针）均匀用力，如不按同一方向研磨，有可能在研磨过程中使供试品产生转晶，从而影响测定结果。研磨力度不用太大，研磨到试样中不再有肉眼可见的小粒子即可。另外，如压好的片子上出现不透明的小白点，则说明研好的试样中有未研细的小粒子，应重新压片。

（3）压片法时取用的供试品量一般为 1 ~ 2 mg，因不可能用天平称量后加入，并且每种样品对红外光的吸收程度不一致，故常凭经验取用。一般要求所测得的光谱图中绝大多数吸收峰处于 10% ~ 80% 透光率范围内。最强吸收峰的透光率如太大（如大于 30%），则说明取样量太少；相反，如最强吸收峰的透光率为接近 0，且为平头峰，则说明取样量太多，此时均应调整取样量后重新测定。

（4）压片时 KBr 的取用量一般为 200 mg 左右（凭经验），应根据制片后的片子厚度来控制 KBr 的量，一般片子厚度应在 0.5 mm 以下，厚度大于 0.5 mm 时，常可在光谱上观察到干涉条纹，对供试品光谱产生干扰。

（5）测试样品时尽量减少室内人数，无关人员最好不要进入，还要注意适当的通风换气，使二氧化碳降低到最低限度以保证图谱质量。

6. 维护保养

（1）红外光谱仪开机后很快就可以稳定，光源通电 15 min 后就可以达到能量最高，开机 30 min 后就可以测试样品。为了延长仪器寿命，下班后最好关机，将供电电源全部断掉，这样能够确保仪器的安全。红外仪器的电源变压器、红外光源、He-Ne 聚光器以及线路板都是有寿命的，所以仪器不使用时，最好处于关机状态。

（2）保持环境温度 18 ~ 25 ℃，相对湿度 ≤60%。红外仪器零部件中，分束器是最容易损坏的，其次是 DTGS 检测器。中红外分束器基质是溴化钾晶片，DTGS 检测器窗口材料也是溴化钾晶体，所以中红外分束器和 DTGS 检测器最怕潮湿，应严格要求，当指示片变白后及时更换干燥剂，换下的干燥剂放入烘箱里，100 ℃下烘烤 7 h 左右后放入干燥器皿。

（3）为防止仪器受潮而影响使用寿命，红外实验室应经常保持干燥，即使仪器不用，也应每周开机至少 2 次，每次半天，同时开除湿机除湿。特别是梅雨季节，最好是能每天开除湿机。

（4）注意定期检查光学密封台中及样品仓中干燥剂状态，失效时及时更换，换下的干燥剂放入烘箱里，100 ℃下烘烤 7 h 左右后放入干燥器皿中冷却至室温，再放入光学密封台或样品仓中。

（5）光学台中的平面反射镜和聚焦用的抛物镜，如果上面附有灰尘，只能用洗耳球将灰尘吹掉，吹不掉的灰尘不能用有机溶剂冲洗，更不能用镜头纸擦掉。否则会降低镜面的反射率。

(6)压片用模具用后应立即把各部分擦干净,必要时用水清洗干净并擦干,置干燥器中保存,以免锈蚀。

(7)每月进行一次性能确认。

二十五、冷冻干燥机操作规程

(一)仪器简介

冷冻干燥机是由制冷系统、真空系统、加热系统、电器仪表控制系统组成的机器。冷冻干燥机主要部件分为干燥箱、凝结器、冷冻机组、真空泵、加热/冷却装置等。冷冻干燥(以下简称冻干)就是将含水物质先冻结成固态,而后使其中的水分从固态升华成气态,以除去水分而保存物质的方法(图3-48)。

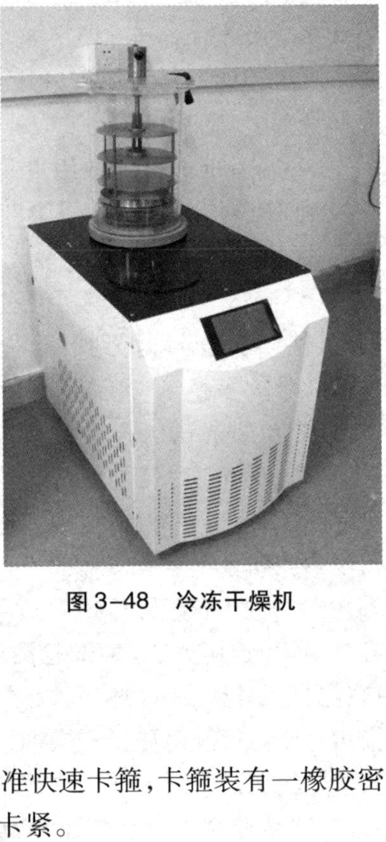
图3-48 冷冻干燥机

其工作原理为:压缩空气中水蒸气的量是由压缩空气的温度决定的,在保持压缩空气压力基本不变的情况下,降低压缩空气的温度可减少压缩空气中的水蒸气含量,而多余的水蒸气会凝结成液体。冷冻干燥机就是利用这一原理采用制冷技术干燥压缩空气的。因此冷干机具有制冷系统。

真空冷冻干燥技术在生物工程、医药工业、食品工业、材料科学和农副产品深加工等领域有着广泛的应用。

(二)操作规程

1. 仪器安装及冻干准备

(1)真空泵之间由抽真空耐压管连接,两端采用标准快速卡箍,卡箍装有一橡胶密封圈,连接前在密封圈上涂适量真空脂,再将两端卡箍卡紧。

(2)主机背侧面板上安装有"总电源"插座,将电源线一端插入,另一端与有电电源相连。在"总电源"处装有真空泵电源插座,将真空泵电源线插上即可。

(3)请用户详细阅读"使用说明书",检查真空泵,确认已加真空泵油,切勿无油运转。油面不得低于油镜中线。

(4)冷阱上方"O"密封圈应保持清洁,使用前可均匀涂一层真空脂。

(5)将物料装入物料盘中,再将物料盘放入预冻架上,将预冻架放入冷阱中,盖上保温盖,预冻46 h。

(6)如选用压盖配置,将物料注入西林瓶中,再将装有物料的西林瓶放进压盖物料盘中,将有西林瓶的物料盘放入预冻架上,放进冷阱,预冻4~6 h。

(7)如选用多歧管配置,将物料注入选用的干燥瓶中,再将干燥瓶放进40°以下的低温冰箱中,预冻4~6 h,如有可能,最好能将干燥瓶边旋转边预冻,以便使物料均匀冻结在瓶壁上,有利于加速干燥。

(8)打开主机背板上的“总电源”开关,控制系统上电,液晶屏显示“公司商标及名称”,此时,只有触摸屏上的“进入系统”键有效,按此键进入系统操作和状态显示界面,如下显示。

(9)按触摸屏上“制冷”键,制冷系统开始工作,预冻开始。

2. 冷冻干燥操作

(1)普通配置冷干

1)将预冻好的物料盘从冷阱中取出,迅速装进干燥架,将干燥架回放到冷阱上方,罩上有机玻璃罩,罩下端要与“O”形密封圈完全接触。

2)确认放气阀已关闭(放气阀位置:真空管接口下方白色接头,不插外接头为关闭状态),按“真空泵”键,真空泵运转工作,显示真空度快速下降,至15 Pa以下为正常,冻干开始。

注意:为更好防止真空泵返油,将真空泵放置在低于冻干机的水平位置。

3)24 h后,视感物料已完全正确干燥,找开真空阀(插入外接头)充气后,按“真空泵”键,真空泵停止运转。

4)取下有机玻璃罩,从干燥架上取出物料盘,盘中物料可以包装,至此,普通配置干燥进行完毕。

5)在放气阀插入外接头位置下方放置接水容器,待冷阱冰融化流出。注:下次实验前水/冰要除完。

(2)压盖干燥配置

1)将预冻好的西林瓶(在托盘中),放进压盖干燥架中,再将该架放在冷阱上方,罩上压盖有机玻璃罩,罩下端要与“O”形密封圈完全接触。

2)确认放气阀没有插入,按“真空泵”键,真空泵运转工作,显示真空度快速下降,至15 Pa以下为正常,冻干开始。

3)24 h后,物料完全干燥后,转动有机玻璃罩上方手柄,使罩中压盖架丝杠转动,从而使原板下移,将瓶盖压进瓶中,实现在真空中塞盖。

4)充气,关泵,取下有机玻璃罩,取出物料瓶保存,放水。

3. 关机操作

(1)关闭“总电源”开关,整机控制系统掉电。

(2)拔下电源插头、真空泵电源线插头。

(3)擦拭冷阱、物料架、有机玻璃罩。

(4)真空泵不工作时请盖上排气孔,以防灰尘进入。

(三)注意事项

1. 真空泵置于地面上,与主机保持一定高度差。当突发停电时,可有利于阻止返油。若发生停电事故,应立即充气阀,主机充气,尽快取出样品,妥善存放。

2. 工作环境温度小于 32 ℃,温度小于 80%。

3. 关机时应先充气,后关真空泵,防止真空泵返油污染物料。

4. 有机玻璃罩与主机相接靠"O"形圈密封。

5. 使用带接地电源插座。应保持密封圈的清洁,不可用有机溶剂擦洗,有机玻璃罩与"O"形圈接触端注意保护,防止碰、划、损伤。

6. 依照说明书连续工作 200 h 后要定期更换真空泵油,注意保养和维护。

7. 请勿频繁开关电源和制冷机,如因该操作导致制冷机停机,至少等待 3 min 后,再重新启动制冷机。

二十六、喷雾干燥机操作规程

(一)仪器简介

小型实验室喷雾干燥机适用于对热敏性物料的干燥如生物制品、生物农药、酶制剂等,因所喷出的物料只是在喷成雾状大小颗粒时才遭到高温,故只是瞬间受热,能保持这些活性材料在干燥后仍维持其活性成分不受破坏。

小型实验室喷雾干燥机采用彩色 LCD 触摸屏参数显现,可以方便用户在运用过程观察实验喷雾的各阶段的喷雾过程,触摸屏参数显现可方便用户及时控制实验数据,更快更准地掌控启停,小型实验室喷雾干燥机喷雾、干燥室及搜集装置采用透明优质耐高温高硼硅玻璃制造,使得喷雾干燥过程在无污染及稳定下中止。另外,小型实验室喷雾干燥机温度控制采用实时调控 PID 恒温控制技术,控温准确。

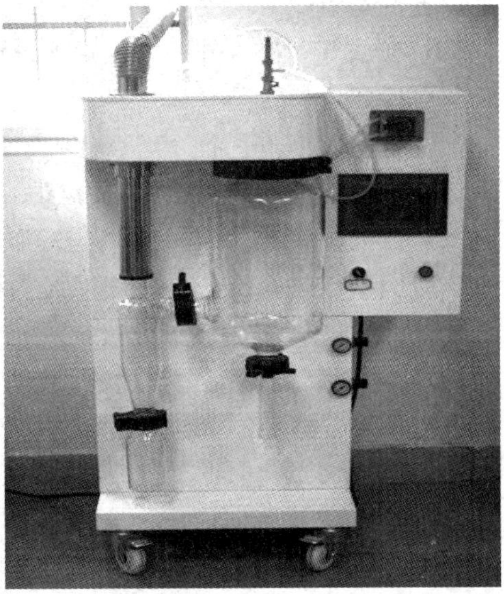

图 3-49 喷雾干燥机

小型实验室喷雾干燥机主要被科研院所企业研发机构用于液态物料的快速干燥,其他各行各业也都可能用到小型喷雾干燥机。在新产品的开发,包括高分子新材料、纳米材料、石墨烯等的开发用途非常广泛(图 3-49)。

(二)操作规程

1. 开机

(1)先将机器玻璃件安装完成,填装物料。

(2)机器通上电源,一键式启动开关。

(3)中英文触摸屏程序,点击中文或者英文进入系统。

(4)开启风机,进入参数设定界面设定风机频率。

(5)进入“温度监控”设定好物料干燥所需温度。

(6)设定好蠕动泵进料速度(一般默认 20 r/min)。

(7)设定好通针间隔时间:3 s/次。

(8)开启加热器。等待温度升温至设定的温度值。

(9)开启空气压缩机,压力表调制 0.2 MPa。

(10)开启进料蠕动泵。

2. 关机步骤

(1)关闭进料蠕动泵、加热器、通针系统、空气压缩机。

(2)待温度降到 50 ℃以下即可关闭风机,防止在高温状态下强制关闭风机导致加热器不散热而损坏。

(3)关闭电源开关即可。

3. 仪器清洗

(1)先把干燥后的样品取出收集。

(2)把旋风分离器拆下卡箍拿掉,底部收集瓶、干燥室拆除卡箍。

(3)把拆下来的配套件放在水里浸泡 5 min,用清洗毛刷清洗,冲洗干净即可(部分样品难以清洗可采用溶剂清洗、碱洗或者热水泡洗等方法)。

注:

1. 温度监控界面

(1)进口温度部分:SV 表示设定温度;PV 表示当前温度;温度一般建议在 120 ~ 200 ℃,温度越高,出料就越干燥。

(2)出口温度部分:PV 表示当前出口温度。

2. 参数设定界面

(1)风机频率越大,风速和风量就越大。风机频率最大为 60 Hz,一般喷雾干燥机设置在 30 ~ 45 Hz。厂家研究:35 Hz 比较合适。建议刚开始的频率为 35 Hz。

(2)蠕动泵转速:蠕动泵主要调节进料的速度。蠕动泵转速越大,进料的速度就越大,每个小时处理的物料就会越多。一般范围是 3 ~ 10 r/min。

(3)通针间隔时间频率:就是喷枪的通针多少秒通一次。防止物料中颗粒堵住喷嘴。一般建议频率为 5 ~ 35 s。

(三)注意事项

1. 必须先开风机,再开加热器,关机时先关闭加热器。

2. 设备停机前,必须先关闭加热器,温度低于 50 ℃以后再关风机。

3. 风机未开,加热器无法打开。

4. 温度高于 60 ℃时,无法关闭风机。

5. 风机变频器报警时,加热自动关闭,无法打开。

6. 空气压缩机注意情况,空气压缩机再次开启时,若空气压缩机还有余气,无法开启。待余气基本消耗完之后再开启。

7. 非专业人士,请勿改动电路。

二十七、微波消解萃取仪操作规程

(一)仪器简介

微波消解技术是利用微波的穿透性和激活反应能力加热密闭容器内的试剂和样品,可使制样容器内压力增加,反应温度提高,从而大大提高了反应速率,缩短样品制备的时间。并且可控制反应条件,使制样精度更高,减少对环境的污染和改善实验人员的工作环境。传统方法采用多孔消化器或消煮炉制备方法,样品的消化时间通常需要数小时以上。即使选用较先进的传统消化器,内配尾气吸收装置,也很难避免消化中尾气泄漏而产生很呛人的气味。采用微波消解系统制样,消化时间只需数十分钟,消化中因消化罐完全密闭,不会产生尾气泄漏,且不需有毒催化剂及升温剂。密闭消化避免了因尾气挥发而使样品损失的情况(图 3-50)。

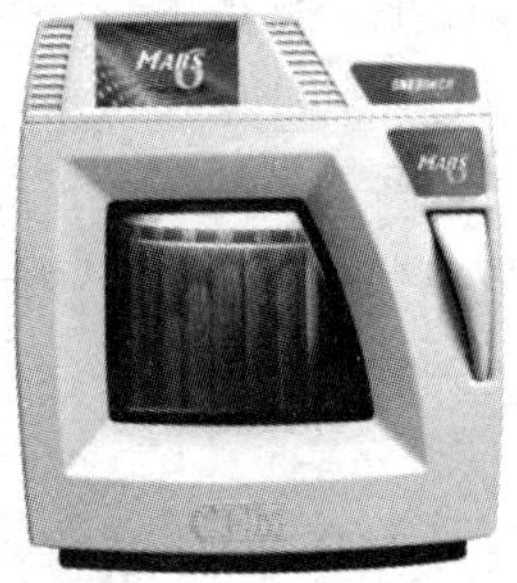

图 3-50 微波消解萃取仪

基本工作原理:当微波通过试样时,极性分子随微波频率快速变换取向,2 450 MHz 的微波,分子每秒变换方向 2.45×10^9 次,分子来回转动,与周围分子相互碰撞摩擦,分子的总能量增加,使试样温度急剧上升。同时,试液中的带电粒子(离子、水合离子等)在交变的电磁场中,受电场力的作用而来回迁移运动,也会与邻近分子撞击,使得试样温度升高。这种加热方式与传统的电炉加热方式截然不同。

可用于工业、农业、环保、卫生检验、冶金、地质、医药、化工等部门各种试样的消解;特别适用于用原子光谱如原子吸收仪、ICP-发射光谱仪、原子荧光仪、ICP-质谱仪以及阳极溶出仪等对各种试样中的微量、痕量及超痕量元素的准确测定。

(二)操作规程

1. 开机后及每次运行方法前,先确认各种传感器是否工作正常。

2. 称样:在密闭容器中消解样品,可能有潜在的危险,因此在实验初期对不明样品应通过颜色和嗅觉感知鉴别样品的特性,是否易燃、易挥发,并且严格控制样品量。按如下准则:消解有机样品应限制在≤0.5 g/容器,无机样品应限制在≤1.0 g/容器。

注意事项:①不熟悉的样品消解时称样量应严格限制在0.5 g以内。②称样量应尽量保持一致。③在同一批反应中,不可同时混用不同型号的反应罐。④加样时不要使样品沾在容器壁上,如黏附请用溶剂或去离子水洗入溶液内。

3. 加酸:消解时溶剂量至少为8 mL酸(8 mL<溶液总体积<30 mL)。

注意事项:①同一批反应中不可同时使用不同的试剂体系(同一批反应必须使用相同的酸或溶剂)。②溶剂的选择:消解时对HNO_3、HCl、HF的使用无限制;H_2SO_4、H_3PO_4会产生高温,使用时应该有严格的温控;$HClO_4$在密闭容器中使用有很大的危险性,禁止使用。

4. 容器安装:①反应罐密封,严格确认反应罐的螺帽是否已经拧紧。②保证每个内衬罐都已安装好外壳保护套,同时保证保护套为干燥状态。③CEM仪器均为自动功率输出,但仍应注意功率与消解罐数的匹配关系,一般原则:8-16(600 W);16-24(800 W);24-32(1 000 W);32-40(1 200 W及以上)。

5. 载入方法:Classic method或编辑/创建方法edit/creative method →选择方法(或新方法)→选择样品形式(Organic)→选择控制模式(RAMP TO TEMPERATURE)→设定反应方法(最大功率、爬坡时间、目标温度、保持时间)→方法命名→填写实验备忘(可省略)→保存方法。

6. 摆放消解罐:为了规范仪器的操作,应保证反应罐对称放置于转盘上。反应罐按照安放图安装好后,将转盘安放于仪器腔体中。为减少多模微波场的影响,每批反应罐数应≥8罐。

7. 按"star/pause"键开始消解程序。

8. 消解过程中如发现有异常现象按"star/pause"键即可暂停程序,再次按下"star/pause"键继续;按"stop"键停止消解。

9. 消解程序完成后,仪器自动进入冷却过程。

10. 最后进行相关后续操作,包括赶酸、转移、定容等。

11. 关机:待反应结束15 min后再关机。注意开关机间隔至少1 min。

(三)注意事项

1. 仪器操作

(1)微波启动后15 s内不能关掉,微波停止后5 min之内不得关机。

(2)必须保持微波腔体、转盘、腔体保护板干燥清洁。

(3)开关机间隔应大于1 min。

(4)不要空载运行仪器。

2. 传感器

(1)红外温度传感器,必须保持窗口的干燥清洁。必要时,用镜头纸清洁。

(2)萃取时必须安装溶剂传感器,并在设定菜单中打开溶剂传感器;消解时必须拆下溶剂传感器,并在设定菜单中关闭溶剂传感器。

3. 消解样品准备

(1)以下样品不适合在微波消解容器中使用,禁止在微波系统内随意操作以下物质(根据 CEM 公司和国际上发表的文献材料):炸药(TNT、硝化纤维等)、推进剂(肼、高氯酸胺等)、高氯酸盐、二元醇(乙二醇、丙二醇等)、航空燃料(JP-1 等)、引火化学品、漆、醚(熔纤剂-乙二醇苯基醚等)、丙烯醛、酮(丙酮、甲基乙基酮等)、烷烃(丁烷、己烷等)、乙炔化合物、双组分混合物(硝酸和苯酚、硝酸和三乙胺、硝酸和丙酮等)、乙醇、硝酸甘油酯、硝化甘油或其他有机硝化物、甘油。

(2)严禁使用高氯酸;使用硫酸、磷酸时应有严格的温控措施。

(3)不得在反应罐内使用碱类、盐类消解样品。

(4)样品未知时或有机物样品,干样品量不得大于 0.5 g,无机物应小于 1 g;对于未知样品,应在开口反应罐内预消解 15 min。

(5)加样时不要使样品沾在容器壁上。如黏附,在加入溶剂时冲洗到溶液内。

(6)对于加入酸后,即有反应或有起泡现象,要预消解(不盖盖子,放置 15 min)。

(7)溶液量不得小于 5 mL,不大于 30 mL。

(8)同一批消解必须保证每个反应罐内试剂一致,样品一致。

4. 萃取样品准备

(1)不得在微波仪器内萃取带有金属颗粒的样品。

(2)萃取试剂应对微波有较强的吸收,否则应改变试剂体系或使用加热子。

(3)萃取的样品量不大于 5 g。

(4)加样时不要使样品沾在容器壁上。如黏附,在加入溶剂时冲洗到溶液内。

(5)溶液量不小于 10 mL,不大于 30 mL。

(6)同一批萃取必须保证每个反应罐内试剂一致,样品一致。

5. 反应罐

(1)使用的反应罐必须与选择方法设定的反应罐相同,否则可能引起传感器或反应罐损坏;在同一批反应中,不可混用不同型号的反应罐。

(2)转盘、外套必须保证干燥清洁;外套不得浸泡清洗。

(3)注意反应罐使用的温度限制。

(4)装配反应罐时必须保证连接部件严密,特别是所有螺帽每次装配时必须拧紧。

(5)转盘上摆放反应罐时,应尽量均匀对称。使用 Xpress 反应罐时,一批反应至少要 6 个反应罐。

(6)反应完成后,仪器自动风冷反应罐。对于 Xpress 反应罐,只需自动风冷

15 min，即可从仪器内取出转盘和反应罐，在通风柜内打开反应罐。

（7）内衬罐清洗不得使用硬质物（如硬质毛刷、去污粉等），以免损伤内衬表面。

（8）PFA 材质的内衬，在烘箱内加温干燥应不高于 60 ℃；不得直接放到电热板或电炉上赶酸。

（四）日常维护

微波消解萃取仪日常维护见表 3-11。

表 3-11　微波消解萃取仪日常维护

频次	描述
使用前	◆检查仪器微波腔体、转盘、腔体保护板是否干燥清洁 ◆检查反应罐部件特别是外套、转盘、内衬和盖子是否干燥清洁 ◆检查红外温控窗口是否清洁
使用后	◆用镜头纸清洁红外温控窗口 ◆用干净柔软的毛巾清洁仪器表面、微波腔体、转盘、腔体保护板；必要时可以蘸热水或使用中性清洁剂，然后用水擦洗干净，干燥 ◆内衬、盖子的清洗，与烧杯清洗基本相同，但不要使用硬质毛刷和去污粉，可以酸泡，或超声波清洗，清洗后干燥。如果空白要求较高，可以用在反应罐中加入空白酸，运行洗罐程序的方法来清洗。干燥可以晾干、擦干或在烘箱内 60 ℃烘干 ◆用干净柔软的毛巾擦拭转盘，外套；转盘可以用水或中性清洁剂清洗，然后用水冲洗干净并干燥；但外套不得用水冲洗
每周	◆检查仪器门是否清洁、是否工作正常 ◆检查反应罐各个部件，如有变形、腐蚀，即停止使用 ◆清洗排风管路接头，注意是否有漏气 ◆检查转盘工作是否正常：从仪器取出转盘，放在干燥清洁平面如桌面上，用手转动转盘，转盘应在原地平滑转动。如异常，停止使用

二十八、磁力搅拌低温恒温槽操作规程

（一）仪器简介

低温恒温槽部件：压缩机、冷凝器、蒸发器、风机（内、外）循环水泵、不锈钢内胆、加热管、智能温控表。

基本工作原理：压缩机作为低温恒温槽中的重要组成部分之一，其工作原理主要是根据物理学中压力体积与温度的关系，当气体的质量一定时，压力与体积的乘积是

一个常数。因此,要实现单位质量的气体的压力升高一倍,就必须使其体积缩小一半。所有的低温恒温槽压缩机都是根据这个原理进行气体压缩的。压缩机运转后经吸气→压缩→排气→冷凝→节流→再低温蒸发吸热汽化,使得水温降至温控表所设定的温度,如温控表设定温度高于常温,温控表内接触器自动工作,给予加热管电流信号,加热管开始工作,在低温恒温槽工作时,可利用整机的进口和出口做机内水源内循环或者外循环,也可将机内水源外引,在低温恒温槽体外做第二恒温场。

低温恒温水槽广泛用于石油、化工、电子仪表、物理、化学、生物工程、医药卫生、生命科学、轻工食品、物性测试及化学分析等研究部门、高等院校、企业质检及生产部门,为用户工作时提供一个热冷受控、温度均匀恒定的场源,对试验样品或生产的产品进行恒定温度试验或测试,也可作为直接加热或制冷和辅助加热或制冷的热源或冷源(图 3-51)。

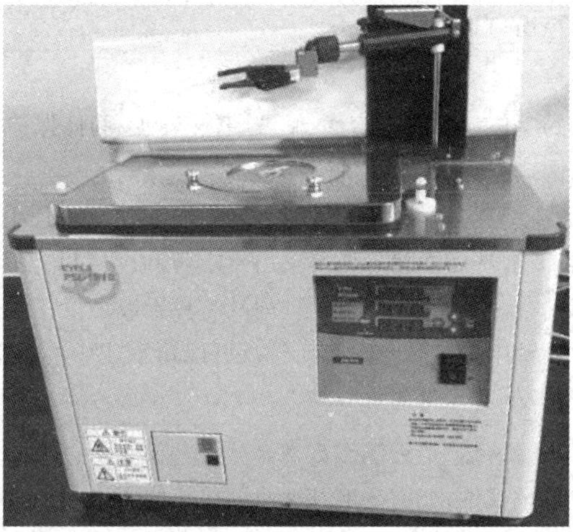

图 3-51 磁力搅拌低温恒温槽

(二)操作规程

1. 检查接地是否可靠,插上电源插头。仪器应安置在平整干燥通风橱,仪器周围 300 mm 没有障碍物。

2. 检查恒温槽内是否有异物,若有及时清理。若有尘埃,用半湿毛巾擦拭干净,风干后再使用。

3. 放入搅拌子,确认“搅拌转盘保护罩”安装完好。

4. 安装好反应装置。

5. 低温介质的加注

(1)确认排液管栓塞已经塞紧。

(2)加入适量的低温介质,以安装好反应容器后,液位在两个液位刻标之间为准。

6. 打开电源开关,出现初始显示画面后(「8888」、所有指示灯闪烁 5 s 左右）、进入标准模式（实测温度、转速）显示。

7. 参数设定

（1）标准模式

1）按“set”温度显示窗转至显示设定温度程序（闪烁），用“▲”、“▼”键输入设定温度。

2）按“set”键确定，并随即转入搅拌机转速设定程序（闪烁），温度显示转至实测温度。用“▲”、“▼”键输入设定转速。

3）按“set”键确定。

（2）自动开始模式

1）在停止状态下点按“Mode”键转入自动开始模式（“Auto Start”LED）等亮。

2）点按“set”温度显示窗转至显示设定温度程序（闪烁），用“▲”、“▼”键输入设定温度。

3）按“set”键确定，并随即转入搅拌机转速设定程序（闪烁），温度显示转至实测温度。用“▲”、“▼”键输入设定转速。

4）按“set”键确定，并随即转入时间设定程序（闪烁）设定状态，转速显示转至实测转速。用“▲”、“▼”键输入设定转速。

5）按“set”键确定。

（3）自动停止模式

1）在停止状态下点按“Mode”键转入自动开始模式（“Auto stop”LED）等亮。

2）按点按“set”温度显示窗转至显示设定温度程序（闪烁），用“▲”、“▼”键输入设定温度。

3）按“set”键确定，并随即转入搅拌机转速设定程序（闪烁），温度显示转至实测温度。用“▲”、“▼”键输入设定转速。

4）按“set”键确定，并随即转入时间设定程序（闪烁）设定状态，转速显示转至实测转速。用“▲”、“▼”键输入设定转速。

5）按“set”键确定。

8. 点按“Run/Stop”键开始运行，运行中相应模式的 LED 灯闪烁。

9. 反应结束后，点按“Run/Stop”键停止运行。

10. 取出反应装置，注意做好防冻措施。

11. 盖好带伸缩口槽盖。

12. 等低温介质恢复到常温后，从排液管中回收。

（三）注意事项

1. 仪器使用时应在平稳坚固、环境温度在 5 ~ 35 ℃、湿度低、通风良好、洁净的地方。

2. 请勿使用酒精以外的溶液作为低温介质，使用时要远离火源、热源。

3. 酒精经长时间使用，容易吸收水分，有可能在低温使用时无法保证性能，请定期更换新的溶液。

4. 为了确保仪器性能,运行时间设定在 168 h 内。

5. 低温介质吸收水分或混入冰碴以及结霜等会影响性能稳定,运行过程中要经常观察低温介质的状态,如无法达到温度要求,应及时更换。更换时应先停止运行,等低温介质恢复到常温后再更换。

6. 安装搅拌转盘护罩,保护槽内搅拌子,防止涡流作用、低温介质溢出、搅拌子碰撞容器。

7. 使用前确认排液管栓塞已塞紧,防止使用过程中低温介质泄露,流入电器元件上,导致漏电或触电事故、冻伤事故等。

8. 乙醇在低温状态下体积会有所减少,-80 ℃时比 20 ℃减少约 10 mm 左右液位的体积,低温使用时加入补充介质后,实验结束低温介质升温时有可能外溢,所以需要特别注意。

9. 低温介质处于低温时切勿将手伸入槽内,或用手直接接触刚才槽内取出的容器,防止冻伤。

10. 实验结束后,请将低温介质加热至低于室温 5 ℃左右,可以防止低温介质吸水,影响低温使用的性能。

11. 当温度设定范围杂技 0.1 ~ 20 ℃时,压缩机不会启动,故无法正常控温,除上述第 10 条中加热外,请勿这样使用。

12. 请关掉装置的电源开关,等低温介质恢复到接近室温时,重排液管排出,避免低温状态下排液,造成排液管硬化、结冰、回收容器破损、冻伤等事故。

13. 长期不使用时,请将电源开关切断,再将电源插头从电源插座上拔下。

(四)日常维护

1. 每月要定期进行一次性能测试。

2. 定期进行漏电断路器的性能测试,插上电源插头,在合上漏电断路器的状态下,用一根细棍捅性能测试按钮,如果有反应,跳闸断电即为正常。

3. 清扫或保养时,一定要拔掉电源插头,防止漏电事故或造成设备损坏。

4. 定期取出空气过滤网,用吸尘器清除上面的灰尘。

5. 用拧干水的软布擦拭。极其顽固的污迹可使用中性清洁剂清除,使用清洁剂后应用软布擦拭干净。

6. 与低温介质溶液接触的部位(如槽内、冷凝盘管、搅拌转盘护罩、搅拌子等)附着的污垢及水锈等要仔细清除,使其经常保持清洁状态。

7. 定期清理槽内排液口的异物。清理之前,请将槽内溶液排掉。

8. 使用前后,一定要检查排液管管路系统和带伸缩口槽盖,有否漏液、松动、老化。有需要及时更换。

9. 请勿私自拆装设备,维修请联系专业工程师。

二十九、超声波清洗器操作规程

(一)仪器简介

超声波清洗器是用于清除污染物的仪器,通过换能器将功率超声频源的声能并且转换成机械振动来清洗物品,广泛应用在工业、国防、生物医学等方面。

工作原理:全自动超声波清洗机原理主要是通过换能器,将功率超声频源的声能转换成机械振动,通过清洗槽壁将超声波辐射到槽子中的清洗液。由于受到超声波的辐射,使槽内液体中的微气泡能够在声波的作用下从而保持振动。当声压或者声强受到压力到达一定程度时候,气泡就会迅速膨胀,然后又突然闭合。在这段过程中,气泡闭合的瞬间产生冲击波,使气泡周围产生 1 012 ~ 1 013 Pa 的压力及局调温,这种超声波空化所产生的巨大压力能破坏不溶性污物而使它们分化于溶液中。蒸汽型空化对污垢的直接反复冲击,一方面破坏污物与清洗件表面的吸附,另一方面能引起污物层的疲劳破坏而被驳离,气体型气泡的振动对固体表面进行擦洗,污层一旦有缝可钻,气泡立即"钻入"振动使污层脱落。由于空化作用,两种液体在界面迅速分散而乳化,当固体粒子被油污裹着而黏附在清洗件表面时,油被乳化、固体粒子自行脱落,超声在清洗液中传播时会产生正负交变的声压,形成射流,冲击清洗件,同时由于非线性效应会产生声流和微声流,而超声空化在固体和液体界面会产生高速的微射流,所有这些作用能够破坏污物,除去或削弱边界污层,增加搅拌、扩散作用,加速可溶性污物的溶解,强化化学清洗剂的清洗作用。由此可见,凡是液体能浸到且声场存在的地方都有清洗作用,其特点适用于表面形状非常复杂的零件的清洗。尤其是采用这一技术后,可减少化学溶剂的用量,从而大大降低环境污染。

(二)操作规程

1. 检查清洗槽液体的量是否符合要求,液体的量最低不得低于 30 mm,而最高不得高于 120 mm 的液位,应将待清洗物或溶解物的体积考虑进去。

2. 将需要清洗溶解的物品通过适当的挂具悬吊在液体中,物品不应直接放在清洗槽。

3. 将超声波清洗器插头插入 220 V 电源插座,按下清洗槽上的开关"ON",即可进行工作。

4. 达到规定时间后,按下开关"OFF",拔下插头。

5. 将清洗或溶解好的物品从清洗槽取出。

(三)注意事项

1. 防止触电,只有在良好接地的情况下才能使用清洗器。在倒入或倒出溶液之前应拔去电源插头。

2. 清洗槽应使用适当的清洗液。不要使用酒精、汽油或其他易燃溶液，以免引起爆炸或火灾。不要使用各种强酸、强碱等腐蚀性溶液，以免腐蚀损坏清洗槽。不要用手接触清洗槽或溶液，它们可能是高温烫手的。不要让清洗溶液的温度超过 70 ℃。

3. 防止设备损坏。槽内无清洗液的情况下不能开机工作。液面放至“建议水位线”。并随时根据放入槽内的清洗物件的多少，来调整液面，保持液面至“建议水位线”。不要把被洗物直接放在清洗槽底部，应把它们悬挂起来或放在托架上，不然会损坏换能器。

4. 在清洗槽无液体的情况下，不应开机工作，以免空载负损。

（四）维护保养

1. 清洁仪器机身，保持仪器洁净卫生。

2. 经常检查电源连接是否正常。

3. 故障及排除方法见表 3-12。

表 3-12　超声波清洗器故障及排除方法

故障现象	原因分析	处理方法
1. 不能启动	1. 电源插头未插入 2. 电源插座无电 3. 保险丝熔断	1. 插入插头 2. 找有电的电源插座 3. 通知专业维修人员
2. 超声作用不强	1. 溶液未经脱气 2. 因加入了被清洗物而使液位升高 3. 污垢覆盖了槽底 4. 溶液久用失效	1. 开机 5 min 2. 降低液位使液面至建议水位线 3. 倒空槽内溶液并清洗槽底 4. 换新的溶液
3. 按键后状态不符	转换失败	并机后重新启动

三十、PPM-5512 型有机合成装置操作规程

（一）仪器简介

本装置为 5 连式合成装置，是用来开发新化学反应和催化剂、探讨反应的条件、合成中间体等，以提高开发试验的效率。每根试管可以设定不同的温度、搅拌速率、合成反应的时间，就可以同时对比 5 种不同条件下的反应，因此可以高效率地完成合成。除了温度调节、搅拌、反应时间以外，还具备有机合成必要的回流和空气置换功能，另外，通过变换铝片可以改变合成的进程。试验完成以后，不需要将容器移出替换，可以通过液液抽出和浓缩来完成清理（图 3-52）。

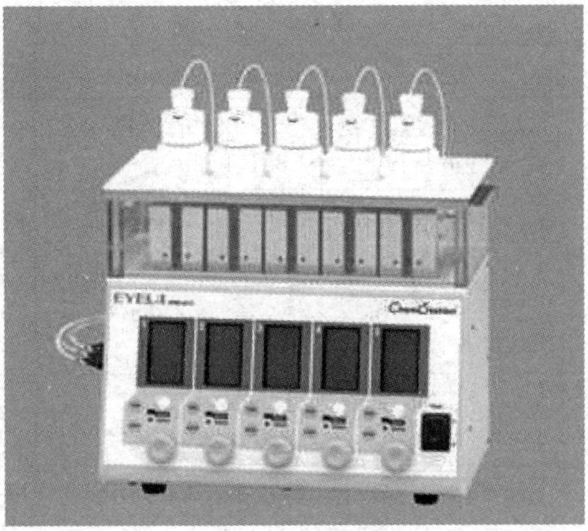

图 3-52　PPM-5512 型有机合成仪

(二)操作规程

1. 检查各个配件是否安装完好。
2. 打开有机合成装置和冷却水循环装置的电源开关。
3. 选择反应模式,设定参数(5 根试管单独设定参数)。

(1)选择模式

1)按压旋钮键,模式框显示颜色由(黑字黑框)转为(黑底白字)。

2)转动旋钮键,选择目标模式(目标模式见模式说明一览表,见表 3-13)。

表 3-13　PPM-5512 想有机合成仪模式说明一览表

模式	显示	功能	模式内的设定	设置范围	默认值
1 步控制模式	1stpBLK	以 1 个温度对铝块温度进行控制	温度的设定(BSV)	- 20 ~ 160 ℃(铝块)	0
	1stpBLK DEF	与上述模式相同。但是,温控结束(OFF)时,除霜功能启动	搅拌转速的设定(ROT)	200 ~ 2 000 r/min	200
	1stpLIQ	以 1 个温度对液温进行控制	温度的设定(LIQ)	- 20 ~ 140 ℃(样品液)	0
	1stpLIQ DEF	与上述模式相同。但是,温控结束(OFF)时,除霜功能启动	搅拌转速的设定(ROT)	200 ~ 2 000 r/min	200

续表 3-13

<table>
<tr><th>模式</th><th>显示</th><th>功能</th><th>模式内的设定</th><th>设置范围</th><th>默认值</th></tr>
<tr><td rowspan="6">2 步控制模式</td><td>2stpBLK</td><td>以 2 个温度对铝块温度进行控制</td><td>分步 1、2 的温度设定（BS1、BS2）</td><td>－20 ~ 160 ℃（铝块）</td><td>0</td></tr>
<tr><td rowspan="2">2stpBLK DEF</td><td rowspan="2">与上述模式相同。但是，温控结束（OFF）时，除霜功能启动</td><td>分步 1、2 的时间设定（T1、T2）</td><td>00 : 01 ~ 99 : 59（h:m）温度优先</td><td>0 : 10</td></tr>
<tr><td>搅拌转速的设定（ROT）</td><td>200 ~ 2 000 r/min</td><td>200</td></tr>
<tr><td>2stpLIQ</td><td>以 2 个温度对液温进行控制</td><td>分步 1、2 的温度设定（LS1、LS2）</td><td>－20 ~ 140 ℃（样品液）</td><td>0</td></tr>
<tr><td rowspan="2">2stpLIQ DEF</td><td rowspan="2">与上述模式相同。但是，温控结束（OFF）时，除霜功能启动</td><td>分步 1、2 的时间设定（T1、T2）</td><td>00 : 01 ~ 99 : 59（h : m）温度优先</td><td>0 : 10</td></tr>
<tr><td>搅拌转速的设定（ROT）</td><td>200 ~ 2 000 r/min</td><td>200</td></tr>
<tr><td rowspan="2">PID 参数设定模式 1</td><td>PIDBLOCK（1）</td><td>可以对铝块控温时的 PID 参数进行相关设置。对 1stpBLK DEF 与 2stpBLK DEF 第 1 步的设定</td><td rowspan="4">PID 参数/固定值或任意值的选择以及个参数的设定。Custom（ON/OFF）
Pband（比例）
iTime（积分）
DTIme（微分）
ARW（过度整合预防）</td><td rowspan="4">ON 可任意设定
OFF 固定值（默认值）
0.0 ~ 99.9 ℃
1 ~ 999（s）
1 ~ 999（s）
0 ~ 100（%）</td><td rowspan="4">OFF

20.0
100
25
50</td></tr>
<tr><td>PIDLIQUID（1）</td><td>可以对液温控制时的 PID 参数进行相关设置。对 1stpBLK DEF 与 2stpBLK DEF 第 1 步的设定</td></tr>
<tr><td rowspan="2">PID 参数设定模式 2</td><td>PIDBLOCK（2）</td><td>可以对铝块控温时的 PID 参数进行相关设置。对 2stpBLK DEF 第 2 步的设定</td></tr>
<tr><td>PIDLIQUID（2）</td><td>可以对液温控制时的 PID 参数进行相关设置。对 2stpBLK DEF 第 2 步的设定</td></tr>
</table>

续表 3-13

模式	显示	功能	模式内的设定	设置范围	默认值
温控相关设定模式	Temp. Control	可进行控制对象（铝块/液温）的选择、除霜功能的选择、温度补偿值等的设定	温控 PID 的选择（Control BK/LS/LW）	BLK：铝块控温用 PID LIW：液温控制用 DMF 系 PID LIS：液温控制用系 PID	BKL
			除霜功能的选择（Defrost ON/OFF）	ON：运行停止时除霜功能启动 OFF：运行停止时除霜功能关闭	OFF
			除霜功能的温度设定（Def. Temp.）	0～30 ℃	0
			铝块控温时校正值的设定（Blk. Temp. Corr）	-10～10 ℃	0
			液温控温时校正值的设定（Llk. Temp. Corr）	-10～10 ℃	
选项模式	Option	可以选择外接温度传感器的连接设置、停电记忆功能的设置	外接温度控制传感器的连接设定（Ext. Sns. Dis/Ena）	Dis：拒绝外接温度传感器 Ena：接受外接温度传感器	Dis
			停电记忆功能的设定（PowerOFF OF/ON/CN）	OFF：供电时不启动 ON：供电时从头恢复运行 CONT：供电时从中断处继续运行	OFF
			背景灯辉度的设定（Backlight）	1～5	4

续表 3-13

模式	显示	功能	模式内的设定	设置范围	默认值
报警设定模式	Temp. Alarm	可以进行报警温度的设定	铝块报警温度的设定(BLK±α)	NON,1～20 ℃	10
			液温报警温度的设定(LIQ±α)	NON,1～20 ℃	10
出厂默认值恢复模式	Memory	可以将所有设定值恢复到出厂时的状态	初始化(Initialize)		

3)确定目标模式后,按压旋钮键确认。模式框显示颜色由(黑底白字)转为(黑字黑框)。

(2)设定参数

1)转动旋钮键,模式内的可变更项目(含模式显示)依次进行转换。黑色栏框进行移动。

2)将黑色栏框对准需要变更的设定项目,按压旋钮键。黑色框显示颜色由(黑字黑框)转为(黑底白字)。

3)依次对各个参数进行设定(图 3-53)。

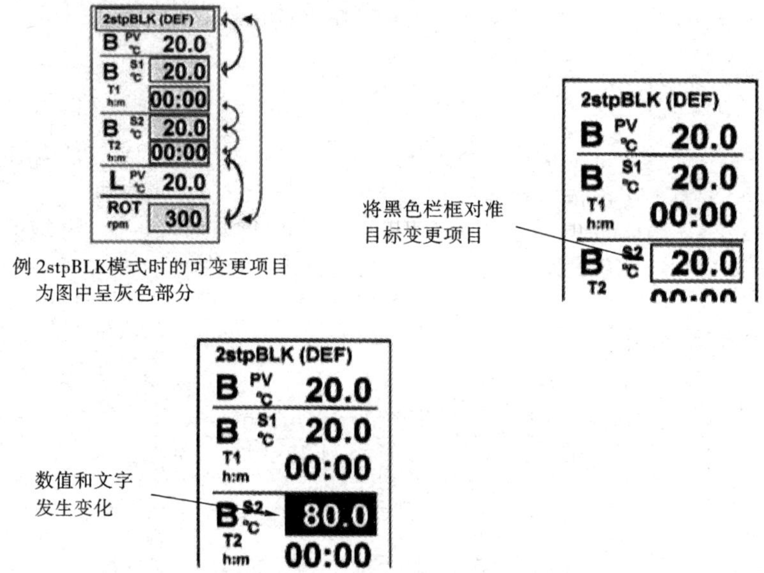

图 3-53　PPM-5512 型有机合成仪参数设置

4. 加入反应物料。检查试管是否安装完好。温度传感器是否插到反应液中，搅拌子碰撞不到温度传感器。

5. 设定冷却循环水装置的温度，启动冷却循环水装置。

6. 按压“Temp”键，开始运行温度程序，若需要升温“Heating”LED 灯会有绿色闪烁。

7. 按压“Rotation”键，搅拌子开始运行。

8. 反应结束后，按压“Temp”键和“Rotation”键停止搅拌、温度控制。

9. 等实测温度降低到室温左右，停止冷却循环水装置，关闭本装置主机电源开关，等液晶显示消失后，拔掉电源插头。

(三)注意事项

1. 使用前注意检查试管、密封圈、温度传感器等是否完好。

2. 实验要在通风环境下进行。

3. 在做实验之前对铝块进行冷却时，或实验后让铝块恢复到室温时，要打开装置的电源开关，以免放置铝块结露，造成漏电事故。

4. 控温运行期间，务必开启冷却水的循环，避免载冷介质出现沸腾，导致循环管路受损。

5. 关闭装置电源时务必停止冷却水的循环，以免放置装置内部结露，导致仪器漏斗或发生故障。

6. 注意操作要轻拿轻放。特别是拿出试管时，用力不能过猛，避免试管损坏和折断温度传感器。

7. 使用完后，要及时清洗试管，避免残留。

8. 温度传感器先用清水清洗，再用擦镜纸擦干。

9. 仪器清洁维护时请先关闭电源开关，从电源插座上拔下电源线插头。

10. 清洁操作板面时，用拧干水的软布擦拭。顽固污迹可以先由中性洗涤剂清除，再用拧干水的软布擦拭干净。

11. 清理特氟龙集液托盘、多功能特氟龙盖、铝块时，用湿布进行擦拭，顽固污迹用甲醇、正己烷等挥发性溶剂清洗，再用干净的抹布进行擦净。

12. 使用中或刚使用完，切勿触摸加热铝块，防止烫伤或冻伤。

13. 每月至少进行一次漏电保护器的动作性能测试。

14. 遇到故障，请关闭电源，再进行检查排除。切勿自行拆装设备。

三十一、冷冻高速离心机操作规程

(一)仪器简介

高速冷冻离心机转速可达 20 000 r/min 以上，除具有低速冷冻离心机的性能和结构外，高速离心机所用角式转头均用钛合金和铝合金制成。离心管为具盖聚乙烯硬塑料制品。这类离心机多用于收集微生物、细胞碎片、细胞、大的细胞器、硫酸沉淀物以及免疫沉淀物等。

（二）操作规程

1. 把仪器放置在平稳牢固的位置上，接通电源。打开仪器电源开关。

2. 按“OPEN”键，打开仪器。

3. 检查离心仓内是否有杂物，是否洁净。若有杂物或污迹，应及时清理干净。

4. 安装好适当的转子。

5. 设定

（1）转速设定

1）控制版面最左侧 SPEED 区域为转速调节区，按压左侧“▲”、“▼”键即可调节实验需要的转速。上方液晶屏将显示当前设定转速。

2）按压右侧“∧”、“∨”键可在 rcf 与 rpm 与显示间切换。rcf 单位为 g，最大离心 rcf 值为 21 100×g；rpm 为转速，最大离心 rpm 值为 14 800 r/min。

3）转速调节完成后，液晶屏闪烁几秒后自动确定。

（2）时间设定

1）控制版面中间 TIME 区域可调节离心时间，按压“▲”、“▼”键即可调节离心时间，上方液晶屏将显示当前设定的离心时间。

2）时间调节完成后，液晶屏闪烁几秒后自动确定。

（3）温度设定

1）控制版面右侧 TEMP 区域可调节调节温度，按压“▲”、“▼”键即可调节离心温度，上方液晶屏将显示当前设定的温度。

2）离心温度可根据离心样品要求预先设置好，关闭离心机盖即可预控温度。

3）离心机预冷过程中会发出低频震动声，此为离心机预控温度设置，属正常现象。

6. 关闭离心机盖，按压 TEMP 区域“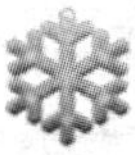”，开始预控温度。

7. 达到预控温度后，对称地往转子内装入离心管，盖紧转子盖，并盖上离心机盖。

8. 按压“START”键，离心机开始运行液晶屏将显示转速、剩余时间及离心仓内温度。

9. 离心过程中按压“PULSE”键可中止离心机离心；按压“STOP”键可终止离心机离心。

10. 减速及停止，到达预先设定的运转时间或按压“STOP”键，离心机开始减速，待转速降为 0 时，机器将发出蜂鸣声，按“OPEN”键打开盖门，取下转子盖后即可取出样品。

11. 离心机使用完毕后，应检查转子和离心仓清洁，最后关闭开关，拔下插头。

12. 为放置离心仓结露，应打开离心机盖，使离心仓温度接近室温，用干布擦干离心仓水分。再盖上离心机盖。

（三）维护保养及注意事项

1. 主机

（1）应定期用温洗液擦拭离心机外表面和转子腔。清洗前拔除电源插销，取出转子并分别清洗。转子腔只能用湿布擦拭，使用中性洗剂清洗和消毒。避免任何液体进入转子轴空隙，避免腐蚀性化学物质损伤转子和转子腔。

（2）每月进行一次检查。转子腔内的橡胶密封圈应用水彻底清洗并在每次清洗后涂抹甘油。

2. 转子

（1）转子和适配器应每月或必要时用中性洗剂清洗，以避免离心物质残余腐蚀其组成成分。清洗时应拆下转子。切勿将仪器组件放置于含次氯酸钠/氯或氧化剂的消毒剂或洗剂中，可使用戊二醛消毒。清洗时应将橡胶垫取出分别清洗。

（2）清洗后重新安装转子，每月检查转子、试管垫和吊篮有无机械损伤。

（3）气密盖包括硅树脂密封圈、橡胶盘和复位圈都有正常损耗，当出现明显损耗时就必须更换。

3. 本仪器工作时装载离心样品的各离心管质量偏差不得过大，且转子必须配平。

4. 仪器每次使用前，应认真检查转子的压紧螺母是否旋紧。

5. 为确保仪器及操作者安全，仪器运转时，转速的设定值不得超过其最高转速。

6. 每次使用完毕后，离心机盖必须打开，待腔内水分蒸发干后才可将盖闭合。另需定期拆下转子，用干抹布擦干腔内水分。

（张　镖　关冠恒）

第四节　各类检测器简介

检测器是高效液相色谱仪的关键部件之一，主要用于检测经色谱柱分离后的组分浓度的变化，被称为色谱仪的“眼睛”，检测器的性能直接关系着分析结果的可靠性和准确性。理想的液相色谱检测器应具备灵敏度高、对所有的溶质都有快速响应、响应对流动相流量和温度变化都不敏感、不引起柱外谱带展宽、线性范围宽和适用范围广等。但没有一种检测器能完全具备这些特征，在高效液相色谱仪中，检测器至今仍是一个薄弱环节，它没有相当于气相色谱仪使用的热导检测器和氢火焰离子化检测器那样既通用又灵敏的检测器。目前常用的检测器类型包括紫外-可见光检测器、光电二极管阵列检测器（diode array detector，DAD）、荧光检测器（fluorescence detector，FD）、示差折光检测器（refractive index detector，RID）、蒸发光散射检测器（evaporative light scattering detector，ELSD）以及质谱检测器（mass spectrometry，MS）、核磁共振检测器等。随着科学技术的进步，检测器会向着灵敏度高、选择性好、适应范围广等方向发展，检测器的联用技术也逐步完善。将不同的检测器联用可以在一次进样分析中得到更多、更准确的信息，这使高效液相色谱检测技术在药物分析与药物质量控制方面具有不可替代的作用。

一、紫外检测器

紫外检测器（ultraviolet detector，UVD）是高效液相色谱中应用最广泛的检测器。它灵敏度较高、噪声低、线性范围宽，对流速和温度的波动不灵敏，不破坏样品，适用于制备色谱。但它只能控测有紫外吸收的物质，而且对流动相有一定限制，即流动相的截止波长应小于检测波长。紫外检测器的工作原理是朗伯-比尔定律（Lambert-Beer law）。紫外检测器包括固定波长、可变波长和光电二极管阵列检测器，固定波长检测器已很少使用。可变波长检测器是目前配置最多的检测器，一般采用氘灯/钨灯为光源，能够按需要选择组分的最大吸收波长为检测波长，从而提高灵敏度。但是，光源发出的光是通过单色器后照射到流通池上，因此单色光强度相对较弱。这类检测器的光路系统和紫外可见分光光度计相似。

检测器产生噪声会影响定量分析的准确性，检测器池内气泡的存在是产生噪声的主要原因，应使用充分脱气的流动相，以减少气泡的产生。长时间不用检测器时，应定期冲洗系统。检测器中氘灯（光源）随着使用时间的增加，氘灯强度降低，噪声会不断增大，故分析前柱平衡得差不多时，再打开检测器；分析工作结束马上关闭检测器。尘埃在静电的作用下容易覆盖在光学元件上，使光传播效率降低，增加光散射，影响分析效果，因此检测器周围的环境应保持清洁。

二、光电二极管阵列检测器

光电二级管阵列检测器，又称光电二极管矩阵检测器（photo-diode array detector，PDA）是20世纪80年代出现的一种光学多通道检测器，是高效液相色谱仪紫外检测器的重要进展，已在高效液相色谱分析中大量使用。此外，还有的商家称之为多通道快速紫外-可见光检测器（multichannel rapid scanning UV-VIS detector）、三维检测器

(three dimensional detector)等。它具有灵敏度高、噪声低、线性范围宽等优点,可适用于梯度洗脱及制备色谱、得任意波长或者任意时间的色谱图、进行色谱峰纯度鉴定、进行光谱图检索等,一般认为 DAD 检测器是液相色谱中应用最广泛的检测器之一。在实际应用中,光电二极管阵列检测器可以同时检测出多个波长的色谱图,宽谱带检测和计算不同波长的相对吸光度,所以一次进样就能得到样品所有组分的信息,而每个组分都有全波段的光谱吸收图,从而对样品进行定性、定量分析。

(一)发展历史

1975 年 Talmi 首次报道了二极管阵列系统的使用,后来 Yates、Kuwanan 和 Milano 等 35 人对该项技术做了进一步提升。1982 年惠普公司推出世界上第一台商品化二极管阵列检测器 HP 1040A,是根据该公司开发的第一台光电二极管阵列分光光度计技术设计而成的。从此液相色谱分析获得许多重大发展,一次进样可得到更多的信息,数据处理更快,不仅可以克服普通紫外可见吸收检测器的缺点,而且还能获得色谱分离组分的三维光谱色谱图,为分析工作者提供十分丰富的定性定量信息。此后该种检测器又有一些新的改进,获得了更好的波长分辨率和更高的灵敏度。光学多通道检测技术不仅仅可以采用光电二极管阵列作为光电检测元件。硅光导摄像管是首先被应用到液相色谱阵列检测器的光电检测元件,但由于紫外响应弱、成本比光电二极管阵列高、响应慢等缺点而较少应用。电荷耦合阵列(charge-coupied device array detector, CCD)检测器具有很多优异的性能:光谱范围宽、量子效率高、暗电流小、噪声低、线性范围宽等。但 CCD 检测器的紫外响应弱,信号接收率低,有碍它的进一步发展。其他的光电检测元件同样具有以上这些缺点,因此光电二极管成为最主要、最常用的光学多通道检测技术的光电检测元件。

现有的光电二极管阵列检测器的制造商主要有:Beckman Instruments Inc(贝克曼仪器公司)、Dionex Corp(戴安公司)、Groton Technology Inc.、Hitachi Instruments Inc.、Hewlett-Packzrd Co.(惠普公司)、Perkin-Elmer Corp.(珀金-埃尔默公司)、Shimadzu Scientific Instruments Ins.(岛津公司)、Thermo Separation Products(热电公司)、Varian Znstruments(瓦里安公司)和 Waters Corp.(沃特斯公司)。几乎所有的国外主要分析仪器制造商都开发了二极管阵列检测器。二极管阵列检测器的技术发展已比较成熟。

(二)工作原理

DAD 检测器是一种基于光电二极管阵列技术的新型检测器。光电二极管阵列是在晶体硅上紧密排列一系列光电二极管,每一个二极管相当于一个单色器的出口狭缝,二极管越多分辨率越高,一般是一个二极管对应接受光谱上一个纳米谱带宽的单色光。检测时,与可变波长紫外检测器不同的是,光源发出的复合光不经分光首先通过流通池,被流动相的组分吸收,再通过狭缝到光栅进行色散分光,将含有不同吸收信息的各波长的光投射到一个由 512/1 024 个光电二极管组成的光电二极管阵列上,被同时检测,每一个二极管各自测量某一波长的光强,用电子学方法及计算机技术对二极管阵列进行快速扫描并采集数据。由于扫描速度非常快,所以无须停止流动相,即可获得柱后流出液的各个瞬间光谱图及各个波长下的色谱图,经计算机处理后得到光谱-色谱三维图谱(图3-54)。

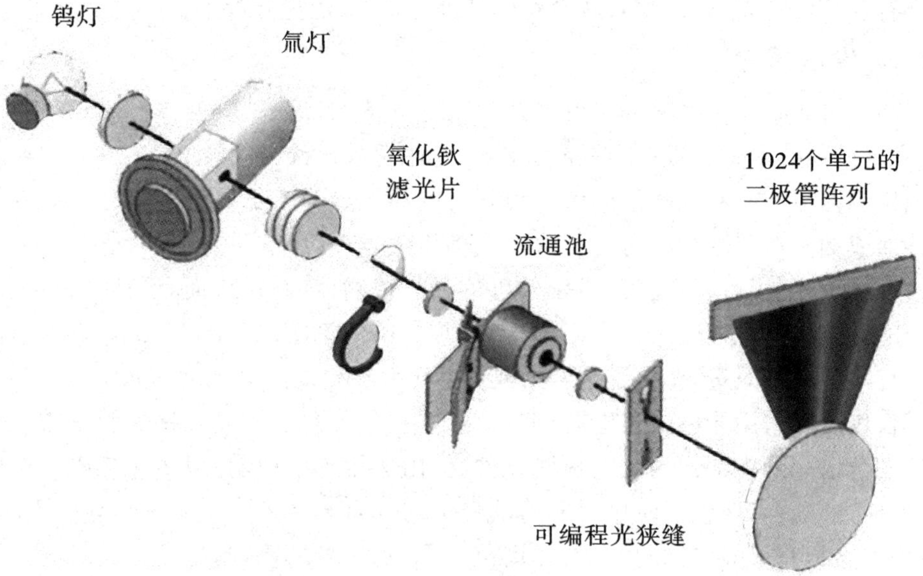

图3-54 二极管阵列检测器检测原理示意

使用二极管阵列检测器,可以对色谱峰进行光谱扫描,获得组分的吸收光谱,从而获得特定组分的结构信息,有助于未知组分或复杂组分的结构确定;许多色谱工作站可将两张图谱绘在一张三维坐标图上而获得三维光谱-色谱图。也可进行峰纯度检查,以峰纯度数值说明某个色谱峰的纯度,数值越高,色谱峰为单峰的可能性越大;数值越低,色谱峰为重叠峰的可能性越大,用于指导色谱分离条件的摸索。在方法研究中可以快速选择最佳检测波长;在多组分混合物分析中可以编辑波长程序;色谱峰面积用于组分的定量。

在二极管阵列的前端加上 Eltech 闪烁晶体,将射线转为可见光,再使用 PCB1024 AD和 USB 模块转为电子信号,也可以用于在射线的检测中。

(三)主要特点

用一组光电二极管同时检测透过样品的所有波长紫外光,而不是某一个或几个波长,和普通的紫外-可见光检测器不同的是进入流动池的光不再是单色光。它具有以下优点。

1. 提供化合物丰富的信息,可同时给出紫外光谱和色谱图,便于组分定性和定量。

实验人员对所分离的样品足够了解,便可根据目标分子的结构信息大致判定当前流出组分是否为目标结构。

2. 可实施全波长扫描,快速确定最佳吸收波长,增强检测灵敏度,减少样品的损失。当采用自动收集器进行样品收集时,系统根据预设吸光度值进行收集,当遇到某些吸收弱的化合物或者进样量低而吸光度较低时,通过选择更佳的吸收波长能够有效减少样品的损失。注意:进行样品分离纯化实验时,并不总是选择样品的最大吸收波长,我们要根据样品量选择合适的吸收波长。当进样量很小时,我们选择吸收较大的波长;当样品量较大的时候,为了防止吸收饱和,我们可以选择吸收较低的波长,这样更有助于收集样品。

3. 提供样品纯度的判断依据,使实验结果更精准可靠。分离样品时,当出现两种样品洗脱时间相似,样品洗脱峰发生重叠或交叉的情况时,依据洗脱组分前后所有波长光谱吸收变化,可大致判定该组分是否为单一组分或混合组分。此外,我们还可以通过同一化合物特定波长吸收比相同的原则对洗脱组分的纯度进行判别。

但是它也有缺点:①只能检测有紫外吸收的物质;②流动相的选择有一定限制,流动相的截止波长必须小于检测波长;③DAD 检测器的灵敏度比通常的 VWD(紫外可变波长)约低 1 个数量级。所以单纯用于含量测定或杂质检查时,还是采用 VWD 检测器为好。

(四)DAD 检测器的参数

电源:220 V,50 Hz。

波长准确性:±0.5 nm。

波长重复性:±0.1 nm。

线性范围:≥1.5 AU(5%)。

波长范围:199~618 nm(512 阵列)/190~1 024 nm(1 024 阵列)。

波长准确度:±0.5 nm。

阵列数:512/1 024。

光源:氘灯+钨灯。

光谱分辨率:每阵列单元 1.2 nm。

阵列分辨率:每阵列单元 0.8 nm。

基线噪声:$\pm 3.0\times10^{-5}$ AU(空池 254 nm,1.0 s)。

基线漂移:$\leqslant 1.0\times10^{-3}$ AU/h。

响应时间:0.0~9.9 s(步长 0.1 s)。

检测池、分析池:光程 10 mm,体积 10 μL。

半制备池:光程 3 mm,体积 5 μL。

微量池:光程 3 mm,体积 1.2 μL。

(五)DAD 检测器的常见故障及排除

1. 超时:超出超时阈值。

可能原因:①分析已经成功完成,而且超时功能已经按要求关闭部件。②在序列运行或多次进样运行过程中,时间超过超时阈值,进样器会处于未就绪状态。

查看日志,以了解未就绪状态的发生及产生的原因。按照要求重新进行分析。

2. 无操作自动关机:外接仪器在遥控线上生成了一个关机信号。

可能原因:①利用 CAN 连接到系统可以探测到一个外接仪器出现的泄漏。②通过与系统的遥控连接检测到一个外接仪器的泄漏。③通过与系统的遥控连接关闭一个外接仪器。检查外接仪器是否满足关机条件。

3. 遥控超时:遥控输入信号仍显示系统处于未就绪状态。开始分析之后,系统预期在开始分析后 1 min 之内所有的未就绪状态(例如检测器平衡期间的未就绪状态)都会切换至运行状态。如果在 1 min 后遥控线仍显示系统处于未就绪状态,便会生成错误消息。

可能原因:①连接到遥控线上的某台仪器处于未就绪状态。②遥控电缆出现故障,更换遥控电缆。③显示未就绪状态的仪器中存在有故障的元件。

确保显示未就绪状态的仪器已经正确安装,并针对分析进行了正确设置。

三、蒸发光散射检测器

蒸发光散射检测器(evaporative light scattering detector,ELSD)是 20 世纪 90 年代出现的通用型检测器。第一台 ELSD 是由澳大利亚的 Union Carbide 研究实验室的科学家研制开发的,并在 20 世纪 80 年代初转化为商品,20 世纪 80 年代以激光为光源的第二代 ELSD 面世。此后,通过不断设计提高了 ELSD 的操作性能。现在 ELSD 越来越多地作为通用型检测器用于高效液相色谱、超临界色谱(SFC)和逆流色谱中。ELSD 最大的优越性在于能检测不含发色团的化合物,如糖类、脂类、聚合物、未衍生脂肪酸和氨基酸、表面活性剂、药物,并在没有标准品和化合物结构参数未知的情况下检测未知化合物。但是,其灵敏度比较低,尤其是有紫外吸收的组分(其灵敏度比 UV 检测约低 1 个数量级);此外,流动相必须是挥发性的,不能含有缓冲盐等(图 3-55)。

(一)工作原理

蒸发光散射检测器的独特检测原理为,将色谱柱流出液引入雾化器与通入的气体(常为高纯氮,有时是空气)混合后喷雾形成均匀的微小雾滴,经过加热的漂移管,蒸发除去流动相,而试样组分形成气溶胶,然后进入检测室。用强光或激光照射气溶胶,产生光散射,用光电二极管检测散射光。散射光的强度(I)与气溶胶中组分的质量(m)有下述关系:

$$I = km^{b} \text{或} \lg I = b\lg m + \lg k$$

式中，k 和 b 为与蒸发室（漂移管）温度、雾化气体压力及流动相性质等实验条件有关的常数。说明散射光的对数响应值与组分质量的对数呈线性关系。

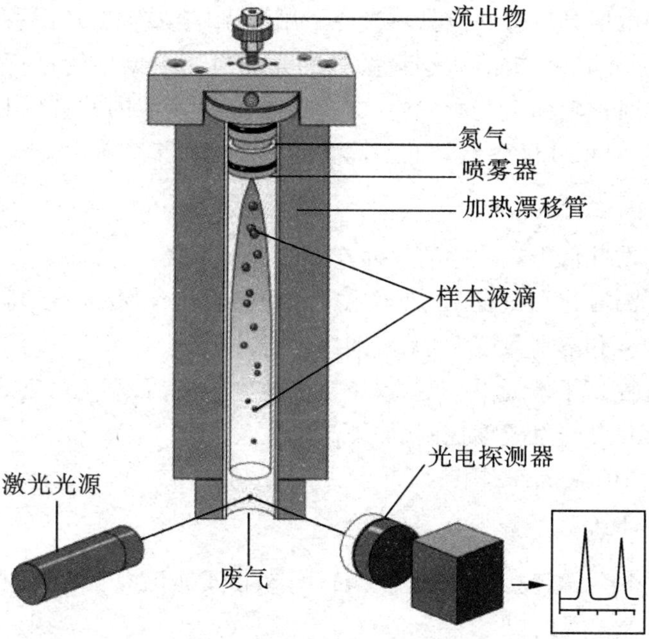

图 3-55　蒸发光散射检测器示意

（二）检测的独特性

ELSD 的通用检测方法消除了常见于传统 HPLC 检测方法中的难点，不同于紫外和荧光检测器，ELSD 的响应不依赖于样品的光学特性，任何挥发性低于流动相的样品均能被检测，不受其官能团的影响。ELSD 的响应值与样品物质的量呈指数关系，一般需经对数转换，因而能用于测定样品的纯度或者检测未知物。示差检测器（RI）也可以说是一种通用型检测器，但它灵敏度低，并与梯度脱洗不相容。质谱是另一种通用型检测器，但它的昂贵费用和操作复杂性限制了它的应用。ELSD 的独特检测方法，对于它的多种用途和高性能至为关键。

（三）检测步骤

1. 用稀有气体雾化脱洗液　液体流动相在载气压力的作用下在雾化室内转变成细小的液滴，从而使溶剂更易于蒸发。液滴的大小和均匀性是保证检测器的灵敏度和重复性的重要因素。

蒸发光散射检测器,通过对气压和温度的精确控制,确保在雾化室内形成一个较窄的液滴尺寸分布,使液滴蒸发所需要的温度大大降低。

2. 流动相在加热管(漂移管)中蒸发　载气把液滴从雾化室运送到漂移管进行蒸发。在漂移管中,溶剂被除去,留下微粒或纯溶质的小滴。蒸发光散射检测器采用低温蒸发模式,维持了颗粒的均匀性,对半挥发性物质和热敏性化合物同样具有较好的灵敏度。

3. 样品颗粒散射光后得到检测　光源采用激光,溶质颗粒从漂移管出来后进入光检测池,并穿过激光光束,被溶质颗粒散射的光通过光电倍增管进行收集。溶质颗粒在进入光检测池时被辅助载气所包封,避免溶质在检测池内的分散和沉淀在壁上,极大增强了检测灵敏度,并极大地降低了检测池表面的污染。

(四)主要优点

1. 可检测挥发性低于流动相的任何样品。
2. 流动相低温雾化和蒸发,对热不稳定和挥发性化合物亦有较高灵敏度。
3. 广泛的梯度和溶剂兼容性,无溶剂峰干扰。
4. 辅助载气提高了检测灵敏度,保持检测池内的清洁,避免污染。
5. 高精度雾化和蒸发温度控制,保证高精度检测。
6. 可与任何 HPLC 系统连接。

(五)主要缺点

1. 和高效液相色谱连接时需要信号转换,如和安捷伦液相相配时需要一个数模转换器(35900E)。
2. 使用不便,需要配置高压氮气或空气,且实验中产生的废气有害。

四、示差折光检测器

示差折光检测器是一种高度稳定和灵敏的液相色谱和凝胶渗透色谱检测器,它可与输液泵、色谱柱、进样器等组成凝胶渗透色谱仪或高速液相色谱仪系统,也可以配置适当的进样系统作为单独的分析仪器使用。可用于检测在紫外光范围内吸光度不高的化合物,如聚合物、糖、有机酸和三酰甘油酯。示差折光检测器的偏转式设计,能够对那些具有低噪声和位移特性的化合物进行灵敏的检测。由于不同的液体折光不同,因此示差折光检测器通用性强,可广泛地应用于化工、石油、医药、食品等领域为科研、生产服务。

示差折光率检测器是一种浓度型检测器,它是通过连续测定液相色谱柱流出液折射率的变化而对样品浓度进行检测的。理论上流动相所带样品浓度越高,示差折光率检测器的响应越大,用流动相溶解样品之后,进入色谱仪的流动相和色谱仪本身的流动相之间折射率之差反映了样品在流动相中的浓度。因此，理论上前期处理后，在色谱检测仪中只要有浓度差异的样品都可以用示差折光率检测器进行分析检定。

示差检测器是连续检测样品流路与参比流路间液体折光指数差值的检测器，是根据不同物质的折光系数不同的折射原理设计的，属偏转式类型。各种待测组分被色谱柱分离后流经示差折光检测器时，在示差折光检测其中就会出现不同的信号反映，在实际使用中，常用于被测物质在紫外光、可见光、荧光这些检测器都没有吸收的情况，比如一些烷烃类，烷烃类不具备双键或者苯环这样的共轭结构，无法引起紫外下的吸收效应，这个时候就需要示差折光检测器。示差折光检测器可以通过流过检测器的被测组分引起的光路的折光值来反映待测物质的折光性质和浓度(图 3-56)。

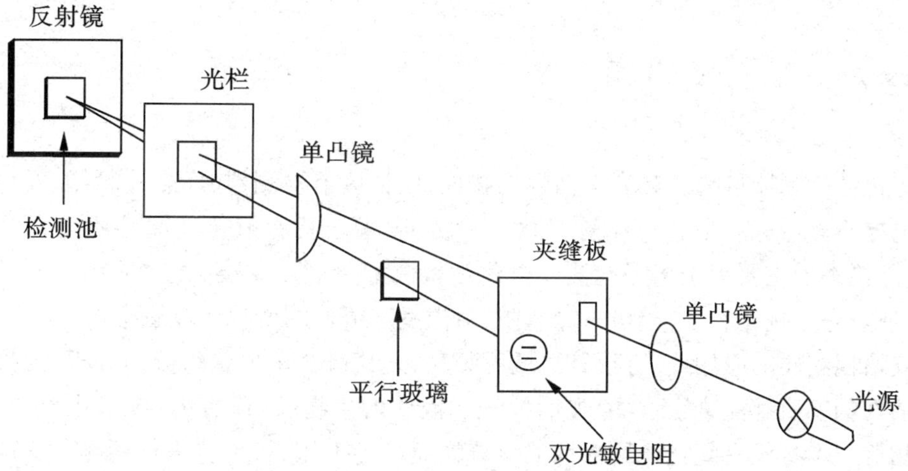

图 3-56　示差检测器工作原理示意

检测器的光路是由光源、平行玻璃、双光敏电阻等主要部件组成，检测池有参比，测量两个池室，它们对光路来说是串联的。光源通过聚光镜和夹缝板在光栏前成像，并作为检测池的入射光，照在反射镜上，光被反射，又入射到检测池上，出射光再经过透射镜照到双光敏电阻上形成夹缝像。双光敏电阻是测量电桥的两个桥臂，当参比池和测量池流过相同的溶剂时，照在双光敏电阻的光量相同，此时桥路平衡，输出为零。当测量池中流过被测样品时，引起的折射率变化使照在双光电阻上的光束发生偏转，双光敏电阻阻值发生变化，此时由电桥输出信号，即反映样品浓度的变化情况。

五、荧光检测器

荧光检测器(fluorescence detector，FD)也是高效液相色谱仪常用的一种检测器。荧光检测器由激发光源、激发光单色器、样品池、发射光单色器和检测发光强度的光电检测器组成。光源发出的光经过激发光单色器后，得到所需波长的激发光，激发光通过样品池被荧光物质吸收，荧光物质受激发后发射荧光，经发射光单色器后由光电检测器接收。

荧光检测器选择性高，只对荧光物质有响应；灵敏度也高，最低检出限可达 10 ~ 12 μg/mL，适用于多环芳烃及各种荧光物质的痕量分析，也可用于检测不发荧光但经化学反应后可发荧光的物质。许多药物和生物活性物质具有天然荧光，能直接检测，如生物胺、维生素和甾体化合物等；通过荧光衍生化可以使本来没有荧光的化合物转变成荧光衍生物，从而扩大了荧光检测器的应用范围，例如氨基酸。荧光检测器具有高灵敏度和高选择性，是体内药物分析常用的检测器之一。

六、电化学检测器

电化学检测器可检测具有电活性的物质，包括极谱检测器、库仑检测器、安培检测器和电导检测器等。前 3 种统称为伏安检测器，用于具有氧化还原性质化合物的检测，电导检测器主要用于离子检测。电化学检测器灵敏度很高，尤其适用于痕量组分分析，缺点是干扰比较多，电极寿命有限，对温度和流速的变化比较敏感。

安培检测器的应用最广泛，其灵敏度很高，尤其适合于痕量组分的分析；凡具氧化还原活性的物质都能进行检测，如活体透析液中的生物胺，还有酚、羰基化合物、巯基化合物等。本身没有氧化还原活性的化合物经过衍生化后，也能进行检测。安培检测器的工作原理是在电极间施加一恒定电位，当电活性组分经过电极表面时，发生氧化还原反应，产生电量的大小符合法拉第定律。

七、质谱检测器

质谱检测器是一种灵敏度高、选择性好、指纹性强的通用型检测器，可用于微量或痕量分析。每种分析仪器都有其特长和局限性。局限性来自两个方面：原理方面，技术方面。在线联用不仅能取长补短，而且还具有协同作用，具有两种技术单独使用时所不具备的某些功能。所以，凭借质谱法优秀的定性能力，质谱仪经常作为检测器，与多种分析仪器联用。

（一）电感耦合等离子体质谱

电感耦合等离子体质谱（inductively coupled plasma mass-spectrometry，ICP-MS）是 20 世纪 80 年代发展起来的新的分析测试技术。它以独特的接口技术将 ICP-MS 的高温（7 000 K）电离特性与四极杆质谱计的灵敏快速扫描的优点相结合而形成一种新型的元素和同位素分析技术,可分析几乎地球上所有元素。

ICP-MS 技术的分析能力不仅可以取代传统的无机分析技术,如电感耦合等离子体光谱技术、石墨炉原子吸收光谱,进行定性、半定量、定量分析及同位素比值的准确测量等工作。还可以与其他技术如 HPLC、HPCE、GC 联用,进行元素形态、分布特性等的分析。随着这项技术的迅速发展,现已被广泛地应用于环境、半导体、医学、生物、冶金、石油、核材料分析等领域。

该技术的特点:灵敏度高;速度快,可在几分钟内完成几十个元素的定量测定;谱线简单,干扰相对于光谱技术要少;线性范围可达 7 ~9 个数量级;样品的制备和引入相对于其他质谱技术简单;既可用于元素分析,还可进行同位素组成的快速测定;测定精密度可到 0.1%。

(二)气相色谱-质谱联用

气相色谱法是一种分离挥发性有机混合物很好的方法,但它的定性是利用各组分的保留时间来确定。这样定结构的能力较差,特别是遇到分析完全未知的待定性组分,就更加困难。气相色谱-质谱联用(GC-MS)仪集气相色谱以及质谱的各自所长,分离、定性一气快速呵成。目前从事检验、有机物分析的实验室几乎都把 GC-MS 作为主要的定性确认手段之一,在很多情况下亦用 GC-MS 进行定量分析。

气/质联用是解决复杂样品全组分定性定量分析的有力工具,在分析检测和研究的领域中起着越来越重要的作用,特别是在有机化合物常规检测工作中几乎成为一种必备的手段。如石化、化工、食品、环保、药物研究、生产、质控以及进出口许多领域的众多环节中都要用到 GC-MS;法庭医学中各类案件的现场采集物分析(呕吐液、血液等)、毒药、毒品检验与鉴定;甚至体育竞技运动中,国际公认用 GC-MS 对运动员进行兴奋剂检测数据可靠。

(三)液相色谱-质谱联用

与液相色谱仪联用的质谱检测器是将色谱系统流出的组分经过液质联用接口在一定条件下离子化后,进入质量数分析器(如四极杆质谱、离子阱质谱、二级或多级串联质谱等),按照离子的质荷比大小分离,记录响应信号并列成谱图。采用全离子扫描模式可得到特定组分的质谱图,从而得到组分的化学结构信息;采用选择离子监测模式可得到特定质量数碎片离子的色谱图,可用于定量测定。具有灵敏度高、选择性好,能同时给出组分的结构信息等优点。主要适用于组分的结构鉴别、微量及痕量组分的分析、药物代谢分析等方面。

几种常用的检测器之间的对比见表 3-14。

表 3-14 几种常用的检测器之间的对比

检测器	ELSD	UV	RI	MS
应用范围	通用	有光吸收的化合物	通用	通用
响应	质量相关	化学相关	折光度相关	质量相关
灵敏度	高	高	低	高
未知物检测	能	不能	能	能
流动相影响/梯度	不影响	不影响	影响	不影响
基线稳定性	好	较好	差	好

（张　镖）

第五节 常用色谱柱简介

一、液相色谱柱

（一）安捷伦色谱柱

安捷伦色谱柱种类包括反相 HPLC 色谱柱、正相/SFC 色谱柱、制备型 HPLC 色谱柱、HILIC 色谱柱、手性柱、离子排阻/配体交换色谱柱、小分子色谱柱工具包。

1. 反相 HPLC 色谱柱　分为 InfinityLab Poroshell 120、Zorbax、Pursuit、XRs 和 XRs UltraPolaris、HC-C18(2)和 TC-C18(2)。

适用于反相液相色谱分离的 Agilent InfinityLab Poroshell 120 表面多孔色谱柱提供了出色的分离效率和可靠性。11 种化学键合相（从 C18 色谱柱到独特的化学键合相）具有多达 3 种填料粒径：1.9 μm、2.7 μm 和 4 μm。该系列化学键合相为可扩展的液相色谱方法开发提供了广泛的选择性，从传统 HPLC 到 UHPLC，再到超低扩散 UHPLC，其表面多孔核-壳填料颗粒，提供更高的通量和更高的分离度；采用高纯度硅胶和先进的键合技术，可实现优异的峰形，从而更快获得更准确的结果；UHPLC 保护柱有助于进一步延长分析柱的寿命。

Agilent ZORBAX 色谱柱系列是反相 HPLC 中最常用的 HPLC 色谱柱系列之一。

ZORBAX色谱柱基于传统的全多孔填料颗粒,具有最高的载样量和分离度。从ZORBAX Eclipse Plus C18到2 μm UHPLC色谱柱,多种固定相和填料粒径供选择,传统的全多孔填料颗粒,提供1.8 μm、3.5 μm和5 μm粒径。ZORBAX StableBond色谱柱为pH值低至1的低pH值应用提供了更高的稳定性,而ZORBAX SB-Aq为高含水量流动相(包括100%水)提供了稳定、可重现的分离;ZORBAX Eclipse PAH色谱柱能够为EPA 610中的16种多环芳烃提供高分离度的分离,并具有极高的重现性。

Agilent Pursuit系列HPLC色谱柱通过各种常见粒径和固定相填料(包括USP L1、USP L7和USP L11)提供可靠的性能。Pursuit色谱柱有多种尺寸可供选择,包括制备型HPLC色谱柱。此外,还提供传统(Pursuit)和高碳载量(Pursuit XRS)键合相。各种常见粒径和固定相填料,包括USP L1、USP L7和USP L11。

Agilent Polaris HPLC色谱柱提供了多种极性固定相填料,能够可靠地分离极性和非极性成分的混合物,并获得良好的峰形。极性嵌入式C8和C18键合相与100%水兼容,并提供不同的选择性,同时仍符合USP L1和USP L7。高碳载量、超纯硅胶和硅醇基屏蔽修饰的结合,能够为高极性样品提供良好的峰形和保留特性。

Agilent HC-C18(2)和TC-C18(2)色谱柱是简单分离的经济型选择。Agilent HC-C18(2)是一种保留特性更强的C18柱,具有更高的碳载量,适用于更复杂的样品的分析分离。Agilent TC-C18(2)以中等密度键合,能够使极性和非极性混合样品获得优异的分离度,是简单分离(不考虑分离速度)的经济型选择,有高碳载量和中等碳载量键合相可供选择。

2. 正相/SFC色谱柱　适用于NP/SFC的InfinityLab Poroshell 120、适用于NP/SFC的Zorbax、适用于NP/SFC的Polaris。

适用于正相HPLC和超临界流体色谱(SFC)的Agilent InfinityLab Poroshell 120表面多孔色谱柱,可提供较好的分离效率和可靠性。独特的化学键合相包括Poroshell 120 EC-CN、HILIC和HILIC-Z(HILIC固定相仅适用于SFC),可提供3种粒径:1.9 μm、2.7 μm和4 μm。

适用于正相HPLC和超临界流体色谱(SFC)的Agilent ZORBAX全多孔颗粒填料色谱柱专为保留和分离亲脂性化合物而设计。独特的ZORBAX化学键合相在手性SFC和正相色谱中均可提供较好的分离效率,因为两种液相色谱模式在所用的极性固定相上具有相似的保留机理。推荐的ZORBAX固定相包括Rx-Si、氨基($-NH_2$)、氰基(-CN)、Eclipse XDB-CN和HILIC Plus。传统的全多孔ZORBAX硅胶颗粒具有不同的固定相和粒径,利用正交化学键合相满足具有挑战性的正相应用要求,适用于SFC的稳定、通用的ZORBAX HILIC Plus和Rx-Sil色谱柱,可提供1.8 μm和5 μm两种粒径。

Agilent Polaris HPLC色谱柱提供了多种极性固定相填料,专为正相和SFC模式下的分离而设计。高碳载量、超纯硅胶和硅醇基屏蔽修饰的结合,能够为高极性样品提供良好的峰形和保留特性。Polaris色谱柱包括符合USP L3、USP L8和USP L10要求的化学键合相。

3. 制备型 HPLC 色谱柱　分为反相制备型色谱柱和正相制备型色谱柱。

任何纯化工作都围绕 3 个目标展开，即产率、纯度和通量。反相和正相制备型色谱柱具有多种填料，具有高载样量的 Prep 和 Pursuit XRs，或具有互补选择性的 ZORBAX，同时包括 3～10 μm 的粒径。安捷伦制备型液相色谱柱有 21.2 mm、30 mm 和 50 mm 内径可供选择，可以从分析级扩展为制备级，其内径可以从 4.6 mm 扩展至 50 mm，提供从 3 μm（用于处理复杂的基质）到 10 μm（用于获得最佳载样量和通量）的粒径。

4. HILIC 色谱柱　分为 InfinityLab Poroshell 120 HILIC、Zorbax HILIC 和 Polaris HILIC。

适用于亲水相互作用液相色谱（HILIC）的 Agilent InfinityLab Poroshell 120 HILIC 色谱柱专为小分子极性分析物的保留和高分离度分离而设计。此类颗粒的表面多孔特征缩短了平衡时间，从而改善了等度和梯度分离的通量。安捷伦提供 3 种独特的正交 HILIC 固定相：未键合硅胶（HILIC）、聚羟基果聚糖（HILIC－OH_5）和两性离子（HILIC-Z）。

Poroshell 色谱柱上 HILIC 分离的稳定性和重现性有助于从具有挑战性且通常不兼容 MS 的离子对色谱和正相应用进行切换。表面多孔核-壳填料颗粒，提供了更高的通量、更短的平衡时间和更高的分离度；可扩展的填料颗粒系列，包括 1.9 μm、2.7 μm和 4 μm；与 Agilent InfinityLab 去活剂添加剂完全兼容，可以提高利用不锈钢液质联用系统进行挑战性磷酸化或羧酸化化合物分析的灵敏度。

Agilent ZORBAX HILIC 色谱柱专为亲水相互作用液相色谱（HILIC）应用而设计，通常用于保留和分离小分子极性化合物。这些色谱柱是用于 HILIC 方法开发的传统全多孔柱替代品。ZORBAX 色谱柱上 HILIC 分离的稳定性和重现性有助于从具有挑战性且通常不兼容 MS 的离子对色谱和正相应用进行切换。高纯度 ZORBAX Eclipse Plus 硅胶柱可实现高 LC/MS 灵敏度和良好的峰形，特别适用于极性碱性样品的分析（ZORBAX HILIC Plus）。

Agilent Polaris HPLC 色谱柱提供了多种极性固定相填料，专为 HILIC 模式下的分离而设计。Polaris －NH_2为糖类分析提供了良好的稳定性和分离度，而 Polaris Si 比类似的硅胶基色谱柱具有更优异的重现性。Polaris 色谱柱满足 USP L3 和 USP L8 规格要求。Polaris 固定相填料专为 HILIC 模式下的分离而设计。

5. InfinityLab Poroshell 12 手性柱　Agilent InfinityLab Poroshell 120 手性色谱柱在可靠耐用的表面多孔 Poroshell 120 颗粒上提供了 4 种手性固定相。这些色谱柱可用于所有常见的手性 HPLC 模式，即正相（NP）、反相（RP）、极性有机（PO）、极性离子（PI）和超临界流体色谱（SFC）。由于采用 2.7 μm 表面多孔核-壳填料颗粒，在快速及超快速手性分离中可实现出色的性能和效率；兼容所有常见的手性 HPLC 模式，包括 NP、RP、SFC、极性有机（PO）和极性离子（PI）。

6. Agilent Hi-Plex HPLC 色谱柱　可提供可靠的糖类分析,仪器要求简单。与离子色谱柱不同,Hi-Plex 色谱柱在标准 HPLC 上使用纯水或稀酸,无须离子再生或抑制剂。填料由稳定的氢形式的磺化交联苯乙烯——二乙烯基苯凝胶组成,或浸渍有具有不同选择性的各种金属阳离子。

(二) Waters 色谱柱

沃特世 2.5 μm 超高性能[XP]色谱柱设计为 HPLC 向 UPLC 转换的一座桥梁。2.5 μm XP 色谱柱可用于任何 LC 系统,包括 HPLC、UHPLC 和 UPLC,且系统背压适中。在提高工作效率的同时为用户提供一个更灵活的选择。多种不同的固定相有助于实现 HPLC 和 UPLC 平台之间无缝转换。其包括 14 种固定相,每种固定相都有相对应的常规 LC 色谱柱和更小粒径的 UPLC 色谱柱;有超过 160 种规格,色谱柱耐受超高压力能够提高分析效率;可用于任何 LC 系统,具有更高柱效。

XBridgeTM 和 XSelectTM eXtended Performance[XP]2.5 μm 色谱柱填补了 HPLC 和 UPLC 之间的空白,它提高了 HPLC 系统的分离效率、方法的稳定性和分析通量。同时可与所有 HPLC、UHPLC 和 UPLC 技术平台兼容。XP 2.5 μm 色谱柱有各种不同长度(30 mm、50 mm、75 mm 和 100 mm)、不同内径(2.1 mm、3.0 mm 和 4.6 mm),可以非常灵活地在任何 HPLC、UHPLC 或 UPLC 系统上使用。另外 XP 2.5 μm 色谱柱有 3 种不同填料基质和 14 种化学键合相可选,为解决各种分析难题提供了大量选择。同时每一种键合相都有对应的相应填料,如 2 μm UPLC 色谱柱和更大粒径的 3.5 μm 和 5 μm HPLC 色谱柱,从而保证方法具有直接的兼容和可扩展性。

XBridgelM 系列色谱柱:XBrige OBD 制备柱结合了沃特世公司专利的 OBD(最佳柱床密度)制备柱技术和 BEH 颗粒技术,具有上样量高,柱效高和使用寿命长的特点。XBridge HPLC 色谱柱和 1.7 μm ACQUITY UPLC BEH 柱都采用 BEH 颗粒技术,在低 pH 值条件下和高 pH 值条件下都具有较好的稳定性。色谱柱在低 pH 值流动相条件下不稳定是由于键合相的硅氧烷键在酸性条件下水解断裂造成的。为了提高色谱柱在低 pH 值条件下的稳定性,必须考虑降低键合相的水解速度。XBridge C1e/Gg 和苯基柱采用了专有的三键键合和封端处理技术达到了这个要求。在低 pH 值条件下色谱柱稳定性加速试验中,XBridge C18 柱比使用单键键合的反相色谱柱表现出更强的耐酸水解稳定性(显示出很少的保留损失)。硅胶基质色谱柱在高 pH 值条件下“报废”是由于 OH^- 对其结构中的硅氧键进行亲核进攻造成色谱颗粒溶解,使色谱柱的柱床产生“空洞”造成的,对色谱分离的影响就是峰形和分离度变差。XBridge 颗粒中的亚乙基桥结构可以阻止颗粒溶解,至少需要同时打断六根硅氧键才可以将含有亚乙基桥结构的单元溶解下来。其优点为能够在前所未有的宽 pH 值使用范围和苛刻的温度条件下进行色谱分离,分析方法能够无缝升级到 UltraPerformanceLC 技术。

XBridge Shield RP18 色谱柱能够提供互补的分离选择性,并能够在很宽的 pH 值范围内考察不同有机溶剂对分离的影响。

ACQUITY UPLC 色谱柱和 VanGuard 保护柱是迄今为止技术最先进的液相色谱柱。确保可用于高达 15 000 psi(1 000 bar)的压力,具有卓越的高柱效和耐用性。有超过 60 种不同规格和不同键合相的产品提供选择,可以充分利用小颗粒填料的优势,在获得更高分离度的同时得到更快地分离。沃特世公司整体设计的 ACQUTYUPLC 系统显著提高了分离度,具有更高的样品处理通量和分析灵敏度。

ACQUITY UPLC 颗粒技术如下。

沃特世公司创造了两种高效耐压的 UPLC 颗粒:1.7 μm 亚乙基桥杂化颗粒(BEH)和 1.8 μm 高强度硅胶颗粒(HSS)。1.7 μm 亚乙基桥杂化颗粒(88H)是沃特世第二代杂化颗粒,它是 UPLC 技术的一个关键推动力,共有 5 种不同的键合相:CIe、Ce、Shield RP18、Phengyl 和 HLC。由于它是杂化颗粒,因此具有更宽的 pH 值使用范围(pH 值 1~12)。1.8 μm 的高强度硅胶颗粒(HSS),共有 3 种不同的键合相:HSS Ce、HSS Gi SB(eletiviry for Bases)和 T3。HSS Cg 是全封端的超高效通用型的 Cg 柱,为碱性化合物提供良好的峰形,同 ACQUITY UPLC BEH CGe 柱相比有更强的保留能力,在酸性流动相条件下具有超长的使用寿命。

ACQUITY UPLC BEH HILIC 柱:亲水相互作用色谱(HLIC)是用于改善在反相色谱柱上保留差的强极性化合物保留的色谱技术,HILIC 也被称为“含水正相色谱”或“反相色谱”,这是由于洗脱的顺序和传统正相色谱(非极性分析物最先流出)相同,而流动相和反相色谱相似。其装填了坚固耐用的 1.7 μm 未键合的 BEH 颗粒,专门用来保留和分离强极性化合物,特别是对强极性碱有很好的保留和分离,这些性能独特的色谱柱经过优化测试,可在 UPLC HILIC 条件下获得高效且重现性好的分离结果。ACQUITY UPLC BEH HUIC 柱克服了硅胶基质 HIUC 固定相化学稳定性差的缺点,具有很宽的 pH 值使用范围,因此色谱柱具有更长的使用寿命。

针对极性化合物保留的 T3 色谱柱:ACQUITY UPLC HSS T3 柱采用了沃特世创新的专有 T3 键合技术,这是一种先进的键合技术,行业领先的用于极性化合物保留和分析的 Alantis T3 色谱柱就采用了这个技术,它对极性化合物有很好的保留,与 100% 水性流动相“兼容”,并且质谱本底信号极低,T3 键合技术采用三键键合的 Cs 烷基链,配体密度控制在能够促进极性化合物保留和与水流动相兼容的水平;同时结合效果远远优于三甲基硅烷(TMS)的专有封端技术,为极性化合物提供了良好的保留能力,兼容纯水性流动相,同时提升了柱性能和使用寿命,改善了峰形和稳定性。

(三)手性色谱柱

手性色谱柱是由具有光学活性的单体,固定在硅胶或其他聚合物上制成手性固定相。通过引入手性环境使对映异构体间呈现物理特征的差异,从而达到光学异构体拆分的目的。要实现手性识别,手性化合物分子与手性固定相之间至少存在 3 种相互作用。这些相互作用包括氢键、偶级-偶级作用、π-π 作用、静电作用、疏水作用或空间作用。手性分离效果是多种相互作用共同作用的结果。这些相互作用通过影响包埋复合物的形成,特殊位点与分析物的键合等而改变手性分离结果。由于这种作用力较微弱,因此需要仔细调节、优化流动相和温度以达到最佳分离效果。

根据固定相的化学结构,将手性色谱柱分为以下几种:刷型或称为 Prikle 型、纤维素型、环糊精型、大环抗生素型、蛋白质型、配位交换型和冠醚型。

1. 刷型手性色谱柱的出现和发展源于 Bill Prikle 及其同事的卓越工作。刷型手性色谱柱是根据三点识别模式设计的,属于 Irving Wainer 分类中的第一种类型。刷型手性固定相分为 π 电子接受型和 π 电子提供型两类。最常见的 π 电子接受型固定相是由(R)-N-3,5-二硝基苯甲酰苯基甘氨酸键合到 γ-氨丙基硅胶上的制成。刷型固定相具有高的容量因子,因此具有高的选择因子。它的不利之处在于它仅对芳香族化合物有效,有时不得不进行衍生化反应。但值得一提的是,这种衍生化反应是非手性衍生反应,所以不存在手性衍生的问题。刷型手性色谱使用的流动相基本是极性弱的有机溶剂,这对于制备色谱来讲未必是缺点。

2. 纤维素型手性色谱柱的分离作用包括相互吸引的作用及形成包埋复合物。它们属于 Wainer 分类中的第 2 种类型。这种类型的手性色谱柱种类也很齐全。流动相使用低极性溶剂,典型的流动相为乙醇-己烷混合物。但特别要注意氯可以使纤维素从硅胶上脱落,因此要确保流动相中无含氯的溶剂。

纤维素固定相的每个单元都为螺旋形,而且这种螺旋结构还存在极性作用、π-π 作用及形成包埋复合物等手性分离因素。淀粉代替纤维素制成的此类手性柱显示了和纤维素柱不同的选择性,但是稳定性较差。因为淀粉是水溶性的,因此流动相中必须绝对无水才能保证柱子寿命。目前此类型的柱子能分离 80% 左右可能面临的所有手性化合物。此类柱子通常用于正相系统,用正己烷-乙醇、正己烷-异丙醇混合溶剂为流动相,也可用于反相的情况,但流动相必须含有高浓度的高氯酸盐缓冲液,以防止固定相溶解。

3. 环糊精是通过 Bacillus Macerans 淀粉酶或环糊精糖基转移酶水解淀粉得到的环型低聚糖。通过控制环糊精转移酶的水解反应条件可得到不同尺寸的环糊精。市售的环糊精主要是 α、β、γ 3 种类型,分别含 6、7、8 个吡喃葡萄糖单元。环糊精分子成锥筒型,构成一个洞穴,洞穴的孔径由构成环糊精的吡喃葡萄糖的数目决定。

4. 大环抗生素型手性色谱柱是最近发展起来的,通过将大环抗生素键合到硅胶上制成的新型手性色谱柱。大环抗生素型手性色谱柱的出现归功于 Dan Armstrong 的贡献。此类色谱柱常用的大环抗生素主要有 3 种:利福霉素、万古霉素、替考拉宁。利福霉素作为手性添加剂在毛细管电泳分离手性化合物方面得到了成功运用。万古霉素和替考拉宁分子结构中存在“杯”状结构区和糖“平面”结构区。此类色谱柱性质稳定,可用于多种分离模式。手性分离基于氢键、π-π 作用、形成包合物、离子作用和肽键等。替考拉宁分子量为 1 885,结构中存在 20 个手性中心,3 个糖基和 4 个环。酸性基团和碱性基团提供了离子作用点。糖基在 3 个平面上,可折叠起来将化合物分子包埋在多肽“杯”中。在反相模式中,有机相常用四氢呋喃、乙腈和甲醇,水相常用三乙胺

-乙酸缓冲液。色谱柱适用的 pH 值范围为 4 ~7。通常优化碱性化合物手性分离条件时,选择 pH 值 7 为起点比较好。另外四氢呋喃、乙腈有最好的选择性。有时采用纯的甲醇和乙醇作为流动相也可达到良好的分离效果。

5. 蛋白质型手性色谱柱属于第 5 种类型,分离依赖于疏水相互作用和极性相互作用。已经有多种蛋白质用于此类手性色谱柱。目前使用较多的是 α-酸性糖蛋白(α-acid glycoprotein, AGP)、人血清白蛋白(human serum albumin, HSA)、牛血清白蛋白(bovine serum albumin, BSA)和卵类黏蛋白(ovomucoid, OV)。α-酸性糖蛋白分子由 181 个氨基酸残基和 40 个唾液酸(sialic acid)残基构成。α-酸性糖蛋白分子偏酸性,等电点为 2.7。含有两个二硫键,性质很稳定。α-酸性糖蛋白分子可以共价键合到硅胶上,制成手性色谱柱,可以分离许多化合物。α-酸性糖蛋白手性色谱柱使用的流动相通常为 pH 值 4 ~7 的磷酸盐缓冲液和很小比例的有机相。人血清白蛋白(HSA)分子量为 69 000,等电点为 4.8。蛋白中认为存在两个药物结合位点:华法林-氮杂普鲁帕宗(warfarin-azapropazone)和苯基二氮杂-吲哚(benzodiazapine-indole)结合位点。流动相中加入辛酸,采用人血清白蛋白手性色谱柱可以有效分离 benzodiazapine。Warfarin 和 oxazepam 也用人血清白蛋白手性色谱柱得到了分离,流动相组成为:100 mM 磷酸缓冲液(pH=7):乙腈:异丙醇=84:10:6。牛血清白蛋白(BSA)为球型蛋白,分子量为 66 000,等电点为 4.7。此蛋白为一个单氨基酸链,通过 17 个二硫键形成 9 个双环。许多化合物通过牛血清白蛋白手性色谱柱得到分离。

6. 配位交换手性色谱(chiral ligand exchange chromatography, CLEC)由 Davankov 发明,是通过形成光学活性的金属络合物而达到手性分离,属于 Irving Wainer 分类中的第 4 类手性固定相,主要用于分离氨基酸类样品。由于此类固定相是由手性氨基酸——铜离子络合物键合到硅胶或聚合物上形成,因此流动相中必须含有铜离子以保证手性固定相上的铜离子不至流失。其他的过渡金属元素也可用于手性配位交换色谱,但铜离子应用最广。形成络合物的过程十分缓慢,因此有时需提高柱温,最佳温度约为 50 ℃。手性配位交换色谱仅对 α-氨基酸和其类似物有效。β-氨基酸很难用手性配位交换色谱得以分离。

7. 冠醚类固定相用于分离一级胺,一级胺必须质子化方能达到分离。因此必须使用酸性流动相,如高氯酸。最常用的冠醚类固定相是 18-冠-6(已有商品化产品,由 Daicel 公司制造)。无论(+)或(-)型均可达到有效分离,并可通过变化(+)和(-)类型而改变分析物出峰顺序。冠醚作为添加剂也用于核磁共振和电泳,但由于其毒性较大,有致癌性,使其应用受到限制。

(四) YMC 色谱柱

YMC 色谱柱分为反相色谱柱、正相色谱柱、离子交换色谱柱、体积排阻色谱柱和手性色谱柱等,YMC ODS C18 色谱柱分别有 ODS-A、ODS-AM、ODS-AQ、ODS-AL 以及 J'sphere ODS 系列。

1. YMC-Pack ODS-A

(1)特点:ODS-A 是 YMC 最为广泛使用的常规 ODS C18 色谱柱。

(2)应用领域:分离分析有机化合物、生物物质、天然产物,适用于极性、中等极性、非极性物质,如药物、维生素、氨基酸、肽、PTC-氨基酸等。

2. YMC-Pack ODS-AM

(1)特点:ODS-AM 选择性与 ODS-A C18 相似,最大不同是它有更严格规范标准,提供优良峰对称性和更高分离重现性。

(2)应用领域:分离分析有机化合物、生物物质、天然产物,适用于极性、中等极性、非极性物质,如药物、维生素、氨基酸、肽、PTC-氨基酸等。

3. YMC-Pack ODS-AQ

(1)特点:ODS-AQ 具有适度疏水性和亲水性。对于相对高亲水性化合物显示出与 ODS-A 不同保留能力。在低聚糖、苷类的糖类化学,生药学和天然产物化学等多个领域发挥重要作用。

(2)应用领域:主要用于糖类的分离如寡聚多糖类、葡萄糖苷类、药物、天然化合物的分析和分离。

4. YMC-Pack ODS-AL

(1)特点:ODS-AL 末端基封尾处理,表现与传统 ODS 不同选择性。它没有封端高碳含量单层 C18 相,不仅具有疏水基团相互作用,而且还具备由硅醇基产生的第二级相互作用。

(2)应用领域:不推荐在分析胺类或含碱性基团的化合物中使用。

5. J' sphere ODS 系列

(1)特点:J' sphere ODS 系列填料有 3 种不同的碳含量 9%(L80)、14%(M80)和 22%(H80),并有不同的氢键键合能力,提供 3 种不同的保留行为和选择性。

(2)应用领域:药物、肽、PAH、类固醇、抗生素、脂肪。

6. YMC-Triart 系列反相色谱柱是通过基质、颗粒和表面修饰 3 个(Tri)革新技术(art)而诞生的重视使用简便性的混合有机硅胶基质色谱柱,集卓越的耐久性、良好的峰形和再现性等特点于一身,可作为各种化合物分离的首选柱。

(1)特点:①追求使用的简便性;②通过革新技术实现了在酸性条件到碱性条件下的超长使用寿命;③对大多数化合物及条件都能显示良好的峰形;④HPLC 与 UHPLC 间的方法顺畅转换;⑤最佳的首选色谱柱。

(2)3 个革新技术

1)新开发的混合有机硅胶材料:Triart 采用微反应器技术,通过连续可精密控制的新型造粒工艺,实现了多层复合结构的混合型颗粒。由于具有有机硅烷层和无机硅烷层的多层复合结构,在维持无机硅胶类所具有的优秀分离选择性的同时,还具有卓越的耐酸碱性。

2)采用微反应器造粒技术:Triart 采用的是通过微型反应器的造粒技术而获得的

细微颗粒很少的均匀颗粒，并且该颗粒具有极其平滑的颗粒表面。通过均匀的颗粒和平滑的颗粒表面，Triart 实现了低柱压以及高度的表面修饰再现性（批间再现性）。

3）新开发的表面修饰技术：在键合了主链的颗粒表面上并存着反应活性良好的硅羟基和由于立体障碍等引起的反应活性不良的硅羟基，以往的端基封尾方法是在同一阶段通过一种非活性化剂封锁这些反应活性不同的硅羟基，但是，反应活性良好的硅羟基即使在封尾后，由于易受加水分解影响而成为耐久性不佳的一个因素，同时反应活性不良的硅羟基封尾没能完全进行，也是造成拖尾等峰形不良的主要原因之一。

Triart 运用新开发的表面修饰技术，采用了将反应性不同的多种非活性化剂按阶段地与硅羟基向结合的多级非活性化方法，通过此手段，能使容易反应的部位和难以侵蚀的非活性化剂相结合，并且能够最大限度地封锁难以反应的硅羟基，从而实现卓越的耐久性和良好的峰形显示。

二、气相色谱柱

气相色谱柱在石油、化工、生物化学、医药卫生、食品工业、环保等方面应用很广。它除用于定量和定性分析外，还能测定样品在固定相上的分配系数、活度系数、分子量和比表面积等物理化学常数。气由载气带入，通过对欲检测混合物中组分有不同保留性能的色谱柱，使各组分分离，依次导入检测器，以得到各组分的检测信号。按照导入检测器的先后次序，经过对比，可以区别出是什么组分，根据峰高度或峰面积可以计算出各组分含量。

Agilent J&W 气相色谱柱帮助实验室分析人员保持最高的性能标准。该色谱柱提供行业领先的技术，具有最高惰性、最低流失和最高柱间重现性标准。气相色谱柱分为超高惰性气相色谱柱、低流失 GC/MS 色谱柱、标准聚硅氧烷气相色谱柱、WAX 气相色谱柱、Intuvo 气相色谱柱、PLOT 气相色谱柱、特定应用气相色谱柱、金属气相色谱柱、高温气相色谱柱、手性气相色谱柱、带智能钥匙的气相色谱柱、保护柱和毛细管、LTM 气相色谱柱、填充柱。

超高惰性气相色谱柱分为 DB-1 ms 超高惰性色谱柱、DB-5 ms 超高惰性色谱柱、DB-35 ms 超高惰性色谱柱、DB-624 超高惰性色谱柱、DB-WAX 超高惰性色谱柱、HP-1 ms 超高惰性色谱柱、HP-5 ms 超高惰性色谱柱。

Agilent J&W DB-1 ms 超高惰性柱具有始终如一的色谱柱惰性，可确保分析灵敏度和完整性。该色谱柱具有极好的峰形、超低柱流失和高信噪比，即使是最具挑战性的活性分析物也能得到有效分离。使用超高惰性 1 ms 测试混标进行单独测试，始终如一的柱惰性和超低柱流失，为具有挑战性的活性分析物提供完美峰形，优异的信噪比，最少的化合物吸附或降解，支持 0.18 mm 内径的色谱柱配置，实现更高样品通量。

Agilent J&W DB-5 ms 超高惰性色谱柱在一系列色谱应用中具有行业领先的分析性能。DB-5 ms 超高惰性色谱柱是低流失柱，具有出色的信噪比和极佳的峰形，能够有效地分离农药等具有挑战性的活性分析物。DB-5 ms 超高惰性色谱柱经过严苛的测试混标检测，以确保始终如一的色谱柱惰性。Agilent J&W DB-35 ms 超高惰性柱是一种中等极性的色谱柱，适用于需要不同选择性的强化分离，包括农药分析和滥用药物检测。该色谱柱可以定量低浓度水平的组分，具有较宽的线性范围和优化的分离性能，从而提高了分析效率。

Agilent J&W DB-624 UI 非常适合快速分析制药、环境、食品和工业化学品样品中的挥发性有机化合物(VOC)。独特的超高惰性去活化工艺能够改善峰形、增强信噪比并提高定性和定量分析的灵敏度。

DB-WAX 超高惰性(UI)色谱柱为复杂的极性化合物提供对称的峰形和更高的响应，代表了 PEG 固定相的终极惰性。所有的 DB-WAX UI 柱都采用超高惰性 Wax 测试混标根据最严格的行业 QC 标准进行单独测试，确保复杂的活性分析物(如游离脂肪酸、醇类、二醇和醛类)获得一致的柱间惰性，实现最少的化合物吸附或降解。使用 DB-WAX 超高惰性柱改善复杂极性化合物的峰形和可靠的柱间惰性，键合聚乙二醇(PEG)的选择性与 DB-WAX 相当；对于包括游离脂肪酸在内的酸性化合物具有出色的性能，无须 FFAP 型色谱柱键合和交联固定相可用溶剂冲洗，并可耐受水溶液进样。

Agilent J&W HP-1ms 超高惰性柱具有极低的柱流失，可提供始终如一的柱惰性。根据最严格的行业 QC 标准，采用超高惰性 1 ms 测试混标对它们进行了单独测试，确保为具有挑战性的活性分析物提供出色的信噪比和高质量的峰形。Agilent J&W HP-5 ms 超惰性柱以(5%-苯基)-甲基聚硅氧烷为固定相，针对包括酸性和碱性化合物在内的活性化合物作专门的惰性测试，以满足日益增长的低检测水平的需要。该色谱柱具有极低流失特性，并经过键合交联处理，可使用溶剂冲洗，是 GC/MS 分析应用的理想色谱柱。它相当于 USP 固定相 G27，可提高信噪比，从而获得更高的灵敏度和更完整的质谱图信息，特别适用于酸性和碱性化合物的痕量分析。低流失 GC/MS 色谱柱分为 DB-1 ms 色谱柱、DB-5 ms 色谱柱、DB-17 ms 色谱柱、DB-35 ms 色谱柱、DB-225 ms 色谱柱、DB-XLB 色谱柱、HP-1 ms 色谱柱、HP-5 ms 色谱柱、VF-1 ms 色谱柱、VF-5 ms 色谱柱、VF-17 ms 色谱柱、VF-23 ms 色谱柱、VF-35 ms 色谱柱、VF-200 ms 色谱柱、VF-624 ms 色谱柱、VF-1 301 ms 色谱柱、VF-1 701 ms 色谱柱、VF-WAX ms 色谱柱。VF-X ms 色谱柱是一款非极性、低流失色谱柱，温度上限更高，且对酸性和碱性化合物具有极佳惰性。低流失固定相降低了色谱柱本身对背景噪声的贡献，从而具有更高的信噪比和更好的灵敏度，能够提高质谱纯度，实现准确的谱库鉴定。

标准聚硅氧烷气相色谱柱包括 DB-1 色谱柱、DB-5 色谱柱、DB-17 色谱柱、DB-23 色谱柱、DB-35 色谱柱、DB-200 色谱柱、DB-210 色谱柱、DB-225 色谱柱、DB-1301 色谱柱、DB-1701 色谱柱、HP-1 色谱柱、HP-5 色谱柱、HP-35 色谱柱、CP-Sil 5 CB 色谱柱、CP-Sil 8 CB 色谱柱、CP-Sil 13 CB 色谱柱、高效色谱柱、Ultra-1 色谱柱和 Ultra-

2 色谱柱。

WAX 气相色谱柱分为 DB-WAX 色谱柱、DB-HeavyWax 色谱柱、DB-FFAP 色谱柱、DB-WAXetr 色谱柱、HP-INNOWax 色谱柱、CP-Wax 52 CB 色谱柱和 HP-FFAP 色谱柱。

Intuvo 气相色谱柱分为 Intuvo 超高惰性色谱柱、Intuvo 低流失色谱柱、Intuvo 优级聚硅氧烷色谱柱、Intuvo WAX 色谱柱、Intuvo PLOT 色谱柱、Intuvo 环境分析专用色谱柱、Intuvo 法医学分析专用色谱柱和 Intuvo 石油分析专用色谱柱。

PLOT 气相色谱柱分为 CarboBOND 色谱柱、CarboPLOT P7 色谱柱、CP-Al2O3/KCl 色谱柱、CP-Al2O3/Na2SO4 色谱柱、CP-Molsieve 5Å 色谱柱、CP-Silica PLOT 色谱柱、GS-Alumina 色谱柱、GS-Alumina KCl 色谱柱、GS-CarbonPLOT 色谱柱、GS-GasPro 色谱柱、GS-Q 色谱柱、HP-PLOT Al2O3 KCl 色谱柱、HP-PLOT Al2O3 M 色谱柱、HP-PLOT Al2O3 S 色谱柱、HP-PLOT 分子筛柱、HP-PLOT Q 色谱柱、HP-PLOT U 色谱柱、PLOT P 色谱柱、PoraBOND Q 色谱柱、PoraBOND U 色谱柱、PoraPLOT 胺分析专用柱、PoraPLOT Q 色谱柱、PoraPLOT Q HT 色谱柱、PoraPLOT S 色谱柱和 PoraPLOT U 色谱柱。

金属气相色谱柱分为 CP-SimDist UltiMetal 色谱柱、DB-ProSteel 色谱柱和 VF-5ht UltiMetal 色谱柱。

高温气相色谱柱分为 DB-1ht 色谱柱、DB-5ht 色谱柱、DB-17ht 色谱柱、VF-5ht 色谱柱、DB-HT 模拟蒸馏柱和 VF-5ht UltiMetal 色谱柱。

手性气相色谱柱分为 CP-Chirasil Val 色谱柱、CP-Chirasil-Dex CB 色谱柱、CP-Cyclodextrin-β-2,3,6-M-19 色谱柱、Cyclodex-B 色谱柱、CycloSil-B 色谱柱和 HP-Chiral β 色谱柱。

（王思明）

第三篇　药物分析方法管控篇

第四章　分析方法的管理控制

学习目标:①能理解面积归一化法、内标法、外标法的联系、内标物的选定、内标监控的含义和应用。②能阐述药品质量标准分析方法验证的目的。③能说出验证的分析项目和指标。

第一节　定量测试系统

在色谱分析中,当操作条件确定后,将一定量样品注入色谱柱,经过一定时间,样品中各组分在柱中被分离,经检测器后,就在记录仪上得到一张确定的色谱图。由谱图中每个组分峰的位置可进行定性分析,由每个色谱峰的峰高或峰面积可进行定量分析。气相色谱法对于多组分混合物既能分离,又能提供定量数据,迅速方便,定量精密度为1% ~2%。在实验条件恒定时,峰面积与组分的含量成正比,因此可利用峰面积定量,正常峰也可用峰高定量。

目前色谱仪一般都带有数据处理机,仪器均能自动打印峰面积和峰高,准确度大致为0.2% ~1%。如遇分离不完全的相邻峰及大峰尾部的小峰等情况,仪器会根据峰型确定切割方式。数据处理机根据选用的分析方法,可打印出分析结果。

一般正常峰可按下式计算峰面积:

$$A=1.065\times h\times W_{\frac{1}{2}}$$

式中,A 为峰面积,h 为峰高,$W_{\frac{1}{2}}$为半峰宽。

校正因子:色谱的定量分析是基于被测物质的量与其峰面积的正比关系。但是,由于同一检测器对不同物质具有不同的响应值,这就使我们不能够用峰面积来直接计算物质的含量,要引入校正因子来计算。

$$f'_i=\frac{m_i}{A_i}$$

式中,f'_i称绝对校正因子,也就是单位峰面积所代表之物质的量。

测定绝对校正因子f'_i需要准确知道进样量,这是比较困难的。在实际工作中,往往使用相对校正因子f_i,即为物质 i 和标准物质 S 的绝对校正因子之比:

$$f_i=\frac{f'_i}{f'_s}$$

使用氢焰检测器时,常用正庚烷作标准物质;使用热导检测器时,用苯作标准物质。

我们平常所指的校正因子都是相对校正因子,f_g是最常用的相对重量校正因子。

$$f_R=\frac{f'_i(W)}{f'_s(W)}=\frac{A_s m_i}{A_i m_s}$$

式中,A_i、A_s、m_i、m_s分别代表物质和标准物质 s 的峰面积和重量。测定相对重量校正因子时,m_i和 m_s是用分析天平称量而得。因此,测定时进样量不需准确,操作条件也不需严格控制。

一、定量方法

色谱定量方法主要有归一化法、外标法、内标法和标准加入法,这些定量方法各有优缺点和适用范围,实际工作中应根据分析目的、要求以及样品的具体情况选择适当的定量方法。下面以峰面积、质量校正因子为定量参数讨论,用峰高或其他校正因子定量可类推。

1. 归一化法　当试样中所有组分全部流出色谱柱，在检测器上都产生相应的色谱响应，同时已知各组分的相对定量校正因子时，可用归一化法测定各组分的相对百分含量，该法称为校正因子面积归一化法，计算公式为：

$$m_i\% = \frac{m_i}{\sum m_i} \times 100\% = \frac{A_if_i}{A_1f_1 + A_2f_2 + A_3f_3 + \cdots + A_nf_n} \times 100\% = \frac{A_if_i}{\sum A_if_i} \times 100\%$$

如果样品中各组分的相对校正因子相近（如同系物）或只是粗略定量时，可约去校正因子，直接用峰面积归一化计算，称为不加校正因子的面积归一化法。计算公式为：

$$m_i\% = \frac{m_i}{\sum m_i} \times 100\% = \frac{A_i}{A_1 + A_2 + A_3 + \cdots + A_n} \times 100\% = \frac{A_i}{\sum A_i} \times 100\%$$

归一化法的定量准确度高，定量结果与进样量准确性无关（在色谱柱不超载的范围内）、操作条件略有变化对结果影响较小，适用于多组分同时定量测定；但要求样品中所有组分必须在一个分析周期内都能流出色谱柱，检测器对所有组分都产生信号且需有所有组分的标准品以测定校正因子或有校正因子的数据，因此在实际应用中受到较大限制。不加校正因子的面积归一化法虽简便，但准确度差，只有当样品由同系物组成或只是粗略定量时才选择该法。

在药物分析中，定量计算一般不采用归一化法，只在一些药物的杂质检查中使用。因无法知道杂质的种类并得到全部杂质的对照品，故《中国药典》采用不加校正因子的面积归一化法，通常只用于粗略考察供试品中的杂质含量，一般不宜用于微量杂质的检查。在挥发油成分分析时，因组分复杂无法测定各组分的校正因子，当用 FID 检测时，多常用不加校正因子的面积归一化法计算各组分的含量。由于 HPLC 所用检测器大多是选择性检测器，对很多组分没有响应，因此 HPLC 中较少使用归一化法。

峰面积归一化法是比较常用的一种定量分析方法。所谓归一化法就是以样品中被测组分经校正过的峰面积（或峰高）占样品中各组分经校正过的峰面积（或峰高）的总和的比例来表示样品中各组分含量的定量方法。当样品中各组分均能被色谱柱分离，并被检测器检出，显示各自的色谱峰，且已知各待测组分的相对校正因子时，就可求出各自组分的质量分数。下面的实验就采用了峰面积归一化法来进行定量分析。

实验用色谱法分析混合气中的氧、氮、甲烷、一氧化碳，用峰面积归一化法计算各个组分的含量。将纯氧气、氮气、甲烷、一氧化碳装入球胆或聚乙烯取样袋中。氢气装在高压钢瓶内。仪器气相色谱仪，备有热导池检测器、1 μL 微量注射器、皂膜流量计、秒表。色谱分析条件固定相 13X 分子筛（使用前预先在高温炉内，于 350 ℃活化 4 h 后备用）；不锈钢填充柱管直径 4 mm×2 m；柱温：室温；载气：氢气，载气流量

30 mL · min；检测器热导池 TCD；桥流 200 mA；衰减 1/8 ~ 1/2；检测室温度：室温；气化室：室温。定性分析各个组分从色谱柱流出的保留时间，用纯物质进行对照定性。

2. 外标法　用待测组分的纯品作标准品（对照品），比较在相同条件下标准品和样品中待测组分的色谱峰面积进行定量的方法称为外标法，分为工作曲线法及外标一点法、外标两点法。

（1）工作曲线法（标准曲线法）：在一定操作条件下，用被测组分的标准品配制系列不同浓度的标准溶液，定量进样，以峰面积（或峰高）对标准溶液的浓度或进样绘制工作曲线，或进行线性回归得回归方程；然后在相同条件下分析试样，利用工作曲线成回归方程计算样品溶液的含量。该法要求工作曲线线性好（$r \geqslant 0.999$）、截距应近似为零或较小（截距较大则说明存在一定的系统误差）。

绘制工作曲线与测定样品时实验条件需保持一致，工作曲线法一般用于浓度变化范围较大的大批样品的分析；或建立定量方法时进行方法学考察，以判断标准溶液的浓度或进样量与峰面积是否呈线性，并确定线性范围。

（2）外标一点法：当工作曲线线性好、截距近似为零，且被测组分含量变化不大时，可采用外标一点法（比较法）定量，即用一种浓度的标准品溶液和供试品溶液在相同条件下平行多次进样，测得对照品和供试品溶液中待测组分峰面积的平均值，计算其含量：

$$m_{ix} = \frac{A_{ix}}{A_{is}} m_{is}$$

式中，m_{ix} 与 A_{ix} 分别代表进样供试液中所含被测组分的质量及相应的峰面积，m_{is} 与 A_{is} 分别代表进样标准液中所含组分的质量及相应峰面积。若供试液和标准液的进样体积相等，则式中的 m_{ix} 和 m_{is}，可分别用供试液和标准液中被测组分的浓度 C_{ix} 和 C_{is} 代替，即：

$$C_{ix} = \frac{A_{ix}}{A_{is}} C_{is}$$

式中，C_{ix} 与 A_{ix} 分别代表在供试品溶液中被测组分的浓度及相应的峰面积，C_{is} 与 A_{is} 分别代表标准溶液中组分的浓度及相应峰面积。

《中国药典》中的色谱定量分析大多采用此法，即每次测定都同时进标准品与供试品溶液，以减少仪器不稳定所带来的误差。为降低定量误差，应尽量使配制的标准品溶液的浓度与供试品溶液中待测组分的浓度相近，进样体积也相等，并采用重复进样取平均值的方法。

（3）外标两点法：若工作曲线截距不为零，则要采用外标两点法定量，即用两种浓度的标准品溶液定量进样，以峰面积（或峰高）对标准溶液的浓度或进样量进行线性回归，并在相同条件下分析试样，计算其含量。外标两点法要求测得供试液的峰面积应介于两个标准溶液的峰面积之间，以保证在线性范围内，因此可看作是工作曲线法的简略，在实际分析中应用也较多，仅次于外标一点法。

外标法操作简便，计算方便，无须用校正因子，无论样品中其他组分是否出峰及是否分离完全，只要被测组分出峰且分离完全、保留时间适宜，即可用外标法进行定量分析，是色谱分析中应用最多的方法。但外标法是一个绝对定量校正法，分离、检测条件的稳定性对定量结果影响很大，因此外标法定量时，要求进样量准确及实验条件恒定，否则定量误差大，一般以自动进样器或定量环进样为宜，其结果的准确性主要取决于进样量的重复性和操作条件的稳定性。

GC 的进样量小，且进样精密度受多种因素的影响，如微量注射器吸样量的精密度、注射器的针头在汽化室中保留时间的长短、毛细管 GC 中组分分流比的变化等都对色谱峰面积有影响，因此，外标法在 GC 中的使用受到很大的限制。

在 HPLC 中，因进样量较大，且一般用六通阀（定量环）或自动进样器定量进样，进样量误差较小，因此，外标法是 HPLC 最常用的定量分析方法。《中国药典》（2020 年版）收载的中药 HPLC 含量测定均为外标一点法。且为保证进样体积的准确、重现，进样时微量注射器所吸取的溶液量一般为储样管容积的 3 ~ 5 倍。

3. 内标法　是指选择化学结构、物理性质与被测组分相近的一种纯物质作为内标物，将一定量的内标物分别加入到样品和标准品溶液中，根据被测组分与内标物的定量校正因子、待测物质与内标物的峰面积、内标物的质量和样品的称样量等，计算样品中被测组分的含量。

内标法适用于样品组分不能在一个分析周期内全部流出色谱柱，或检测器不能对每个组分都产生信号，或只需测定样品中某几个组分含量时的情况。因此，内标法是中药含量测定最常用的分析方法之一。

根据实际操作的不同，内标法可分为内标校正因子法、内标工作曲线法和内标对比法。

（1）内标校正因子法：准确称量 m 克样品，再准确称量 m_s 克内标物，加入至样品中，溶解、混匀，进样分析。测定被测组分 i 的峰面积 A_i 及内标物的峰面积 A_s，则在 m 克样品中所含 i 组分的质量 m_i，与内标物的质量 m_s，有下述关系：

$$\frac{m_i}{m_s}=\frac{f_iA_i}{f_sA_s}$$

则被测组分 i 在样品中的百分含量 $m_i\%$ 为：

$$m_i\% = \frac{m}{m} \times 100\% = \frac{f_i A_i}{f_s A_S} \times \frac{m_s}{m} \times 100\%$$

在药物分析时，校正因子经常是未知的，则可用内标物作为标准物质，以被测组分的对照品加内标物配成一定浓度溶液，测定被测组分的相对校正因子 $f_{i,s}$，则式子转化为：

$$m_i\% = \frac{m_i}{m} \times 100\% = f_{i,s} \frac{A_i}{A_s} \times \frac{m_s}{m} \times 100\%$$

内标法的定量准确度最高，因为是以相对于内标物的响应值来定量，而内标物分别加到样品溶液和标准品溶液中，这样就可抵消由于操作条件（包括进样量）变化波动而引起的误差。内标法对进样量准确度的要求相对较低。与外标法类似，内标法只要求被测组分出峰且分离完全即可，其余组分可用快速升温（GC）或增加洗脱强度（HPLC）的方法使其尽快流出，从而达到缩短分析时间的目的。

当定量校正因子未知时，可采用内标工作曲线法或内标对比法，既具有内标法优点，又可消除某些操作条件的影响。

（2）内标工作曲线法：内标工作曲线法与外标法相似，只是在各种浓度的标准溶液中加入相同量的内标物，进样分析，以标准物与内标物的峰面积比值 A_i/A_s，对标准溶液浓度 C_i 绘制工作曲线或计算回归方程；供试液配制时也需要加入与标准液相同量的内标物，根据供试液中被测组分与内标物的峰面积比值 A_x/A_s，由工作曲线或回归方程求得样品中被测组分的含量。

（3）内标对比法：若内标工作曲线的截距近似为零，可采用内标对比法定量。在标准品溶液和样品溶液中，分别加入相同量的内标物，配成标准液和供试液，分别进样，由下式计算供试液中被测组分浓度：

$$\frac{(A_i/A_s)_{样品}}{(A_i/A_s)_{标准}} = \frac{(C_i)_{样品}}{(C_i)_{标准}}$$

$$C_{i样} = \frac{(A_i/A_s)_{样品}}{(A_i/A_s)_{标准}} \times C_{i标}$$

GC 由于进样量小，不易准确进样，大多采用内标法定量。在中药分析时，校正因子常常未知，内标对比法无须知道校正因子，又具有内标法定量准确度与进样量无的特点，可消除某些操作条件的影响，方法简便实用，因此在中药定量分析时，常用内标对比法定量。

内标法的关键是选择合适的内标物。对内标物的基本要求：①内标物应是样品中所不含有的组分;②内标物色谱峰应位于待测组分色谱峰附近,或处于几个待测组分色谱峰中间,并与这些组分完全分离($R \geqslant 1.5$);③内标物必须是纯度合乎要求的物质,加入的量应接近于待测组分;④内标物与待测组分的理化性质(如挥发性、化学结构、极性以及溶解度等)最好相似。

内标法的优点:①在一定进样量范围内(线性范围且色谱柱不超载),定量结果与色谱条件的微小变化特别是进样量的重复性无关,避免因供试品前处理及进样体误差对测定结果的影响;②与外标法一样,只要被测组分及内标物出峰,且分离度符合要求,即可定量,与其他组分是否出峰无关;③适于微量组分的分析,如药物中微量药效成分或杂质的含量测定,由于微量组分与主要成分含量悬殊,无法用归一化法准测定其含量,采用内标法则很方便。加一个与杂质量相当的内标物,增大进样量突出两组分峰,测定该组分与内标峰面积之比,即可求出微量组分的含量。但样品配制较麻烦和不易找到合适的内标物是其缺点。GC 当无法找到较好内标物时,常用正构烷烃作内标物,而 HPLC 内标物的寻找则困难得多。

4. 标准加入法:又称叠加法、内加法。对复杂体系分析时,为了消除基质效应的影响,可采用标准加入法,即在样品溶液中加入一定量的被测组分的标准品,测定加对照品后被测组分峰面积的增加量,测定被测组分含量。

$$m_i = \frac{A_i}{\Delta A_i}\Delta m_i$$

式中,Δm_i 为标准品的加入量,ΔA_i 为峰面积的增加量。

为了消除进样不准确带来的误差,可在供试品色谱图中选择一个适宜的相邻组的色谱峰作为参考峰(r),以 A_i/A_r,代替 A_i(作相对标准,相当于起内标物作用),分别测定被测组分标准品加入前、后供试品溶液的峰面积比,按下面式子计算供试品溶液中被测组分的含量。

$$A_i = \frac{A_i/A_r}{A'_i/A'_r - A_i/A_r}\Delta m_i$$

式中,A'_i 和 A'_r 为加入标准品后被测组分和参考组分的色谱峰面积,A_i 和 A_r 为加入前供试液中待测组分和参考组分的色谱峰面积,Δm_i 为加入被测组分对照品的量标准加入法的样品制备过程与内标法类似,但计算方法源自外标法,定量精度应介于内标法和外标法之间。该法的优点是不需内标物,又具有内标法的优点,与进样量无关,只要两次进样实验条件恒定即可,尤其适用于低浓度多组分样品的定量分析。

二、定量方法的特点、特性和选择范围

定量的依据来源于检测器的响应机制和塔板理论,线性关系是满足两者之间重要的纽带,是形成各种定量方法的基础。当然,这些方法的建立又是在各自特点的基础上产生的,只有了解它们的特性,才有助于选择合适的方法,也就可以抵消其他问题带来的影响。表4-1中把几种定量方法的特点和适用范围进行对比,这样根据自己的仪器状况、样品情况、实验条件等,选用适合的方法。

外标法是绘制标准工作曲线后,可连续使用一段时间,在此时间内,经常用一个标准样品对标准曲线进行单点校正,以确定该标准工作曲线是否还可以使用。但是,每次样品分析的色谱条件(检测器的相应性能、柱温、流速及柱效等)很难完全相同,因此容易出现较大的误差。另外,标准工作曲线绘制时,一般使用欲测组分的标准样品(或已知准确含量的样品),所以对样品的前处理过程中欲测组分的变化无法进行补偿。内标法是相对法,进样量的变化及色谱条件的微小变化对内标法定量结果影响不大。在样品前处理加入内标物,可部分补偿待测组分在样品前处理时的损失。也可以加入多种内标物,这样可以提高定量分析的精确度。但是,内标法操作程序较为麻烦,要有内标物纯样,每次分析时内标物和试样的量都要准确称量,有时寻找合适的内标物也很困难。外标法对进样量要求严格,只对欲分析的组分峰做校正,而且该方法无须加标准溶液、操作简单;只要用一系列浓度的标准样品做出工作曲线,就可在完全一致的条件下对未知样进行定量分析,适于批量分析。

需要强调的是,外标法定量时,分析条件必须严格重现,特别是进样量。如果测定未知物和测定工作曲线时的条件出现差异,就会导致较大的定量误差。并且需要定期重新测定工作曲线,以保证定量准确度。内标法的定量精密度较外标法高,因为它是相对于标准物(内标物)响应值来定量的,标准样品和待测样品都须加内标物,这样就可抵消由于操作条件(包括进样量)的波动带来的误差。与外标法类似,内标法只要求待测组分出峰且分离完全即可。内标法与外标法都是定量的一种方法,各有优缺点,对不同的样品进行不同的分析,就会有不同的要求,再加上分析成本、分析效率等问题来选择定量方法,因此简单而有效地进行定量分析法才是最重要的。

表 4-1 常用定量方法的特定和适用范围对表

	特性	特点、适用范围
面积归一法	所有成分的峰面各合计为 100%，各成分所占比例为各成分的含量。$C_i\% = A_i \times 100\% / \sum A_i$ 不能作为标准的定量方法，仅在特定情况下使用	1. 无须做校正（标准曲线），简便、快捷 2. 对进样量不严格要求，可以有误差 3. 要求所有组分都被检测到 4. 要求仪器对所有组分的检测灵敏度相当 5. 结果不是真实的定量值，是相对的百分含量 6. 可方便地用于杂质分析
校正面积归一法	在面积归一法基础上，进一步考虑了各组分的检测灵敏度，有一校正系数。$C_i\% = f_i \times A_i \times 100\% / \sum f_i \times A_i$	除上述特点外，由于有校正系数，比面积归一法计算精度更高些
外标法	通过分析标准样品得到浓度与面积或峰高的关系的校正曲线，在同样仪器条件下对未知样品分析，再根据校准曲线计算出目标物的浓度。$C=K\times A+B$ 最常用的定量方法，定量结果准确	1. 只对目标组分做校正，不需所有的峰都被检测到 2. 需要标准样品 3. 进样量必须准确 4. 仪器必须有良好的稳定性 5. 当被测量物组分浓度范围较大时，需多点校正 6. 被测物浓度和标准物浓度相近时定量更准确
内标法	是在样品中添加内标物质，根据预先求出的欲测成分与标准物质的相对灵敏度和样品中加入的标准物质的量进行定量的方法。$C_i(\%) = F_i\times(A_i/A_s)\times$(IS. WT/SPL. WT)$\times 100$ 多用在国际标准和要求严格的方法中	1. 对进样量要求不严格 2. 只对所测组分做校正 3. 必须在标样和样品中添加内标组分 4. 内标物选择比较困难，操作较烦琐 5. 内标物不能同样品有反应，与待测无有良好的分离，又不能相距太远，峰面积比在 0.7～1.3 范围
标准加入法	当难以选择合适的内标物或无空白样品时，以待测组分的纯物质为内标物加入到待测样品中，然后在相同的仪器条件下，测定加入待测组分前后的峰面积，从而计算待测组分的含量	1. 不需另外选择内标物 2. 进样量不必十分准确 3. 仪器条件应相同以保证校准因子完全相等

从方法对比中我们可以得到以下结论。

1. 相对精准的方法——内标法　内标物应是试样中不存在的纯物质，与被测物质相近，能溶于样品中，但不能与样品发生反应。在标准样品和样品中加入内标物后，待测成分和内标物的面积比和它们的浓度比保持固定关系，样品前处理造成的误差和定容过程就变得不是很重要，对样品的处理相对宽松，浓缩、稀释均不受影响，允许有进样误差，因此，在没有自动进样装置或不能保证精准进样的情况下使用，定量仍能精准。这里在选取内标物时，又引入另外一个称量误差，所以对天平和称量精度又有更高的要求。

2. 最常用的方法——外标法　外标法是所有定量方法的基础，操作简单。在进样准确性有保证和操作条件稳定的情况下，是最常用的方法，适用于日常控制分析和大量同类样品分析。该方法标准样品和未知样品的分析条件必须保持一致。因为定量精度取决于进样量的重现性。校正曲线通常用被测纯物质配成不同浓度的一次线性方程，当样品浓度值分散时可采用多点校正，使标准浓度覆盖被测样品的检测范围。若考虑多点(三点以上)带来的误差因素，可用最小二乘法和加权最小二乘法修正。单点校正更加简单，但待测样品浓度必须和标准样品浓度接近，才能保证准确。单点法也常用于一些合格或超标物质的判定。

3. 最简单的方法——面积归一化法　它的优点是简便、准确，当操作条件有变化时对结果的影响较小，不用考虑进样的准确性，适用于多组分含量的分析。它可以不用标准样品，不用创建校正曲线。但有一点很重要，必须保证样品中所有组分都能被检测到，这样才能保证各组分含量的准确。如果仪器对各组分的检测灵敏度有差异时，需引入校正因子，形成校正面积归一化法。面积归一化法很适合于杂质含量百分比检测上。

4. 最无奈的方法——标准加入法　在仪器的进样量不能准确控制又找不到合适内标物的情况下，可以用标准加入法，因此也可以看作是外标法和内标法的结合。常用于那些有前处理的分析，组分的相对灵敏度常因溶剂或其他共存成分而受到影响。它操作复杂，计算烦琐，不是常用的方法。

通过以上分析和特点对比，我们了解了仪器分析中产生定量误差的原因很多。我们强调的仅是不同定量方法的特点，我们追求的是在我们现有的分析条件下，如何正确地选用合适的定量方法，消除仪器带来的误差，减小样品引起的偏离，克服条件造成的影响，目的就是提高仪器分析的定量精度。

三、内标物的选择原则

采用内标法定量时，内标物的选择是一项十分重要的工作。理想地说，内标物应该是一个能得到纯净样品的已知化合物，这样它能以准确、已知的量加到样品中去，它应当和被分析的样品组分有基本相同或尽可能一致的物理化学性质(如化学结构、极性、挥发性及在溶剂中的溶解度等)、色谱行为和响应特征，最好是被分析物质的同系物。当然，在色谱分析条件下，内标物必须能与样品中各组分充分分离。

需要指出的是，在少数情况下，分析人员可能比较关心化合物在一个复杂过程中所得到的回收率，此时，他可以使用一种在这种过程中很容易被完全回收的化合物作内标，来测定感兴趣化合物的百分回收率，而不必遵循以上所说的选择原则。对于内标法定量分析来说，内标物的选择是极其重要的。

它必须满足如下条件：①内标物与被分析物质的物理化学性质要相似（如沸点、极性、化学结构等）；②内标物应是该试样中不存在的纯物质；③内标物必须完全溶于被测样品（或溶剂）中，不与被测样品起化学反应，并与试样中各组分的色谱峰能完全分离；④能加入内标物的量应接近于被测组分；⑤内标物色谱峰的位置应与被测组分的色谱峰的位置相近，或在几个被测组分色谱峰间，且又不会溢出，目的是为了避免仪器的不稳定性所造成的灵敏度的差异；⑥选择合适的内标物加入量，使得内标物和被分析物质二者峰面积的匹配性大于75%，以免由于它们处在不同响应值区域而导致的灵敏度偏差。

四、内标监控的应用

1. 内标物和替代物定义　内标物是加到样品、提取物或标准溶液中已知量的纯物质，是用来测定同一溶液中其他分析物质和替代物的相对响应值。内标物质必须是分析的样品组分中所不含有的，一般是目标物的氘代物，用来体现目标物的基底效应。

替代物是一种在任何样品中都不可能被发现的纯物质，其在样品提取和进行其他处理前被加入的等分和量是已知的。它同样品中其他组分一样被测定，它的作用是监控每个样品的方法性能。它是一种与目标物性质相近的物质，一般在前处理之前加，用来表征整个前处理过程的损失或回收率，只是用来监测萃取效率，一般认为其回收率在某一范围（不同标准要求不同）内即认为萃取结果可以定量作为检查结果。

2. 异同点　首先都要在标准溶液中加入替代加标物和内标，两者最主要的区别在于加入的时间点，萃取前加入，通过最后萃取液的定量，可以确定整个过程的萃取效率及损失，而进样前加入可以修正进样误差，替代加标物如在标液中选择为内标，就可以修正全过程误差，如果视为外标，主要是监控回收效率。

内标法在具体做的时候主要包括两部分，一个是内标标准曲线的绘制，一个是样品前处理。

在绘制内标法标准曲线时，纵、横坐标中，一个是浓度，一个比值（待分析物与内标物峰面积之比，内标物的浓度是固定的），待分析物的浓度是通过把比值（待分析物与内标物的比值）代入内标标准曲线求出的，样品处理虽然会使内标物有所损失，但是由于待分析物与内标物浓度是同方向变化的，并不影响定量结果，这也是内标法的优势所在。

环境样品应用举例如下。

(1)替代物的作用:替代物监控样品预处理过程中目标物的损失或玷污。样品中不应含替代物,替代物也不应是目标物,但应是和目标物的物理化学性质相似的化合物,且能够被定量测定。替代物在样品预处理前定量加入样品中,随样品走完预处理和仪器分析的全过程。

由于替代物不断存在于样品中,可以认为替代物的损失或玷污的程度即回收率,能够准确测量。又由于替代物和目标物的物理化学性质相似,在预处理过程中两者的损失或玷污的程度是一致的。因此,未知目标物在预处理过程中的回收率,可由已知的替代物的回收率来衡量。这就是替代物在环境样品的分析中的作用。

鉴于对替代物的要求,样品的替代物通常是目标物的同位素化合物。例如,测定多环芳烃时,可选用萘、二氢苊、菲、屈等的氘代化合物。它们的物理化学性质与待测的目标物极其相似,萃取过程中的损失或玷污是一致的。经过气相色谱柱的分离后,氘代多环芳烃可以与待测的多环芳烃部分分离。接在色谱后的质谱检测器,可把这些质量数不同的氘代物检出。由于氘代物在天然环境样品中含量极微,替代物的回收率可视为目标物的回收率。

(2)内标物、替代物与回收率的关系:目标物回收率的计算依靠内标物,内标物与替代物一样,不应在样品中出现,也不应是目标物。但对其的物理化学性质的要求不像替代物那么严格,只要与目标物相近,在检测器上能被定量检测就行。例如,在分析多环芳烃时,内标物可以是氘代物,也可以是甲基或硝基苯类化合物。内标物在每个样品预处理后,仪器分析前加入样品中,同处理过的试样一起走完仪器分析的全过程。内标物的作用是计算替代物的回收率,美国环境保护署标准方法中也用来作定量分析的依据。

回收率过高或过低说明操作过程有误差,应该避免。替代物的回收率在40% ~ 120%,分析误差在要求的范围内。这与传统的加标回收率必须近100%的要求有很大差别。传统的定量分析一般是利用工作曲线法来进行的,其间的内标物可校正仪器分析的误差,对于预处理过程中误差的校正无能为力,因此希望回收率接近100%。而采用替代物后,定量分析依靠替代物进行,利用回收率对数据进行校正。

第二节 分析检验方法的验证

药品质量标准分析方法验证的目的是证明采用建立的方法适合于相应检测要求。在建立药品质量标准时,分析方法需经验证;在药品生产工艺变更、制剂的组分变更、原分析方法进行修订时,则质量标准分析方法也需进行验证。在建立药品质量标准、变更药品生产工艺或制剂组分、修订原分析方法时，需对分析方法进行验证。方法验证的理由、过程和结果均应记载在药品质量标准起草说明或修订说明中。生物制品质量控制中采用的方法包括理化分析方法和生物学测定方法，其中理化分析方法的验证原则与化学药品基本相同，所以可参照本指导原则进行，但在进行具体验证时还需要结合生物制品的特点考虑；相对于理化分析方法而言，生物学测定方法存在更多的影响因素，因此本指导原则不涉及生物学测定方法验证的内容。

验证的分析项目：鉴别试验、限量或定量检查、原料药或制剂中有效成分含量测定，以及制剂中其他成分（如防腐剂等，中药中其他残留物、添加剂等）的测定。药品溶出度、释放度等检查中，其溶出量等的测定方法也应进行必要验证。鉴别试验、杂质测定（限度或定量分析）、含量测定和特性参数（如药物溶出度、释放度等）。

验证的指标：专属性、准确度、精密度（包括重复性、中间精密度和重现性）、检测限、定量限、线性、范围和耐用性。在分析方法验证中，须用标准物质进行试验。由于分析方法具有各自的特点，并随分析对象而变化，因此需要视具体情况拟订验证的指标。

一、准确度

准确度（accuracy）是指用该方法测定的结果与真实值或参考值接近的程度，一般用回收率（%）表示。准确度应在规定的范围内测试。用于定量测定的分析方法均需做准确度验证。

1. 化学药含量测定方法的准确度　原料药采用对照品，可用已知纯度的对照品或供试品进行测定，或用所得所测定结果与已知准确度的另一个方法测定的结果进行比较。制剂可在处方量空白辅料中，加入已知量被测物对照品进行测定。如不能得到制剂辅料的全部组分，可向待测制剂中加入已知量的被测物进行测定，或用所建立方法的测定结果与已知准确度的另一种方法测定结果进行比较。准确度也可由所测定的精密度、线性和专属性推算出来。

2. 化学药杂质定量测定的准确度　可向原料药或制剂处方量空白辅料中加入已知量杂质对照品进行测定。如不能得到杂质或降解产物对照品，可用所建立的方法测定的结果与另一成熟的方法（如药典标准方法或经过验证的方法）的测定结果进行比较，如药典标准方法或经过验证的方法。在不能测得杂质或降解产物的校正因子或不能测得对主成分的相对校正因子的情况下，可用不加校正因子的主成分自身对照法主成分的校正因子计算杂质含量，并应明确表明单个杂质和杂质总量相当于主成分的重量比（%）或面积比（%）。

3. 中药化学成分测定方法的准确度　可用已知纯度的对照品进行加样回收率测定，即向已知被测成分含量的供试品中再精密加入一定量的已知纯度的被测成分对照品，依法测定。用实测值与供试品中含有量之差，除以加入对照品量计算回收率。在加样回收试验中须注意对照品的加入量与供试品中被测成分含有量之和必须在标准曲线线性范围之内；加入的对照品的量要适当，过小则引起较大的相对误差，过大则干扰成分相对减少，真实性差。

$$回收率(\%) = (C-A)/B\times100\%$$

式中，A 为供试品所含被测成分量；B 为加入对照品量；C 为实测值。

4. 校正因子的准确度　对色谱方法而言，绝对(或定量)校正因子是指单位面积的色谱峰代表的待测物质的量。待测定物质与所选定的参照物质的绝对校正因子之比，即为相对校正因子。相对校正因子计算法常应用于化学药有关物质的测定、中药材及其复方制剂中多指标成分的测定。校正因子的表示方法很多，本指导原则中的校正因子是指气相色谱法和高效液相色谱法中的相对重量校正因子。

相对校正因子可采用替代物(对照品)和被替代物(待测物)标准曲线斜率比值进行比较获得；采用紫外吸收检测器时，可将替代物(对照品)和被替代物(待测物)在规定波长和溶剂条件下的吸收系数比值进行比较，计算获得。

在加样回收试验中需注意对照品的加入量与供试品中被测成分含量之和必须在标准曲线范围之内；加入对照品的量要适当，过小则引起较大的相对误差，过大则干扰成分相对减少，真实性差。

测定药物回收率时，依据能否获得制剂的空白辅料，可采用以下两种方式。

(1)空白加样回收试验：若能获得制剂全部辅料，可于处方量的辅料中，按制剂标示量100%(或80%、100%、120% 3种水平)准确加入定量的药物对照品(或对照品溶液)混匀后从样品处理开始，按照新建方法测定含量，再与加入量比较计算药物回收率。

(2)样品加样回收试验：若不能得到制剂辅料，以及用于生药材的分析方法，可采用样品加样回收试验来测定药物的回收率。其方法是预先测定制剂(如片剂)或生药材的含量，然后精密称取片粉(或生药粉末)适量，其中药物含量(原含量 P)为已知，再按制剂标示量的100%(或80%、100%、120% 3种水平)，精密加入定量(加入量 A)的药物对照品(或对照品溶液)，混匀后从样品处理开始，按照新建方法测定含量(即得测得量 M)，按照$(M-P)/A\times100\%$计算药物回收率。

上述两种回收试验，除空白加样回收是将药物对照品直接加入空白辅料外，样品加样回收试验均应将药物对照品加入到真实样品中。如样品为片剂，则应加入到片粉中；如样品为生药材，则应加入到生药粉末中。其他操作方法，如将药物对照品加入到片粉处理后得到的溶液中，或加入到生药提取液中，这些均为不正确操作，因为加入的药物未经历自基质中回收的全过程。

5. 数据要求　在规定范围内，取同浓度的供试品，用6个测定结果进行评价；或设计 3 个不同浓度,每个浓度各分别制备 3 份供试品溶液进行测定,用 9 个测定结果进行评价,一般中间浓度加入量与所取供试品中待测成分含量之比控制在 1∶1 左右,建议高、中、低浓度对照品加入量与所取供试品中待测定成分量之比控制在 1.5∶1、1∶1、0.5∶1 左右,应报告供试品取样量、供试品中含有量、对照品加入量、测定结果和回收率(%)计算值,以及回收率的相对标准偏差(RSD)或可信限。对于化学药,一般中间浓度加入量与所取供试品中待测定成分量之比控制在 1∶1 左右,建议高、中、低浓度对照品加入量与所取供试品中待测定成分量之比控制在 1.2∶1、1∶1、0.8∶1 左右,应报告已知加入量的回收率(%),或测定结果平均值与真实值之差及其相对标准偏差或置信区间(置信度一般为 95%)。对于中药,一般中间浓度加入量与所取供试品中待测定成分量之比控制在 1∶1 左右,建议高、中、低浓度对照品加入量与所取供试品中待测定成分量之比控制在 1.5∶1、1∶1、0.5∶1 左右,应报告供试品取样量、供试品中含有量、对照品加入量、测定结果和回收率(%)计算值,以及回收率(%)的相对标准偏差(RSD%)或置信区间。对于校正因子,应报告测定方法、测定结果和 RSD%。样品中待测定成分含量和回收率限度关系可参考下表,准确度与被分析物的性质、基质复杂程度、样品溶液的制备和检测方法等密切相关,在限度设定时应充分考虑。在基质复杂、组分含量低于 0.01% 及多成分等分析中,回收率限度可适当放宽。准确度可接受标准:回收率 = 100% ±2C−0.1505%,其中 C 为待测定成分含量。样品中待测成分含量和回收率限度关系见表 4-2。

表 4-2　样品中待测成分含量和回收率限度

待测定成分含量	回收率限度/%
100%	98 ~ 101
10%	95 ~ 102
1%	92 ~ 105
0.1%	90 ~ 108
0.01 μg/g	80 ~ 115
10 μg/g(ppm)	80 ~ 115
1 μg/g	75 ~ 120
10 μg/kg(ppb)	70 ~ 125

二、精密度

精密度(precision)是指在规定的测试条件下,同一个均匀供试品,经多次取样测定所得结果之间的接近程度。精密度一般用偏差（*d*）、标准偏差（*SD*）或相对标准偏差（*RSD*）表示。精密度包含重复性、中间精密度和重现性。在相同条件下，由同一个分析人员测定所得结果的精密度称为重复性；在同一个实验室，不同时间由不同分析人员用不同设备测定结果之间的精密度，称为中间精密度；在不同实验室由不同分析人员测定结果之间的精密度，称为重现性。含量测定和杂质的定量测定应考察方法的精密度。

1. 重复性　在相同条件下，由同一分析人员在较短的间隔时间内测定所得结果的精密度称为重复性（repeatability）。在规定范围内，取同一浓度（分析方法拟定的样品测定浓度，相当于100% 浓度水平）的供试品，用至少测定6份的测定结果进行评价；或设计3种不同浓度，每种浓度分别制备3份供试品溶液进行测定，用至少9份样品的测定结果进行评价。采用至少9份测定结果进行评价时，浓度的设定应考虑样品的浓度范围。对于化学药，一般中间浓度加入量与所取供试品中待测定成分量之比控制在1∶1左右，建议高、中、低浓度对照品加入量与所取供试品中待测定成分量之比控制在1.2∶1、1∶1、0.8∶1左右；对于中药，一般中间浓度加入量与所取供试品中待测定成分量之比控制在1∶1左右，建议高、中、低浓度对照品加入量与所取供试品中待测定成分量之比控制在1.5∶1、1∶1、0.5∶1左右。

2. 中间精密度　在同一实验室，不同时间由不同分析人员用不同设备测定结果之间的精密度，称为中间精密度（intermediate precision）。为考察随机变动因素对精密度的影响，应进行中间精密度试验。变动因素包括不同日期、不同分析人员、不同设备等。

3. 重现性　在不同实验室，不同分析人员测定结果之间的精密度，称为重现性（reproducibility）。当分析方法将被法定标准采用时，应进行重现性试验。如建立国家药品质量标准的分析方法时，通过不同实验室的复核检验得出重现性结果。复核检验的目的、过程和重现性结果均应记载下来。应注意重现性试验用的样品本身的质量均匀性和贮存运输中环境影响因素，以免影响重现性结果。

4. 数据要求　数据要求均应报告标准偏差、相对标准偏差或可信限。精密度实验的相对标准偏差（RSD%）一般应小于3%，可接受范围可在给出数值0.5～2倍区间（精密度与被分析物的性质、基质复杂程度、样品溶液的制备和检测方法等密切相关，在限度设定时应充分考虑）。在基质复杂、组分含量低于0.01%及多成分等分析中，精密度限度可适当放宽。

三、专属性

专属性（specificity）是指在其他成分（如杂质、降解产物、辅料等）存在下，采用的方法能正确测定被测成分的能力。鉴别反应、杂质检查和含量测定方法均应考察其专属性。如方法专属性不强,应采用多种不同原理的方法予以补充。

1. 鉴别反应　应能区分可能共存的物质或结构相似的化合物。不含被测成分的供试品,以及结构相似或组分中的有关化合物,应均呈阴性反应。

2. 含量测定和杂质测定　采用的色谱法和其他分离方法,应附代表性图谱,以说明方法的专属性,并应标明各成分在图中的位置,色谱法中的分离度应符合要求。

在杂质对照品可获得的情况下,对于含量测定,试样中可加入杂质或辅料,考察测定结果是否受干扰,并可与未加杂质或辅料的试样比较测定结果。对于杂质检查,也可向试样中加入一定量的杂质,考察各成分包括杂质之间能否得到分离。

在杂质或降解产物不能获得的情况下,可将含有杂质或降解产物的试样进行测定,与另一个经验证了的方法或药典方法比较结果。也可用强光照射、高温、高湿、酸(碱)水解或氧化的方法进行加速破坏,以研究可能存在的降解产物和降解途径对含量测定和杂质测定的影响。含量测定方法应比对两种方法的结果,杂质检查应比对检出的杂质个数,必要时可采用光二极管阵列检测和质谱检测,进行峰纯度检查。

含量测定以不含被测成分的供试品进行试验说明方法的专属性。色谱法、光谱法等应附代表性图谱,并标明相关成分在图中的位置,色谱法中的分离度应符合要求。

四、检测限

检测限(limit of detection,LOD)是指供试品中被测物能被测出的最低量。确定检测限的常用方法如下。

1. 直观法　用一系列已知浓度的供试品进行分析,试验出能被可靠地测出的最低浓度或量。可用于非仪器分析方法,也可用于仪器分析方法。

2. 信噪比法　仅适用于能显示基线噪声的分析方法,即把已知低浓度供试品测出的信号与空白样品测出的信号进行比较,算出能被可靠地检测出的最低浓度或量。一般以信噪比为 3∶1 或 2∶1 时相应浓度或注入仪器的(RSD)量确定检测限。

3. 基于响应值标准偏差和标准曲线斜率法　按照 $LOD=3.3\delta/S$ 公式计算,式中 LOD 为检测限,δ 为响应值的偏差,S 为标准曲线的斜率,δ 可以通过下列方法测得:①测定空白值的标准偏差;②标准曲线的剩余标准偏差或是截距的标准偏差来代替。

数据要求:上述计算方法获得的检测限数据须用含量相近的样品进行验证。应附测定图谱,说明试验过程和检测限结果。

五、定量限

定量限(limit of quantification,LOQ)是指供试品中被测成分能被定量测定的最低量，其测定结果应符合准确度和精确度的要求。对微量或痕量药物分析、定量测定药物杂质和降解产物时，应确定方法的定量限。常用的方法如下。

1. 直观法　用已知浓度的被测物，试验出能被可靠地定量测定的最低浓度或量。

2. 信噪比法　用于能显示基线噪声的分析方法，即把将已知低浓度试样测出的信号与空白样品测出的信号进行比较，计算出能被可靠地定量的被测物质的最低浓度或量。一般以信噪比为 10∶1 时相应浓度或注入仪器的量确定定量限。

3. 基于响应值标准偏差和标准曲线斜率法　按照 $LOQ=10\delta/S$ 公式计算，式中 LOQ 为定量限，δ 为响应值的偏差，S 为标准曲线的斜率。δ 可以通过下列方法测得：①测定空白值的标准偏差；②采用标准曲线的剩余标准偏差或是截距的标准偏差来代替。

4. 数据要求　上述计算方法获得的定量限数据须用含量相近的样品进行验证。应附测试图谱，说明测试过程和定量限结果，包括准确度和精密度验证数据。

六、线性

线性（ineriy）是指在设计的范围内，测试结果与供试品中被测物浓度呈正比关系的程度。应在规定的范围内测定线性关系，可用对照品储备液精密稀释，或分别精密称样并制备一系列对照品溶液的方法进行测定，至少制备 5 个不同浓度的对照品溶液。以测得响应信号作为被测物浓度的函数作图，观察是否呈线性，再用最小二乘法进行线性回归。必要时，响应信号可经数学转换，再进行线性回归计算。

数据要求：应列出回归方程、相关系数（r）、残差平方和和线性图（或其他数学模型）。一般要求 $r\geqslant0.999$，但薄层色谱扫描定量中，$r\geqslant0.995$ 即可。

七、范围

范围是指分析方法能达到一定精密度、准确度和线性要求时的高低限浓度或量的区间。

范围应根据分析方法的具体应用及其线性、准确度、精密度结果和要求确定。原料药和制剂含量测定，范围一般为测定浓度的 80% ~120%；制剂含量均匀度检查，范围一般为测定浓度的 70% ~130%，特殊剂型，如气雾剂和喷雾剂，范围可适当放宽；溶出度或释放度中的溶出量测定，范围一般为限度的±30%，如规定了限度范围，则应为下限的-20% 至上限的+20%；杂质测定，范围应根据初步实际测定数据，拟订为杂质报告水平至规定限度的 120% 规定限度的±20%。如果含量测定与杂质检查同时进行，用峰面积归一化法进行计算，则线性范围应为杂质规定限度的-20% 至含量限度（或上限)的+20%。

在中药分析中,范围应根据分析方法的具体应用和线性、准确度、精密度结果及要求确定。对于有毒的、具特殊功效或药理作用的成分,其验证范围应大于被限定含量的区间。

校正因子测定时,范围一般应根据其应用对象的测定范围确定。

八、耐用性

耐用性(robustness)是指在测定条件有小的变动时,测定结果不受影响的承受程度,为所建立方法用于日常检验提供依据。开始研究分析方法时,就应考虑其耐用性。如果测试条件要求苛刻,则应在方法中写明,并注明可以接受变动的范围,可以先采用均匀设计确定主要影响因素,再通过单因素分析等确定变动范围。典型的变动因素有被测溶液的稳定性、样品提取次数、时间等。液相色谱法中典型的变动因素有流动相的组成比例或 pH 值、不同厂牌或批号的色谱柱、柱温、流速及检测波长等。气相色谱法的变动因素有不同厂牌或批号的色谱柱、固定相,不同类型的担体及柱温、进样口和检测器温度等。薄层色谱法的变动因素有不同厂牌的薄层板、点样方式以及薄层展开时的温度、湿度的变化等。经试验,应说明小的变动能否通过设计的系统适用性试验,以确保方法有效。

(王思明)

第五章 药品质量控制

学习目标:①能理解原料药质量研究的总体思路。②能阐述影响因素试验、加速试验与长期试验的关系、药品质量研究基本方案。③能区分几类药品质量标准。

第一节 药品质量研究过程探讨

一、影响因素试验

原料药和药品都需要进行影响因素试验。影响因素试验是将药品置于比加速试验更为剧烈的条件下进行的稳定性考察。其目的是探讨药品的固有稳定性,了解影响其稳定性的因素及可能的降解途径与降解产物,为制剂生产工艺、包装、储藏条件和建立降解产物分析方法提供科学依据。

供试品可以用一批原料药物进行,将供试品置于适宜的开口容器中(如称量瓶或培养皿),摊成≤5 mm 厚的薄层,疏松原料药摊成≤10 mm 厚的薄层,进行以下试验。当试验结果发现降解产物有明显的变化,应考虑其潜在的危害性,必要时应对降解产物进行定性或定量分析。

(一)高温试验

供试品开口置于适宜的洁净容器中,60 ℃温度下放置 10 d,于第 5 天和第 10 天取样,按稳定性重点考察项目进行检测。若供试品有明显变化(如含量低于规定)则在 40 ℃条件下同法进行试验。若 60 ℃无明显变化,不再进行 40 ℃试验。

(二)高湿度试验

供试品开口置于恒湿密闭容器中,在 25 ℃分别于相对湿度 90%±5% 条件下放置

10 d，于第 5 天和第 10 天取样，按稳定性重点考察项目要求检测，同时准确称量试验前后供试品的质量，以考察供试品的吸湿潮解性能。若吸湿增重 5% 以上，则在相对湿度 75% ±5% 条件下，同法进行试验；若吸湿增重 5% 以下，其他考察项目符合要求，则不再进行此项试验。恒湿条件可在密闭容器如干燥器下部放置饱和盐溶液，根据不同相对湿度的要求，可以选择 NaCl 饱和溶液（相对湿度 75% ±1%，15.5 ~60 ℃）、KNO_3饱和溶液（相对湿度 92.5%，25 ℃）。

（三）强光照射试验

供试品开口放在装有日光灯的光照箱或其他适宜的光照装置内，于照度为(4 500±500)lx 条件下放置 10 d，于第 5 天和第 10 天取样，按稳定性重点考察项目进行检测，特别要注意供试品的外观变化。光照装置建议采用定型设备可调光照箱，也可用光橱，在箱中安装日光灯数支以达到规定照度。箱中供试品台高度可以调节，箱上方安装抽风机以排出可能产生的热量，箱上配有照度计，可随时监测箱内照度，光照箱应不受自然光的干扰，并保持照度恒定，同时防止尘埃进入光照箱内。

（四）破坏试验

根据药物的性质必要时可设计破坏试验条件，探讨 pH 值、氧及其他必要的条件对药物稳定性的影响，研究降解产物的分析方法，并对降解产物的性质进行必要的分析。

药物制剂进行影响因素试验的目的是考察制剂处方、生产工艺和包装条件的合理性。用一批供试品进行试验。将供试品如片剂、胶囊剂、注射剂（注射用无菌粉末如为西林瓶装，不能打开瓶盖，以保持严封的完整性）除去外包装，置于适宜的开口容器中，进行高温试验、高湿度试验与强光照射试验。试验条件、方法和取样时间均与原料药物的影响因素试验相同。对于一些特殊制剂还需要进行低温、冻融稳定性试验研究考察：难溶性药物的注射剂，冷冻后重新置于常温下的再溶解性能；凝胶等外用制剂，考察冰冻后复熔时凝胶体、流变型性质的保持能力；脂质体、纳米粒等新剂型，考察冰冻后产生的冰晶可能会刺破微球体脂质膜，破坏剂型结构，导致包封率下降，进而引发体内药动/药效行为等的不可预知的变化。

二、加速试验与长期试验的关系

（一）加速试验

加速试验是将药物置于模拟极端气候条件下进行的稳定性考察。其目的是通过加速药物的化学或物理变化，探讨药物的稳定性，为制剂设计、包装、运输、储藏提供必要的依据。

供试品要求 3 批，按市售包装，在温度(40±2)℃、相对湿度 75% ±5% 条件下放置 6 个月。所用加速试验设备应能控制温度±2 ℃，相对湿度±5%，设备内各部分的温度和湿度应该均匀，适合长期使用，并能对真实温度与湿度进行监测。试验期间，于第1个月、第2个月、第3个月、第6个月末分别取样一次，按稳定性重点考察项目检测。在上述条件下，如6个月内供试品经检测不符合制订的质量标准限度要求，则应在中间条件下，即在温度(30±2)℃、相对湿度65%±5%的情况下(可用Na_2CrO_4饱和溶液，30 ℃，相对湿度64.8%)进行加速试验，时间仍为6个月。对特别敏感的药物，预计只能在冰箱(4～8 ℃)中保存，此种药物的加速试验可在温度(25±2)℃、相对湿度60%±10%条件下进行，时间为6个月。

药物制剂加速试验的目的是通过加速药物制剂的化学或物理变化，探讨药物制剂的稳定性，为处方设计、工艺改进、质量研究、包装改进、运输、储藏提供必要的依据。试验设备与原料药稳定性试验的要求相同。

供试品要求3批，按市售包装，在温度(40±2)℃、相对湿度75%±5%条件下放置6个月。在试验期间，于第1个月、第2个月、第3个月、第6个月末分别取样一次，按稳定性重点考察项目检测。

在上述条件下，如6个月内供试品经检测不符合制订的质量标准限度要求，则应在中间条件下，即在温度(30±2)℃、相对湿度65%±5%的情况下进行加速试验，时间仍为6个月。溶液剂、混悬剂、乳剂、注射液等含有水性介质的制剂可不要求相对湿度。

对温度特别敏感的药物制剂，预计只能在冰箱(4～8 ℃)内保存使用，此类药物制剂的加速试验，可在温度(25±2)℃、相对湿度60%±10%条件下进行，时间为6个月。

乳剂、混悬剂、软膏剂、乳膏剂、糊剂、凝胶剂、眼膏剂、栓剂、气雾剂、泡腾片及泡腾颗粒宜直接在温度(30±2)℃、相对湿度65%±5%条件下进行试验，其他要求与上述相同。对于包装在半透性容器中的药物制剂，如低密度聚乙烯制备的输液袋、塑料安瓿瓶、眼用制剂容器等，则应在温度(40±2)℃、相对湿度25%±5%条件下(可用$CH_3COOK \cdot I_5H_2O$饱和溶液)进行试验。

(二)长期试验

长期试验是将药物置于接近实际储藏条件下进行的稳定性考察。其目的是为制订药物的有效期提供依据。长期试验采用的温度为(25±2)℃、相对湿度60%±10%，或温度(30±2)℃、相对湿度65%±15%，是根据国际气候带制定的。

我国总体来说属于亚热带(部分地区属于湿热带)，因此长期试验条件与国际协调会议ICH采用的条件基本一致。供试品3批，市售包装，在温度(25±2)℃、相对湿度60%±10%条件下放置12个月。考虑到我国南北方的气候差异，也可选择在温度(30±2)℃、相对湿度65%±5%条件下放置12个月。每3个月取样一次，分别于0个月、3个月、6个月、9个月、12个月取样，按稳定性重点考察项目进行检测。12个月以后，仍需继续考察，分别于18个月、24个月、36个月取样进行检测。将结果与0个月比较，以确定药物的有效期。

由于实验数据的分散性，一般应按95%可信限进行统计分析，得出合理的有效期。若3批统计分析结果差别较小，则取其平均值为有效期。若差别较大，则取其最短的为有效期。如果数据表明测定结果变化很小，说明药物是很稳定的，则不做统计分析。

对温度特别敏感的药物，长期试验可在温度(6±2)℃条件下放置12个月，按上述时间要求进行检测，12个月以后仍需按规定继续考察，制订在低温储藏条件下的有效期。

供试品3批，市售包装，进行长期试验，参照稳定性重点考察项目进行检测。试验条件、取样间隔、数据分析、有效期的建立等均与原料药物的长期试验相同。

对于包装在半透性容器中的药物制剂，则应在温度(25±2)℃、相对湿度40%±5%，或温度(30±2)℃、相对湿度35%±5%条件下进行试验。

加速试验的目的是明确药品在偏离正常储藏条件下的降解情况，确定长期留样试验的条件。长期稳定性试验的目的是确认影响因素试验和加速试验的结果，明确药品稳定性的变化情况，确定药品的有效期。应该说长期留样试验是稳定性试验的核心。根据加速试验的原理和目的，通过加速试验可以考察稳定性，为包装、配送及贮存提供必要的资料支持。加速试验能估算在非加速条件下更长时间内的化学变化，同时估测短时期内超过正常贮存条件时对稳定性的影响。而长期试验结果无法说明短时期内超过正常贮存条件时对稳定性的影响，故无法替代加速试验。

三、杂质对照品的交货要求与标定

对照品(标准品)是执行药品质量标准的实物对照，是量值传递的重要载体，是用来检查药品质量的一种特殊的专用量具，是测量药品质量的基准、确定药品真伪优劣的物质对照，也是作为校正测试仪器与方法的物质标准。对国家药品标准而言，它是国家颁发的一种药品计量、定性的标准物质。药品标准物质必须具备材料均匀、性能稳定、量值准确等条件，才能发挥其统一量值的作用。在药物研发当中，对照品(标准品)涉及量值溯源、产品定性、杂质控制等重要环节，其制备和标定情况与药品的质量研究、稳定性研究乃至药理毒理学研究中剂量的确定等临床前基础研究间存在密切关系，因此，药品对照品(标准品)的制备与标定是药品技术审评的一项重要内容。

杂质对照品属于对照品的一种。《中国药典》(2020年版二部凡例)中没有专门提到杂质对照品，但对对照品有明确的定义："对照品系指用于鉴别、检查、含量测定的标准物质"。化学对照品(包括杂质对照品)还可称为化学标准物质、化学对照物质。《美国药典》(34版)中将化学对照品定义为用于相应原料药或制剂的鉴别、检测以及性能验证试验的标准物质，当对照品未给出量值时，其量按100.0%计。《欧洲药典》与《英国药典》中也仅提到化学对照品。《欧洲药典》化学对照品即满足药典各论或附录中规定用途的物质或混合物，除以国际单位定值的标准物质外，药典化学对照品是基准标准物质。《英国药典》中除少量使用本国的标准物质外，主要使用《欧洲药典》的标准物质(包括化学对照品)。杂质对照品的来源途径包括制备液相富集及定向合成两种。世界卫生组织规定用于已知杂质测定的杂质对照品，其纯度应不低于95%；如果杂质对照品的纯度低于95%时，要注明其纯度。如定向合成利洛司酮中两个微量杂质单去甲基利洛司酮、氢化利洛司酮，经多次柱色谱分离，含量均可达到97%。当某个杂质对照品的量不能满足标准物质制备需要时，可以有其他几种替代方法：①将杂质(单个或多个杂质)和其他化合物(一般是主成分或中间体)混合；②将多个已知杂质混合；③改变分装方式，由以往常规的用户精密称取，定量稀释使用改为定量分装后用户定量稀释、直接使用。

杂质的研究是药品研发的一项重要内容。研究过程中遵循以下原则。

(一)针对性

对一般杂质的检查，应针对生产工艺和剂型的特点，尽可能考察有关项目。对特殊杂质或有关物质的研究，应针对药物的性质、生产工艺，确定杂质检查的数量及其限度，对毒性较大的杂质如砷、氰化物等应严格控制。

(二)合理性

在新药质量标准的研究阶段，应尽可能全面考察各个项目，但在制定该药质量标准时应结合实际情况，合理确定检查项目。

(三)杂质限度

对杂质限度的确定应从安全有效的角度出发，标准太低不行，标准太高，生产上难以达到要求。应根据生产工艺水平、参考有关文献及各国药典，综合考虑确定一个比较合理的标准。

杂质的研究内容主要包括以下几方面。

1. 杂质检查项目的确定及命名原则

(1)杂质检查项目的确定：在原料药及其制剂的生产过程中及储藏期间引入一般杂质，应根据具体药物或制剂的生产工艺与储藏过程制定相应的检查项目，并非《中国药典》规定的限量检查的所有项目。

药品研发过程中特殊杂质必须参照人用药品注册技术要求国际协调会议(ICH)等的指导原则对杂质进行系统研究，并对有关物质进行安全性评价，采用有效的方法进行分离分析和检测。对于含量在0.1%及以上的杂质，以及含量在0.1%以下的具有强烈生物作用的杂质或毒性杂质，予以定性或确证结构。对在稳定性试验中出现的降解产物，也应按上述要求进行研究。

通过有关物质的研究与鉴定，可以获得有关物质的结构信息，分析其形成机制，以便优化生产过程(原料药的合成工艺与精制纯化条件，制剂的处方、相容性和加工工艺)，尽量避免有关物质的形成：优化设置储藏条件，减少降解产物的产生，使它们的含量达到合理的限度水平要求。

即使是仿制药品，在其研制和生产过程中，也必须研究其杂质谱与原研药品的一致性。如出现新增杂质，应按上述 ICH 的基本要求进行全面研究，制订适宜的检查控制项目。

除降解产物和毒性杂质外，在原料中已经控制的杂质，在制剂中一般不再控制。制剂应重点考察制剂处方工艺和储藏过程中可能产生的降解杂质，并注意和排除辅料对杂质检查的干扰。

（2）杂质检查项目的命名原则：杂质检查项下的项目名称应根据国家药典委员会编写的《国家药品标准工作手册》的要求进行规范。例如，有机杂质的项目名称可参考下列原则选用：①检查对象明确为某一物质时，就以该杂质的化学名作为项目名称，如磷酸可待因中的吗啡，氯贝丁酯中的对氯酚，盐酸苯海索中的哌啶苯丙酮，盐酸林可霉素中的林可霉素 B 及胰蛋白酶中的糜蛋白酶等。如果该杂质的化学名太长，又无通用的简称，可参考螺内酯项下的巯基化合物、肾上腺素中的酮体、盐酸地芬尼多中的烯化合物等，选用相宜的项目名称。②检查对象不能明确为某单一物质而又知为某一类物质时，则其项目名称可采用其他留体、其他生物碱、其他氨基酸、还原糖、脂肪酸、芳香第一胺、含氯化合物、残留溶剂或有关物质等。③未知杂质仅根据检测方法选用项目名称，如杂质吸光度、易氧化物、易实化物、不挥发物、挥发性杂质等。

2. 杂质的检查方法　杂质检查常用的方法包括化学方法、色谱方法、光谱方法和物理方法等，根据药物结构杂质的不同运用的方法也不同。有机杂质的检测方法多采用色谱法，特别是高效液相色谱法。为验证杂质分析方法的专属性，可根据原料药或制剂的生产工艺及储藏条件，以中间体、立体异构体、粗品、重结晶母液、经加速破坏性试验后的样品作为测试品进行系统适用性研究，考察产品中各杂质峰及主成分峰相互间的分离度是否符合要求。杂质检查分析方法建立应按相关要求进行方法验证，还要考虑方法的普遍适用性，所用的仪器和试剂应容易获得。

特殊杂质研究中，必要时应进行杂质的分离纯化制备或合成制备，以供进行安全性和质量研究。对确实无法获得的杂质和降解产物，应在药物质量研究资料和药物质量标准起草说明中写明理由。

药物中的特殊杂质包括特定杂质与非特定杂质的检查，主要是根据药物和杂质物理和化学性质的差异来进行检查。例如，利用杂质在挥发性、臭、味、溶解性等方面与药物存在差异进行检查。利用不同晶形的化学键长、键角等的变化导致红外吸收光谱中特征峰强度的显著差异，采用红外分光光度法检查药物中低效或无效晶形。大多数药物中特殊杂质的检查首选具有分离分析能力的色谱法。薄层色谱法具有简便、快速、灵敏度较高且不需要特殊设备等优点，可用于多数药物中的特殊杂质检查。高效液相色谱法不仅分离效能高，还可以准确地测定各组分的峰面积或峰高，在药物杂质检查中的应用日益增多。

3. 杂质限度的设置　杂质限度的确定要合理，制订时应考虑以下因素：杂质及含一定限量杂质的药品的毒理学研究结果、给药途径、每日剂量、治疗周期、给药人群、杂质药理学可能的研究结果、原料药的来源，在保证安全有效的前提下，药品生产企业对生产高质量药品所需成本和消费者对药品价格的承受力，还应考虑到生产的可行性及批与批之间的正常波动，以及药品本身的稳定性等。

4. 杂质对照品的标定项目　参照对照品的标定项目，杂质对照品的标定项目一般包括：采用有效方法确定其纯度，并用其他方法进行验证；确定水分含量，包括表面水和结晶水；确定残留溶剂；确定无机杂质总量；确定有关物质。首批杂质对照品还须做相应的化学、理化鉴定试验，如质谱、核磁共振谱等。

标定方法的选择直接关系到测定结果的专属性与准确性，标定时应重点关注检测方法的选择与验证等方面。有研究对可以用到的检测方法进行了客观评价，其中大气压化学电离质谱法，包括电喷雾电离法对于检测微量杂质灵敏度高，选择性好，氮化学发光检测器法亦可用于检测微量杂质，但其在分析上的使用还有待考证。对电感耦合等离子体发射光谱来说，由于其等离子体火焰能达到6 000 ℃以上的高温，使得金属元素的 M-O 键很容易被破坏，可以检出纳克级，在测定微量的金属元素方面有得天独厚的优势。此外，一些方法的联用也可以有效进行微量样品的分析，弥补了单个方法上使用的不足。目前已有成功建立起一种高效液相色谱法及基质辅助激光解吸电离飞行时间质谱法联用对微量杂质进行定性、定量分析。

药物杂质的控制是药品质量控制的关键，因为药品中的杂质可能降低药物的疗效，甚至对人体健康产生危害。因此，对来源于原材料、药品储藏与运输过程中产生的杂质，要进行科学、严谨的分析与研究，特别注意对临床有毒理作用的杂质进行控制，如对可能引起基因毒性杂质的量必须控制到 1×10^{-6}水平。在杂质研究中，使用杂质对照品进行检测是科学有效的方法。杂质对照品除具有一般对照品的特点外，还具有自身特点：制备困难，样品量少且价格昂贵。如欧洲药典委员会提供的杂质对照品的量一般在 10 mg 左右或更少。所以标定杂质对照品时，要选择专属性强、灵敏度高、进样量需求少的检测方法，如高效液相色谱法、毛细管电泳法、核磁共振法等。

四、有关物质研究过程控制

（一）化学药物

原料药根据其来源分为化学合成药和天然化学药两大类。化学合成药按结构可分为无机合成药和有机合成药。无机合成药为无机化合物，如用于治疗胃及十二指肠溃疡的氢氧化铝等；有机合成药主要是由有机化工原料经一系列有机化学反应而制得的药物，如阿司匹林、咖啡因等。

原料药中有机合成药的品种、产量及产值所占比例最大，是化学原料药工业的主要支柱。一般来说，化学原料药纯度高而且结构多样，在建立质量控制方法时，应充分考虑其结构特征、理化性质，并结合生产工艺建立性状、鉴别、检查和含量测定方法。

（二）药物制剂

药物制剂的分析虽然与原料药的分析一样，也主要包括鉴别、检查和含量测定3 个方面，但分析项目的要求不同，即使原料药相同，制剂类型不同，其分析项目的要求也不尽相同。药物制剂的鉴别可以参考原料药的鉴别方法，若附加剂不干扰鉴别试验，可采用与原料药相同的方法鉴别，如果附加剂对鉴别试验有干扰，则不能使用。

制剂的检查项目比原料药多，除杂质的检查（一般原料药项下的检查项目不需重复检查，只检查在制剂制备和储运过程中产生的杂质及制剂相应的检查项目）外，在《中国药典》“制剂通则”的每一种剂型项下规定了不同检查项目。例如，片剂规定检查质量差异、崩解时限等；注射剂规定检查装量差异、可见异物、不溶性微粒等；对小剂量片剂或胶囊剂，需检查含量均匀度、溶出度等；对缓释、控释及肠溶制剂，则规定检查释放度等，以保证药物制剂的稳定性、均一性和有效性。

制剂含量测定方法时干扰组分多，要求具有一定的专属性。主要成分含量低，要求含量测定方法具有一定的灵敏度。原料药的含量测定结果一般以含量百分数表示，而制剂则一般用含量占标示量的百分数表示。标示量是药物制剂的规格值，含量与标示量的百分数即为测得的单个制剂的实际含量占标示量的百分数。制剂含量的限度范围通常为标示量的（5% ~100%）±10%，这是以制剂工艺与测定方法不可避免的可接受的偏差范围制订的。例如，《中国药典》规定维生素 C 原料药的含量不得少于 99.0%，其片剂则规定含维生素 C 应为标示量的 93.0% ~107.0%，若标示量为每片 100 mg，主药含量的限度应为 93.0 ~107.0 mg。

1. 片剂　片剂是药物原料与适宜的辅料混匀压制而成的圆片状或异形片状的固体制剂。常见的片剂以口服普通片为主，另外还有含片、舌下片、口腔贴片、咀嚼片、分散片、可溶片、泡腾片、阴道片、阴道泡腾片、缓释片、控释片、肠溶片与口崩片等。

片剂的分析步骤：首先对其进行外观和性状（色泽、臭、味等）检查，然后进行鉴别试验，再进行常规检查及杂质检查，最后进行含量测定。《中国药典》（2020 年版四部）“制剂通则”片剂项下规定片剂的常规检查项目有质量差异、崩解时限、片剂含量均匀度、片剂溶出度和释放度等。

2. 注射剂　注射剂是指原料药物与适宜的辅料制成的供注入体内的无菌制剂。注射剂可分为注射液、注射用无菌粉末与注射用浓溶液等。《中国药典》（2020 年版四部）“制剂通则”注射剂项下规定，除另有规定外，注射液应进行以下常规检查：装量、渗透压物质的量浓度、可见异物、不溶性微粒、无菌和细菌内毒素与热原。

3. 中药及其制剂　中药及其制剂的鉴别主要是根据中药、制剂的性状、组织学特征及所含化学成分的理化性质，也可以根据其中所含药味的存在或某些特征性成分的检出，从而达到鉴别目的。中药及其制剂的鉴别主要包括性状鉴别法、显微鉴别法、理化鉴别法等，各方法之间相互补充，共同达到鉴别的目的。在理化鉴别中，色谱法鉴别是应用最多的一种鉴别方法，特别是薄层色谱法应用最广泛。

中药及其制剂的鉴别药味的选取原则如下：①单味制剂直接选取单一药味进行鉴别，中药复方制剂按照君、臣、佐、使依次选择药味；②当药味较多时，应首选君药、臣药、贵重药、毒性药进行鉴别研究；③凡有原粉入药者，应做显微鉴别，有显微鉴别的，可同时进行其他方法的鉴别；④原则上处方中的每味药均应进行鉴别研究，选择尽量多的药味制定在标准中，但最少也应超过处方的 1/3 药味，如不能列入标准中的，应在起草说明中说明原因和理由。

第二节 药品质量标准的制定

药品是用于防病、治病、诊断疾病、改善体质、增强机体抵抗力的物质，为了保证药品质量，必须按照国家规定的药品质量标准进行药品检验和质量控制。

药品质量研究是药品质量标准制定的基础。制定药品质量标准时必须坚持科学性、先进性、规范性和权威性的原则。药品质量标准不仅是药品现代化生产和质量管理的重要组成部分，是药品生产、供应、使用和监督管理部门共同遵循的法定技术依据，也是药品生产和临床用药水平的重要标志。

一、药品质量研究的几个阶段

在药物的研发过程中，只有对药品质量进行深入、系统的分析研究，才能制定出科学、合理、可行的质量标准，并不断修订和完善，以控制药品的质量，保证其在有效期内安全有效。药品的质量既与其结构、性质和内在稳定性的特征有关，也受其生产工艺过程、储藏运输条件等的影响。因此，药品质量研究的内容就是对药物自身的理化及生物学特性进行分析，对来源、处方、生产工艺、储藏运输条件等影响药物杂质和纯度的因素进行考察，从而确立药物的性状特征，真伪鉴别方法，纯度、安全性、有效性和含量（效价）等的检查或测定项目与指标，根据药品稳定性考察结果，确定药品适宜的储藏条件和有效期。

原料药和制剂质量研究的侧重点略有不同。原料药的质量研究在确证化学结构或组分的基础上进行，更注重自身的理化与生物学特性、稳定性、杂质与纯度控制。制剂的质量研究在原料药研究的基础上进行，结合制剂处方工艺，更注重安全性、有效性、均一性和稳定性。

（一）原料药的结构确证

药物结构确证一般采用有机波谱分析法。常用的分析方法有：元素分析（必要时采用高分辨质谱）、紫外-可见吸收光谱、红外吸收光谱、核磁共振谱和质谱等。

手性药物还应采用其他有效的方法进行进一步研究，获取对映体的绝对构型等信息。常用的方法有比旋度测定、手性柱色谱（chiral HPLC 和 chiral GC）、X 射线单晶衍射、旋光色散及圆二色谱等。其中 X 射线单晶衍射能直接提供绝对构型信息。

对于多晶形药物，应对其在不同结晶条件（溶剂、温度、结晶速度等）下的晶形进行深入研究，明确规定药品的有效晶形。药物晶形测定方法通常有 X 射线粉末衍射、红外吸收光谱、熔点、热分析（包括示差扫描量热法、热重法）、偏光显微镜法等。药物的不同晶形可采用 X 射线粉末衍射直接区分。

（二）药品的名称

药品的名称包括中文名称、英文名称和化学名称。药品中文名称必须按照《中国药品通用名称》（China approved drug names，CADN）收载的名称及其命名原则命名，一般与外文名称相对应（即音对应、意对应）；英文名称除另有规定外，均采用世界卫生组织编订的《国际非专利药名》（*International Nonproprietary Names for Pharmaceutical Substances*，INN）；化学名称则是根据中国化学会编写的、科学出版社出版的《有机化学命名原则》，并参考国际纯粹与应用化学联合会（International Union of Pure and Applied Chemistry，IUPAC）公布的有机化学命名原则命名。

（三）药品的性状

药品的性状既是其内在特性的体现，又是其质量的重要表征。性状项下记述了药品的外观、臭、味、一般稳定性、溶解度以及物理常数等。其中，外观指药品存在状态、颜色。臭、味是药品本身固有的气、味，非指因混入残留有机溶剂而带入的异臭和异味。一般稳定性指药物是否具有引湿、风化、遇光变质等与储藏有关的性质。溶解度、物理常数一定程度上反映了药品的纯度。臭、味、稳定性、溶解度等属于一般性描述，一般不作为检测项目。性状项下规定的内容不仅对药物具有鉴别意义，也在一定程度上反映药品的纯度及疗效。

（四）药品的鉴别

鉴别是药品质量标准中的定性验证部分，是评价药品质量的重要依据之一。药物的鉴别是根据药物的物理、化学或生物学特性，采用专属可靠的方法，验证被检验药品与其标签名称的一致性，即证明已知药物真伪的试验。药物的鉴别不是对未知物质进行的定性鉴定或确证分析的试验。

药品鉴别试验的设计和建立，机制要明确，耐用性要好，并注意结构相似药物可能存在干扰和鉴别区分。原料药的鉴别试验常用的方法有化学反应法、色谱法和光谱法等。光学异构体药物的鉴别应具有专属性。对一些特殊品种，如果用以上 3 类方法尚不能鉴别时，可采用其他方法，如用 X 射线粉末衍射方法鉴别矿物药的不同晶形等。若已制订比旋度测定或立体异构体检查项，可不考虑鉴别方法的立体专属性。

制剂的鉴别试验通常尽可能采取与原料药相同的方法，但需注意：由于多数制剂中均加有辅料，应排除制剂中辅料的干扰；有些制剂的主药含量甚微，必须采用灵敏度高、专属性强、操作较简便的方法，如色谱法等。

因此，鉴别试验方法的选择应遵循以下基本原则：①要有一定的专属性、灵敏性和简便性；②尽可能采用药典已有收载的方法；③一般选用 2 ~ 4 种不同类型的方法，包括用于区别药物类别的一般鉴别试验和能够证实具体药物的专属鉴别试验，化学法与仪器法相结合，相互取长补短；④原料药应侧重于具有指纹性的光谱方法，制剂应侧重于抗干扰的专属性色谱方法。

（五）药品的检查

药物的检查是针对药物的安全性、有效性、均一性与纯度 4 个方面的要求，要结合药物的生产工艺和供应过程中可能的变化，有的放矢，全面研究。

药物的安全性是指合格的药品在正常的用法和用量下，不应引起与用药目的无关和意外的严重不良反应。药品中存在的某些微量杂质可能对生物体产生特殊的生理作用，影响用药安全。体现药品安全性的主要指标包括异常毒性、热原、细菌内毒素、升压物质、降压物质、无菌、微生物、过敏性等。对于注射给药的药品质量控制尤其重要，药品质量研究过程中应结合药物的自身特性，参照药典通则中规定的检查法，进行药品的安全性检查试验研究（这些指标大多采用生物检定法检查）、方法验证和适宜指标的设置。

药物的有效性是指在规定的适应证、用法和用量的条件下，能满足预防、治疗、诊断人的疾病，有目的地调节人的生理功能的要求。药品内在的有效性大多数情况下是以动物试验为基础，并最终以临床疗效来评价。药品的有效性是通过各种形式的药物制剂来实现，所以制剂的有效性检查通常显得更为重要。制剂的有效性可以通过药典通则中有关的检查项目进行控制，如片剂的崩解时限、栓剂的融变时限、贴剂黏附力等检查或测定，必须符合药典制剂通则的要求。

药物的均一性是指药物及其制剂按照批准的来源、处方、生产工艺、储藏运输条件等所生产的每批次的产品都符合其质量标准的规定，满足用药的安全性和有效性要求。原料药物的均一性主要体现为产品的纯杂组成不变，程度可控，质量恒定。药物制剂的均一性则体现为各单位剂量之间的均匀程度，如片剂等固体制剂通过质量差异、含量均匀度、溶出度等检查均一性。

药品的纯度是指药品的纯净程度，任何影响药品纯度的物质均称为杂质。药品的纯度检查也就是杂质检查，是为了保证药品的质量，保障临床用药的安全和有效，对药品中所含的杂质进行检查和控制。

（六）药品的含量测定

药品的含量测定是评价药品质量、保证药品疗效的重要手段。凡采用理化方法对药品中特定成分的绝对质量进行的测定称为含量测定。凡以生物学方法或酶化学方法对药品中特定成分以标准品为对照、采用量反应平行线测定法等进行的生物活性（效力）测定称为效价测定。

1. 含量测定方法选择原则

（1）方法具有针对性，适用于被分析药物的理化和生物学特点，满足其质量控制的要求。

对于化学原料药的含量测定，由于纯度较高，所含杂质较少，因此强调测定结果的准确性和重现性，通常要求方法具有更高的准确度和精密度，一般首选滴定分析法，同时可根据药物分子中所具有的官能团及其化学性质，选用不同的滴定分析方法，但应符合以下条件：①反应必须按一个方向完全进行；②反应要迅速，必要时可通过加热或加入催化剂等方法提高反应速率；③共有物不得干扰主要反应，或能采用适当方法消除；④确定等电点的方法要简单、灵敏；⑤标定滴定液时所用基准物质易得，并符合纯度高、组成恒定、性质稳定（标定时不发生不良反应）等要求。但有些原料药中的有关物质有干扰，或原料药为多组分物质时，不适宜采用滴定分析法，可选用仪器分析方法，最常用的仪器分析法是高效液相色谱法。

对于药物制剂的含量测定，尤其是复方制剂，由于其组分复杂，干扰物质多，且含量限度一般较宽，因此更加强调方法的灵敏度和专属性（或选择性），首选采用具有分离能力的色谱分析法，但当辅料不干扰测定时，单方制剂的含量测定也可选用光谱分析法；而对于药物制剂的定量检查，如溶出度、含量均匀度检查中药物的溶出量或含量的测定，由于分析样本量较大且限度也较宽，在辅料不干扰测定时宜选用光谱分析法。测定中应尽量避免使用易挥发、有毒及价格昂贵的有机溶剂，宜用水、各种缓冲液、稀酸、稀碱溶液作溶剂。当制剂中主药含量很低或无较强的发色团，以及杂质影响紫外分光光度法测定时，可考虑选择显色较灵敏、专属性和稳定性较好的比色法或荧光分光光度法。

（2）方法应有依据，包括文献、理论及试验依据，使建立的方法符合质量分析规律。

若药物含量测定有多种方法，参加反应应选用的是药物分子活性部分，而不是次要的酸根或碱基部分，这样选择更符合药物质量分析规律的方法。例如，盐酸吗啡既可使用硝酸银滴定法测定氯化物，又可采用非水溶液滴定法测定吗啡，但其成盐工艺中有可能酸、碱配比不当，导致氯化物的测定结果并不能代表其活性成分有机碱的含量，而吗啡是药理活性部分，因此宜选择非水溶液滴定法测定盐酸吗啡的含量。

（3）尽量参考和采用药典收载的方法。

对于药物研发过程中的含量测定，应尽可能参考和采用药典收载的方法。针对性地选用测定原理不同的多种方法进行含量测定、方法学的比较研究，再择优纳入药品标准草案。而对于没有太多合适含量测定方法的药品，如疫苗类、血液制品类等，均应参照《中国药典》中有关生物制品的相关规定进行检定及试验。

2. 含量限度的制订　药品含量限度是指按规定的测定法测得药品应含“有效物

质"的含量范围。药品含量限度的制订应在确保安全有效的前提下,根据主药的含量与剂型的特点、测定方法的效能和生产实际水平而定。限度要求太严,生产上难以实现;限度要求太松,药品质量无法保证。应本着既能保证药品质量与安全又能实现大生产的原则合理地确定。

(七)药品的储藏

药物的储藏要求是为保障药品在生产后至临床使用前的质量稳定,而对药品的储藏与保管所做出的基本要求。药品不同,其理化和稳定性特征也不同,受储藏和保管过程中的温度、湿度、光线、容器包装及封闭状态等的影响也存在差异。因此,对药品质量受这些因素的影响和变化规律应进行研究考察,为储藏要求提供依据,以避免或减缓药品在正常的储藏期限内的质量变化。

二、原辅料质量标准的制订

药用原辅料是指制剂中除活性成分外其他成分的总称,其在制剂中的作用包括赋形、稳定、改善依从性等,原辅料可影响药物的安全性、有效性、稳定性、依从性和经济价值。同时,有些辅料本身具有一定的生物活性,在《中国药典》(2020 年版)和《美国药典》(USP)中就收载了一些药辅同源的材料。质量标准作为控制原辅料质量的重要措施,对于确保药物制剂的性能和安全性具有重要意义。

(一)原辅料质量标准

作为原辅料质量的重要衡量尺度,辅料的质量标准存在以下几种情形:辅料企业的内控标准、辅料企业和用户的协议标准、注册/登记标准和国家标准。《中国药典》收载的药用原辅料标准包括凡例、正文、通则和技术要求,为国家标准,具有法律地位。药典标准是门槛标准,在我国上市的药品中使用的同一名称的原辅料都应符合药典标准,如有不符合药典标准和相应要求的,应证明其合理性。《中国药典》辅料标准正文的起草是基于国内已有原辅料的使用情况、供应现状或生产水平而修订的。《中国药典》辅料标准以严谨为根本,顺应医学发展、分析技术发展和工业发展需要,标准水平不断提高。例如,滑石粉作为重要的原辅料,其中的石棉残留是一类致癌物质,《中国药典》(2020 年版)中增加了石棉的检测,对于保护患者具有重要意义。另一个重要的例子是聚山梨酯 80(供注射用),规定油酸的比例不得低于 98%,纯度很高,对于注射给药的安全性具有重要意义。

注册/登记标准是原辅料生产企业在药品行政管理部门登记的有效期标准(国际上为复测标准),是保证监管机构确认其质量的重要文件。不同企业的注册/登记标准可能有差别,一般情况下符合注册/登记标准的产品均应符合《中国药典》现行标准。例如,不同供应商的乳糖注册/登记标准有一定的差别,但一水乳糖必须符合《中国药典》2020 年版的乳糖标准。

供应商和用户的协议标准是生产企业为满足用户需求定制的辅料质量标准，往往在注册/登记标准的基础上增加了功能相关性指标。功能相关性指标近年来逐渐被各国药典考虑收载，已经成为原辅料的重要质量指标。药辅同源的物质作为原辅料时，可以修订与确保制剂性能的功能相关性指标。

药用辅料企业的内控标准是原辅料的放行标准，往往是特定辅料的最高标准。辅料生产企业通常会根据不同的用途、使用要求，针对同一辅料制定不同的内控标准，以满足不同规格、不同级别的需求。

药品监管部门可以接触到的质量标准往往是药典标准和注册/登记标准。同一企业的同一品种如果因规格的物理特性变化，其注册/登记标准可以采用同一标准，在标示中增加分规格的 FRC 的描述，对于不同级别注册/登记标准往往标准不同。

（二）原辅料质量标准的内涵

原辅料质量标准的严谨性应遵循深入研究、浅出标准的科学理念。

原辅料的标准由定义（来源、制法）、性状、鉴别、检查、含量测定、标示、类别、储藏等组成。来源、制法是确定原辅料的合法来源的重要方面。原辅料合成过程中，一般不得使用苯。

鉴别是区别真伪的重要项目，鉴别方法应具有区分力。目前，原辅料标准现代化的一个重要方面就是鉴别项的现代化。例如，几乎每种脂肪酸辅料都采用了气相色谱法测定脂肪酸组成，并作为鉴别的重要项目。检查项包括对原辅料的一般特性、安全性、功能相关性检查。药用辅料的安全性检查，应根据产品的来源、制法、降解情况，研究产品的纯度、有关物质和杂质，并在此基础上建立检查项目、方法、限度。有关物质往往是辅料必然存在的物质总称，例如不同的脂肪酸，在检查项中应检查其脂肪酸组成，根据使用途径和生产水平设定限度，例如油酸和油酸（供注射用）的脂肪酸组成就有不同的要求。杂质的内容关注污染和使假掺杂，农药残留、生物毒素、金属元素污染是其重要方面。以金属元素为例，USP 和 ICH 颁布了金属元素的要求，USP 废止了药用辅料的通则〈1232〉〈1233〉，颁布了具有强制性的通则〈232〉〈233〉，尽管 ICH 要求在关联制剂中总体要求金属元素的情况，但协议标准中往往会有约定。出口欧洲的原辅料，往往要求对农药残留和生物毒素进行检查，因此，企业的放行标准应包含此内容。原辅料的功能性指标检查是药用辅料的特有项目，是保证关联制剂性能的重要方面。目前，《中国药典》2020 年版通则〈9601〉已经制定了不同辅料的功能性指标研究指导原则。

对于使用途径风险较高的原辅料应进行相应的安全性检查。例如聚山梨酯 80（供注射用），基于安全性考虑要求检查脂肪酸组成中油酸的比例在 98% 以上，其符合传统的聚山梨酯 80 的定义，但安全性检查具有更高的要求。含量测定是确定药用辅料质量的重要方面，但很多辅料的含量测定较复杂，因此，并不是每个辅料都有含量测定项。

（三）药用辅料药典标准的重要性和适用性

我国药品审评部门发布的《药用辅料登记资料要求（征求意见稿）》对国内外批准

制剂中已有使用历史的药用辅料按药典收载情况进行了细化分类，对已有药典标准的原辅料可酌情简化申报资料。如对于《美国药典》（USP）、《欧洲药典》（EP）、《英国药典》（BP）、《日本药局方》（JP）已收载，但未在国内上市制剂中使用的辅料，以及 USP、EP、BP、JP 已收载而《中国药典》未收载的辅料，登记资料可不提供理化性质、生产工艺开发、杂质研究、功能特性研究、分析方法验证等内容。因此，质量标准是否收入药典已被作为判定药用辅料质量一致性、工艺合理性、检测方法稳定性的重要依据。

由于存在来源、制法的差异，要证明是否符合药典标准，进行辅料标准的适用性研究具有重要意义。

在美国，FDA 要求符合 USP 质量标准的药用辅料可以直接在药品制剂中使用，无须备案。

在欧洲，对于已在 EP 中收载的原料药和原辅料可以向欧洲药品质量管理局（EDQM）申请欧洲药典适用性认证（CEP）。CEP 是原料药和辅料的一种认证程序，该程序适用于生产的和提取的有机或无机物质、发酵生产的非直接基因产品及药用辅料，但前提是该物质被欧洲药典所收载。CEP 是原料药、辅料进入欧洲市场，可以被欧洲药物制剂生产厂家合法使用的不同于欧盟药品主文件的另一种注册方式。如果拟上市药品中使用的原料药和原辅料获得 CEP 证书，上市许可申请可直接使用 CEP，审评当局不再对原料药和原辅料的质量进行评价，如果上市药品中使用的原料药取得 CEP 证书，就可直接用于欧洲药典协定公约成员国内的药物制剂生产厂家的药品生产。

在我国，《中国药典》对药用辅料质量标准的收载工作起步较晚，药典辅料标准的收载量在较长历史阶段始终维持较低水平。近年来，随着原辅料的重要性被广泛认同，我国药用辅料产业和药用辅料标准研究得到较快发展。与《中国药典》2015 年版相比，《中国药典》2020 年版药用辅料标准收载量由 132 种增加至 270 种，其中供注射用药用辅料由 3 种增加至 23 种。

（四）原辅料标准的国际协调

由于在使用上一种辅料可应用于若干药物，因此，原辅料往往是国际性的。然而，不同国家和地区的药典辅料标准不尽相同，单一药典辅料标准往往难以实现国际通用性，因此，这种情况也有可能进一步提高药品研发成本、延长药品研发周期、延缓药品上市速度，甚至会影响新药全球同步上市。

药典辅料标准的国际协调具有重要意义。近年来，国家药典委员会加强与 USP、EP、JP 等药典机构的沟通交流，定期组织召开中美药典论坛、中欧药典研讨会、中日药典专题讨论会等国际会议，为中国药典标准的国际协调奠定了良好基础。未来，我国还应建立专门的药典标准国际协调沟通部门和机制，明确工作流程和具体实施方案，组织特定议题的双边和多边协调会议，提高药典标准协调效率并推进落实。

（五）药用辅料药典标准正文制定的新动向

我国药用辅料的标准正文存在标准缺失、标准不完善和方法陈旧等问题。因此，科学构建我国药用辅料药典标准体系非常重要。

《中国药典》2020 年版有 132 个药用辅料标准正文，2015 年版收载 270 个。然而，我国有使用历史的药用辅料品种数量超过 500 个，收载数量仍显不足。要研制生产出符合制剂性能的制剂，足够多的原辅料品种种类是必需的，制定辅料的质量标准有利于保证药品生产企业有辅料可用。

药用辅料正文的现代化是正文新增和修订工作的重点，其中鉴别项的现代化很重要，是区分真伪的重要项目。已有的正文中很多采用对某一官能团的化学鉴别技术，缺乏专属性。随着色谱技术、光谱技术的发展，红外、色谱鉴别技术已经得到应用，然而不少药用辅料的标准正文仍然为化学鉴别，因此，红外鉴别、色谱保留时间鉴别已经成为药用辅料鉴别的重要方法。

在药典辅料标准正文中，新方法的使用得到推广，例如核磁共振在检查聚合物比例、粉末 X 射线用于滑石粉中石棉的检测等。

药用辅料是药品中的重要成分，尽管不是活性成分，但对制剂性能的影响是不言而喻的。在一定程度上，药物制剂中的药用辅料质量（特别是规格、级别）是药品的核心，在仿制药质量和疗效一致性评价中发现有原研企业专门定制其辅料，成为仿制的重要门槛。

仿制药质量和疗效一致性评价的推进，让业界充分认识了药用辅料的意义，必将推动药用辅料的发展。合理制定药用辅料标准，可有利于保证药用辅料本身和制剂的安全性，并使功能性指标符合关联制剂的性能。

三、原料药质量研究的总体思路

原料药的质量研究应在确证化学结构或组分的基础上进行。质量研究的内容应尽可能地全面，既要有普遍性，又要有针对性。研究者可在参考原料药一般研究项目的基础上，根据所研究药品的特性，确定最终的研究内容及思路。

（一）原料药质量研究的内容

原料药的一般研究项目包括性状、鉴别、检查和含量测定等几个方面。性状包括外观、色泽、嗅、味、溶解度、熔点、旋光度或比旋度、吸收系数、相对密度、凝点、馏程、折光率、黏度（对液体原料药）、碘值、酸值、皂化值、羟值等（对脂肪与脂肪油类药品）。

（二）原料药检查方法

原料药的鉴别要求专属性强、灵敏度高、重复性好、操作简便。常用的方法有化学反应法（显色反应、沉淀反应、盐类的离子反应等）、色谱法（气相色谱、高效液相色谱和薄层色谱）和光谱法（红外吸收光谱和紫外吸收光谱）。

(三)原料药检查内容

检查项目通常考虑安全性、有效性和纯度要求 3 个方面。药品按既定的工艺生产和正常储藏过程中可能产生需要控制的杂质,包括工艺杂质、降解产物、异构体和残留溶剂等,并结合实际情况确定能真实反映药品质量的研究内容。主要有一般性杂质(包括氯化物、硫酸盐、重金属、砷盐、炽灼残渣等)、有关物质(包括在生产过程中带入的起始原料、中间体、聚合物、副反应产物,以及储藏过程中的降解产物等)、残留溶剂(由于某些有机溶剂具有致癌、致突变、有害健康,以及危害环境等特性,而且溶剂残留亦在一定程度上反映精制等后处理工艺的可行性,故应对生产工艺中使用的全部有机溶剂在药品中的残留量进行研究)、晶型(因不同晶型物质的物理性质不同,并可能对生物利用度和稳定性产生影响,故应对结晶性药品的晶型进行研究,确定是否存在多晶型问题;尤其对难溶性药物,其晶型如果有可能影响药品的有效性、安全性及稳定性时,则必须进行晶型的研究,确定有效晶型,对无效晶型进行控制)、粒度(用于制备固体制剂或混悬剂的难溶性原料药,其粒度对生物利用度、溶出度和稳定性均有较大的影响,必要时需测定粒度,检查粒度分布,并规定其限度)、溶液的颜色与澄清度、溶液的 DH 值(原料药固有的性质,通常要进行检查,特别是制备注射剂用的原料药)、干燥失重和水分(原料药常规的检查项目,含结晶水的药品通常测定水分,再结合其他试验研究确定所含结晶水的数目;一般应同时进行干燥失重检查和水分测定,并将二者的测定结果进行比较)、异构体(包括立体异构体和光学异构体,因不同异构体具有不同的药效或生物活性,甚至产生相反的药理活性,故必须对异构体进行检查),其他(根据所研究产品的具体情况,以及工艺和储藏过程中发生的变化,有针对性地确定检查项目,如含氟药物的氟含量、聚合物药物的平均分子量等)。抗生素类药物或供注射用的原料药(无菌粉末直接分装),必要时检查异常毒性、热原、降压物质、无菌等。

(四)原料药的稳定性

确定质量研究总体思路时还应参考原料药稳定性方面的特点。原料药通常考虑其理化性质在储藏过程中的变化情况,以及可能产生的降解产物。制剂通常考虑在储藏过程中质量可能发生的变化情况。

原料药的质量研究思路,应在充分的质量研究基础上,根据不同药品的特性制订,以达到控制产品质量的目的。质量研究中项目的设置既要有普遍性,又要有针对性(针对产品自身的特点),能灵敏地反映产品质量的变化情况,既不要求多求全,也不要随意删减。质量标准中需要确定限度的项目主要包括:主药的含量和与含量相关的项目(如比旋度、熔点等)、纯度检查项(影响产品安全性的项目:有机溶剂、一般性杂质和特殊杂质等)和有关产品品质的检查项等(包括酸碱度、溶液的颜色和澄清度、溶出度、释放度等)。

质量标准中限度的确定首先应基于对药品安全性和有效性的考虑,在保证产品安全有效的前提下，可以考虑生产工艺的实际情况，以及兼顾流通和使用过程的影响。研究者必须要注意其进行安全性、有效性研究的样品与大生产产品质量的一致性，也就是说，实际生产产品的质量不能低于进行安全性和有效性试验样品的质量，否则要重新进行安全性和有效性的验证。

四、几类药品质量标准的区分

国家和政府为了确保药品质量，制定出每种药品的管理依据，即药品质量标准。《中华人民共和国药品管理法》已于 2001 年 2 月 28 日修订通过，2002 年 9 月 1 日实施。本法明文规定“药品必须符合国家药品标准”，国务院药品监督管理部门颁布的《中华人民共和国限典》和药品标准为国家药品标准。

根据使用范围的不同，药品质量标准分为以下几种。

(一)国家药品标准

国家药品标准(National Drug Standards)是国家为保证药品质量，对药品的质量指标、检验方法和生产工艺等所做的技术规定，是药品研究、生产、经营、使用及监督管理等各环节必须共同遵守的，具有强制性的技术准则和法定依据。我国现行的国家药品标准，包括《中国药典》、局(部)颁药品标准和药品注册标准。前二者由国家药典委员会负责制定和修订，由国家食品药品监督管理部门颁布实施；后者是指国家食品药品监督管理部门批准给申请人的特定药品标准，包括新药注册标准、仿制药注册标准和进口药品注册标准。生产该药品的企业必须执行相应标准，并不得低于《中国药典》和局(部)颁标准的规定。

1.《中华人民共和国药典》　《中华人民共和国药典》简称《中国药典》(Pharmacopoeia of the People's Republic of China，英文简称 Chinese Pamemopoia，缩写为 ChP)，是由国家食品药品监督管理部门组织国家药典委员会，依据《中华人民共和国药品管理法》组织制定和颁布，具有国家法律效力的、记载药品标准及规格的法典。药典中收载的是疗效确切、不良反应小、质量较稳定的常用药物及其制剂，规定其质量标准、制备要求、鉴别、杂质检查与含量测定等。

在我国药品标准体系中，局(部)颁标准、注册标准占有重要地位，药品标准中的大部分是此类标准。在技术上不能满足《中国药典》收载条件或有特殊情况的品种一般以局(部)颁标准、注册标准形式发布。

2.《国家食品药品监督管理局药品标准》　由药典委员会编纂出版，药品监督管理局颁布执行。《局部标准》通常用于疗效较好、在国内广泛应用、准备今后过渡到药典品种的质量控制标准。有些品种虽不准备上升到药典，但因国内有多个厂家生产，有必要执行统一的质量标准，因而也被收入《局部标准》。此外，《局部标准》中还收载了少数上一版药典收载，而新版药典未采用的品种。

3. 注册标准　注册标准是指针对特定注册申请人的特定申请而批准的质量标准。该标准综合了所注册药物具有的性质与药物特定工艺条件的研究制定，既体现了药物共性化特征，又体现了药品的个性化要求，更强调个性化和针对性指标的制定，是企业执行的唯一标准。对于相同品种，药典标准不能代替注册标准。注册标准一般高于、至少不低于药典标准。例如《中国药典》收载的布洛芬制剂无有关物质的检查项，注册标准中增加了有关物质检查，规定了单个杂质与总杂质的限度、已知杂质的限度。药品注册标准的项目及其检验方法的设定，应当符合《中国药典》的基本要求、国家食品药品监督管理局发布的技术指导原则及国家药品标准编写原则。

（二）其他药品标准

按照《药品注册管理办法》，药品的研发是一个动态的过程，分为临床前研究、临床研究、生产上市 3 个阶段。依据药物研发的不同阶段，药品质量标准分为临床研究用药品质量标准、生产用试行药品质量标准和生产用正式药品质量标准。

1. 临床研究用药品质量标准　根据《药品注册管理办法》的规定，开发研制的新药必须按照国务院药品监督管理部门的规定如实报送研制方法、质量指标、药理及毒理试验结果等有关资料和样品，经批准后，方可进行临床试验。在进行临床研究阶段，为了保证用药的安全和使临床研究的结论可靠，应根据新药研究中发现的问题和评价的结果，由新药研制单位制定一个临时性的质量标准，并报国家药品监督管理部门批准，即“临床研究用药品质量标准”。该标准仅在临床试验期间有效，并仅供研制单位与临床试验单位使用。

临床研究用药品质量标准重点在于保证临床研究用药品的安全性。由于人们对所研发药品特性（包括药学和药理毒理方面）认识的局限，临床研究用质量标准中的质量控制项目应尽可能地全面，以便从不同的角度全面控制产品的质量。对影响产品安全性的考察项目，均应列入质量标准，如残留溶剂、杂质等，其限度可通过文献资料或动物安全性试验结果初步确定。

2. 生产用试行药品质量标准　生产用试行药品质量标准是新药研制单位申报生产时制定的。生产用试行质量标准重点考虑生产工艺中试研究或工业化生产后产品质量的变化情况，并结合临床研究的结果对质量标准的项目或限度做适当的调整和修订，在保证产品安全性的同时，还要注重质量标准的实用性。

3. 生产用正式药品质量标准　生产用试行药品质量标准，是在试行期满后，经国家食品药品监督管理局批准转正，即成为生产用正式药品质量标准。该标准应注重产品实测数据的积累，调整和完善检测项目。随着生产工艺的稳定、成熟，以及产品质量的提高，不断提高质量标准，使其更有效地控制产品的质量，同时通过实践证实质量标准中所用检测方法的可行性和稳定性，并随着新技术的发展，不断地改进或优化检测方法，使操作更加简便、快捷。

4. 企业标准　由药品生产企业自己制定并用于控制相应药品质量的标准，称为企业标准或企业内部标准。企业标准仅在本厂或本系统的管理中有约束力，属于非法定标准。企业标准一般属于两种情况之一，它们或是所用检验方法虽不够成熟，但能达到某种程度的质量控制，或是高于法定标准的要求（主要是增加了检验项目或提高了限度要求）。企业标准的提高，使产品技术含量增加、质量提高，在企业创优、企业竞争，特别是在保护优质产品本身以及严防假冒等方面均起到了重要作用。

在我国药品标准体系中，还存在部分地方标准，地方标准主要由医院制剂标准及部分未收入国家药品标准的中药材（饮片）标准构成。鉴于中药材（饮片）绝大部分没有实施批准文号管理、部分品种具有地方习用等特点，以及医院制剂只允许在本医院使用等规定，目前仍存在部分地方标准。

五、杂质谱的研究思路

药物中的杂质，即药物中所含有的没有治疗作用、可能影响药物的稳定性和疗效，甚至是对人体健康有害的物质。其主要来源于药物的生产和贮存过程，因此可以将杂质分为工艺杂质和降解产物。药品中的杂质按其理化性质一般分为 3 类：有机杂质、无机杂质及残留溶剂，按照其来源，有机杂质可以分为工艺杂质（包括合成中未反应完全的反应物及试剂、中间体、副产物、从反应物及试剂中混入的杂质等）和降解产物（生产、储藏、运输过程中因药物本身不稳定产生的杂质）等。药品在临床使用中产生的不良反应除了与药品本身的药理活性有关外，与药品中存在的杂质也有很大关系，因此在药品研发过程中需系统地进行杂质研究，从多方面提高和保证药品质量，减少药物的不良反应。

进入 21 世纪，越来越多的研究发现不同的杂质很可能具有不同的生物活性，如高分子聚合物杂质可能引起 β-内酰胺抗生素的过敏反应，镇痛药哌西那朵的右旋异构体杂质与左旋体具有完全相反的生物活性，“基因毒性杂质”具有比一般杂质更大的危害性。随着业内杂质研究水平以及认知程度的提高，仅仅通过杂质“限度控制”，已经无法完全满足药品质量控制的要求。理想的杂质控制，应该是对每一个杂质进行针对性研究，了解其来源、理化性质、生物活性等，并根据上述信息制定合理的限度。将药品中各杂质的来源、含量、结构、理化性质以及生物活性等信息汇总起来，统称为杂质谱或杂质档案（impurity profiles）。杂质谱的质控策略是根据药物中的每一个杂质的活性逐一制定质量控制限度，因此更加严格规范。

通过杂质谱分析可以较为全面地掌握产品中杂质概貌（种类、含量、来源和结构等），有针对性地选择合适的分析方法，以确保杂质的有效检出和确认；跟踪杂质谱对安全性试验或临床试验结果产生的影响，能够评估杂质的可接受水平；结合规模化生产时杂质谱的变化，进一步评估杂质安全性风险，确立安全的杂质控制水平。药品质量标准中所采用的检测方法，应不仅能检出样品中已有的杂质，还能有效检出潜在的杂质，并能对特定杂质定性或定位，最终根据不同杂质的特性(来源、生物活性等)制定相应的质控限度。

(一)杂质分析的法规要求

CTD 格式申报资料要求药品研发企业对杂质分析必须具备以下分析研究。①列出产品中可能的杂质列表，分析杂质的来源；②对已知杂质给出化学结构并提供结构确证研究资料；③杂质情况分析：杂质名称、杂质结构、杂质来源、杂质控制限度、是否定入质量标准。

(二)杂质谱检查及分析

1. 有机杂质分析　有机杂质分析是研究产品中实际存在的杂质和潜在杂质。有机杂质潜在来源为工艺杂质及降解产物。

(1)工艺杂质：工艺杂质包括起始原料、中间体、试剂、配位体、催化剂等。

工艺杂质中的起始原料引入的杂质(根据其合成工艺分析杂质情况，重点关注可引入后续反应的潜在杂质)；副产物(结合工艺分析可能的副产物，清楚或了解及后续工艺中的去向、后续反应情况，重点关注可引入后续反应的副产物)；合成过程中产生的降解产物(通过对药物中的活性基团和不稳定基团进行分析推测，药物的降解途径和降解产物)。

对原料药合成过程和贮存过程中最可能产生的实际存在和潜在的杂质进行综述分析，评估原料引入的杂质情况，深入理解制备工艺，掌握杂质的由来、去向，科学分析工艺杂质。

(2)降解产物

1)研究方法：包括结构特征分析、稳定性试验、强制降解试验。

2)强制降解试验的目的：了解待测药品对氧化、光照、酸、碱、湿、热等的敏感程度，潜在的降解途径和降解产物情况；验证分析方法是否可行，是否为专属性的检查方法；为药品的长期试验和加速试验放置条件提供依据；为选择包装材料提供依据。

3)强制降解试验内容：固体原料药样品应取适量放在适宜的开口容器中，分散放置，厚度≤3 mm；必要时加透明盖子保护(如挥发、升华等)。液体原料药应放在化学惰性的透明容器中。根据研究目的适度降解，主成分降解指标约为 10%，较稳定的药物，不必继续采用过于强烈的试验条件。

高温试验条件一般高于加速试验温度 10 ℃以上(如 60 ℃等)，高湿试验条件通常采用 75% RH 或 92.5% RH，光照试验的总照度≥1.2×10^{6} Lux · hr，近紫外能量≥200(W · h)/m^{2}。

另外还有酸破坏和碱破坏试验。考察时间点应基于原料药本身的稳定性及强制试验条件下稳定性的变化趋势设置；时间通常可设定为 0 d、5 d、10 d、30 d 等。

2. 无机杂质分析　无机杂质包括催化剂、配位体、试剂、金属杂质(主要产生途径为在药物生产过程中接触到的容器引入或者使用试剂和催化剂等时引入)、无机盐，其他物质（例如过滤助剂、活性炭等）。

质量控制：通常按药典方法或其他合适的方法来检测及定量。

3. 残留溶剂　全面分析原料药中残留溶剂，可能引入途径如下：①合成原料或反应溶剂；②作为反应副产物引入，如甲酯水解生产甲醇；③其他合成原料或其他溶剂带入，如甲苯、苯胺中的少量苯；④其他物质（如大孔吸附树脂中残留的苯、甲苯等）。

残留溶剂分析需列表说明工艺中有机溶剂的使用情况：溶剂名称、来源、溶剂类别、控制限度、是否定入质量标准。残留溶剂一般用气相色谱法检测。

4. 手性杂质　手性杂质在一般药品研发中很少碰到，而在手性药物中多见。手性杂质的研究是杂质研究中的一个难点，鉴于其复杂性和特殊性，可参照《手性药物质量控制研究技术指导原则》。

手性杂质具体常用的分析方法为设立比旋度、色谱方法、直接拆分（手性柱、手性添加流动相）、间接拆分（衍生化）。

（三）杂质鉴定

根据合成工艺，对产品中可能存在的杂质进行研究。可直接购买杂质对照品，进行质谱及氢谱分析，确定化学结构。但是实际工作中，由于所研发药品比较新颖和前沿，市场上没有杂质对照品提供，需要研发单位合成、纯化得到杂质对照品，进行质谱及氢谱分析，确定化学结构。

（四）确定合理的杂质限度

有关物质杂质的分析主要是对样品中各杂质含量、数量，以及各杂质的来源，有关物质的杂质研究要在整个质量研究过程中，对于杂质含量超过 0.1% 的未知杂质确定其结构、毒性等基本信息；对已知杂质与新增加的杂质均分别控制，确定杂质的变化情况。

有关物质杂质限度的制订，首先应从安全性方面进行考虑，尤其对于有毒理活性或药理活性的杂质，设定的杂质限度不能高于安全性试验结果所能支持的水平；其次在保证药品安全的基础上，杂质限度的确定主要基于中试规模以上产品的实际检测数据，应考虑生产规模下杂质水平是否可以控制在此水平及批次之间的正常浮动；考虑药品本身的稳定性及生产情况的误差，往往对限度做适当放宽。同时对于仿制药还应考虑原研药品的杂质的限度，自制药品应与原研药品的杂质在同一水平，如不能在同一水平，仿制药明显杂质含量高于原研药品杂质含量，则应做必要的安全性研究，获得安全性数据支持。

（王思明）

第六章 色谱常见出峰异常问题的原因及对策

学习目标：①能理解高效液相色谱法、气相色谱法的工作原理。②能解决高效液相色谱法、气相色谱法中常遇到的问题。③能遵守实验室规章制度、职业道德等。

第一节 气相色谱常见出峰异常问题的原因及对策

气相色谱(gas chromatography,GC)是以气体为流动相的色谱方法，主要用于分离分析易挥发的物质。1941 年，英国生物化学家马丁(Martin)和辛格(Synge)提出用气体作为流动相的可能性；1952 年，詹姆斯(James)和马丁(Martin)实现了用气相色谱法分离分析复杂混合物；1955 年，第一台商品气相色谱仪问世；1956 年，吉丁斯(Giddings)扩展了色谱理论，为气相色谱法的发展奠定了理论基础。目前，气相色谱法已成为极为重要的分离分析方法之一，在医药、石油化工、环境监测、生物化学等领域得到了广泛的应用。在药学和中药学领域，气相色谱法已成为药物含量测定、杂质检查、中药挥发油分析、残留溶剂分析、体内药物分析等的一种重要手段。

色谱的分析过程比较复杂，很多因素都可以对测定结果产生影响，因而经常会出现预料不到的现象，出峰异常就是经常遇到的问题之一，例如，色谱出鬼峰、色谱峰分不开、色谱峰拖尾、色谱峰出现圆顶峰、进样后不出峰等，这些问题的出现看似没有规律，但是认真分析大部分是有迹可循的。

一、气相色谱法的分类

气相色谱法可按照分离机制、固定相的聚集状态和操作形式进行分类。按照分离机制,可分为吸附色谱和分配色谱。按固定相的聚集状态,可分为气-液色谱法(gas-liquid chromatography,GLC)和气-固色谱法(gas-solid chromatography,GSC)两类,气-固色谱法属于吸附色谱法,而气-液色谱法属于分配色谱法。根据操作形式,气相色谱法属于柱色谱法范畴,按色谱柱的粗细不同,可分为填充柱气相色谱法和毛细管柱气相色谱法两种。填充柱是将固定相填充在金属或玻璃管中(内径2~4 mm)。毛细管柱(capillary column)(内径0.1~1.0 mm)可分为开管毛细管柱(open tubular column)和填充毛细管柱(packed capillary column)等。

二、气相色谱法的特点

气相色谱法是一种高效能、高选择性、高灵敏度、操作简单、应用广泛的分离分析方法。它具有以下特点。

1. 分离效能高　一般填充柱的理论塔板数可达数千,毛细管柱最高可达100多万,可以使一些分配系数很接近的难分离物质获得良好的分离。

2. 高灵敏度　由于使用了高灵敏度的检测器,气相色谱法可以检测低至10^{-13}~10^{-11}g的物质,适合于痕量分析。如检测药品中残留有机溶剂,中药、农副产品、食品、水质中的农药残留量,运动员体液中的兴奋剂等。

3. 高选择性　通过选择合适的固定相,气相色谱法可分离放射性核素、对映体等性质极为相似的组分。

4. 简单、快速　气相色谱法分析操作简单、分析快速,通常一个试样的分析可在几分钟到几十分钟内完成,最快时可在几秒内完成。而且目前多数色谱仪的操作及数据处理都实现了自动化。

5. 应用广泛　气相色谱法可以分析气体试样,也可分析易挥发或可转化为易挥发的液体和固体。只要沸点在500 ℃以下,热稳定性好,分子量在400以下的物质,原则上都可直接采用气相色谱法分析。气相色谱法所能分析的有机物约占全部有机物的20%。通过适当的样品前处理,气相色谱法也可分析部分无机离子、高分子和生物大分子化合物。

三、常见出峰异常问题的原因及对策

(一)鬼峰出现的原因及对策

1. 进样针头及进样口硅胶垫的影响

(1)原因分析:与进样针头质量和进样口硅胶垫质量有关,主要有以下几个方面。

进样针头质量不好，边缘不够平整，容易损坏硅胶垫；硅胶垫使用时间过长而导致老化，或硅胶垫质量不好，弹性差，硅胶垫碎屑进入汽化室，会形成鬼峰；硅胶垫被污染，如进样时针头处附着的样品溶液被硅胶垫吸附，在之后的分析过程中样品一点点脱落进入色谱柱中。

(2)对策：检查所使用的进样针及进样口硅胶垫，对质量不好的进样针、使用时间过长或质量有问题的硅胶垫及时更换。

2. 进样口、衬管、检测器和分流平板的影响

(1)原因分析：主要是进样口、衬管、检测器和分流平板被污染，被污染的原因主要有以下几个方面。长时间未进行色谱仪的定期维护；待测样品的组成复杂，进样口温度设置不够高，使样品汽化不完全，一部分样品溶液滞留在进样口；汽化室或衬管内产生一些沉积物及高沸点物质，如果碰到某次分析高沸点物质时，进样口温度升高时就会使沉积的物质逸出，从而产生多余的峰；在检测器中和分流平板的凹槽中未挥发的物质会慢慢聚集，会造成鬼峰无规律出现。

(2)对策：根据实际污染情况对仪器的各部件进行清理。

1)清洗进样口。首先拆除色谱柱，之后在保证加热和通气的前提下，将无水乙醇或丙酮由进样口注入，重复 3 ~ 5 次，最后加热通气使进样口干燥。

2)更换衬管或清洗衬管。当衬管被污染时可看到有颗粒物沉积或石英棉颜色变暗，污染严重时需要更换新的衬管。清洗衬管的方法是：取出衬管中的石英棉，将衬管浸泡在铬酸洗液中 24 h 后取出，再分别用蒸馏水、甲醇、丙酮清洗后干燥。

3)分流平板的清洗。将分流衬板置于色谱纯的甲醇等有机溶剂中进行超声清洗，然后干燥，注意在拆卸和安装分流平板的过程中不能直接用手触摸，以防污染。

4)检测器的清洗。①热导检测器：根据检测器污染的程度选择合适的清洗溶剂，将丙酮、乙醚、十氢萘等溶剂装满检测器的测量池，浸泡大约 20 min 左右后倾出溶剂，如此重复多次直至清洗干净。如果选用一种溶剂不能清洗干净时，可以根据污染物的性质先选用高沸点溶剂进行浸泡清洗，然后再用低沸点溶剂反复清洗。洗净后加热驱出溶剂，安装回仪器上，加热检测器至 150 ℃左右，接通载气冲洗 4 h 左右即可使用。②氢火焰检测器：在污染不严重时可以将色谱柱拆下，用管子将进样口与检测器连接起来，然后通载气并将检测器温度升至 120 ℃以上，从进样口先注入 20 μL 左右蒸馏水，再注入几十微升丙酮溶剂进行清洗。当污染比较严重时，必须卸下检测器进行清洗，顺序拆下收集极、正极、喷嘴，若喷嘴是不锈钢类的材料，可以与电极一起，先用细砂纸细心打磨掉被污染的部分，然后用超声清洗，最后用甲醇清洗，放入烘箱中烘干。

3. 色谱柱的影响

(1)原因分析：色谱柱未充分老化，柱温过低老化不充分，温度过高产生液体样品遗失；由于色谱柱自身有吸附特性，色谱柱长时间使用，柱内存留高浓度样品或柱内存留高沸点物质，柱头被污染；毛细管柱低负荷量，需要高灵敏度检测器。

(2)对策：截去被污染的柱头部分，升高进样口温度到合适的值，进行柱头老化；在

完成组分复杂的样品分析后，采用程序升温对色谱柱进行吹扫，清除色谱柱中的残留物质。在程序升温的过程中，设置的最高柱温必须低于柱子最高使用温度 20 ℃左右，以避免柱流失。

4. 仪器分析条件设置不合适

（1）原因分析：在分析未知的新样品时，可能会由于仪器条件设置不当产生一些干扰峰。一般原因是：样品可能会在分析条件下发生降解产生一些干扰成分，如果这些成分恰好在该条件下有响应，就可能产生鬼峰；选择的色谱柱不合适，不利于分析高沸点的化合物。

（2）对策：通过查阅文献，进行预试验，摸索、改进方法，尽可能地了解检测样品的各种性质，如极性、分子结构、分子量大小等信息，选择适当的分析条件，包括柱箱、进样口、检测器的使用温度，色谱柱的极性、膜厚、长度、内径等。

5. 样品污染

（1）原因分析：样品在进样前的处理过程中受到污染，鬼峰在检测时有规律出现，有良好的重复性，且空白溶剂不出现此峰，这种情况比较容易判断。

（2）对策：由于色谱分析是一种痕量分析方法，所以在样品制备过程中用到的所有仪器必须清洁，避免干扰物质进入样品。

（二）色谱峰分不开的原因及对策

1. 载气流速过高

（1）原因分析：载气流速快慢对柱效率有一定影响，载气流速快有利于加快分析速度，减少分子扩散，但流速过快会导致分离效果不好，色谱峰会拖尾或重叠，使色谱峰不能有效地分开。

（2）对策：选择适合样品的载气流速，一般色谱柱载气流速为 20 ~ 100 mL/min。

2. 进样量过大

（1）原因分析：色谱分析中进样量过大会导致色谱峰分离度变小，影响色谱峰分离效果。

（2）对策：进样时选择合适的进样量，对于液体样品还应固定进针深度及位置，进样速度尽可能快。

3. 色谱柱流失严重及污染

（1）原因分析：所有的色谱柱都会发生柱流失的现象，来源于固定相由于各种原因降解而产生被洗脱物质。色谱柱流失严重时会致使柱效率下降，表现为分离度降低，谱图中产生拖尾峰或重叠峰。色谱柱的流失会随着温度的升高而加剧。载气中如有氧气，会氧化固定液导致流失严重。

（2）对策：选择合适的柱温，确保载气的纯度。针对已经流失的色谱柱，如流失不严重，色谱柱可以进行老化处理，并在高温老化的时候进购有针对性的溶剂，一般容易老化成功。如流失比较严重，则应更换新的色谱柱，也可以将色谱柱作为预处理柱用。

4. 汽化室死体积过大

(1)原因分析:一般商品化的仪器,汽化室的规格尺寸是固定的,因此所谓死体积也是固定的。死体积大容易造成试样的扩散、反吹,造成色谱峰变宽,峰型不对称及峰分不开。

(2)对策:由于汽化室一般无法更换,所以在安装柱子时,柱头的位置应该合适,更换衬管时应注意不要随意改变其长度。

5. 色谱柱太短

(1)原因分析:色谱柱太短,柱效率太低,导致色谱峰不能完全分开,影响结果的分析处理。

(2)对策:根据所分析的样品性质更换合适长度的色谱柱,但色谱柱太长,分析时间也相应变长并要增大柱前压,因此并不是越长越好,要选择合适的柱长。

6. 色谱柱柱温过高

(1)原因分析:根据范氏方程,柱温对柱效率、分离度、选择性及柱子稳定性都有影响。柱温高有利于传质,但柱温过高分配系数变小,不利于组分的分离。

(2)对策:根据样品性质及组分选择合适的柱温,如果分析组分沸点范围很宽时可采用程序升温。

(三)色谱峰拖尾的原因及对策

1. 载气流速过高　具体参照本章节“色谱峰分不开的原因及对策”。

2. 进样量过大　具体参照本章节“色谱峰分不开的原因及对策”。

3. 色谱柱严重流失或污染　具体参照本章节“色谱峰分不开的原因及对策”。

4. 汽化室死体积太大　具体参照本章节“色谱峰分不开的原因及对策”。

5. 色谱柱初始柱温太高

(1)原因分析:初始柱温设置过高,目标分析物还没有在柱头冷凝便进入色谱柱内,以较宽的谱带开始分离,因此峰形宽,发生拖尾甚至分叉。

(2)对策:降低初始柱温,在进样口汽化的样品首先在柱头冷凝(而溶剂保持气态)并逐渐聚集,即所谓“热浓缩”或“热聚焦”过程。这样,样品以一个窄的起始谱带开始进行色谱分离的过程,从而得到尖锐、对称的峰形。

6. 汽化室温度太低

(1)原因分析:如果汽化室温度过低,可能使高沸点的样品不能瞬间汽化,不能全部迅速地被载气带入色谱柱中,引起色谱峰的扩张,产生拖尾。

(2)对策:液体样品选择正确的汽化温度是获得对称色谱峰形的重要条件,特别对高沸点和易分解的样品,要求在汽化温度下,样品瞬间汽化而不会发生分解。汽化温度的选择需要考虑样品的沸点、进样量和检测器的灵敏度等因素。汽化温度并非必须高于被测物质的沸点,但一般需要比柱温高 50 ~ 100 ℃。

7. 载气系统漏气

(1)原因分析:管路漏气、毛细管断裂(裂的概率往往比断的概率大)、进样垫漏气等,会造成载气压力低,流速慢,容易产生拖尾。

(2)对策:检查管路,用毛刷在管路上涂肥皂水,确定位置,进行修复;更换新的毛细管;更换新的进样垫。

(四)进样后不出峰的原因及对策

气相色谱仪进样后不出峰是指进样后没有峰被检测出来,只有一条直线。

1. 检查检测器的火焰是否处于熄灭状态。如果熄灭需要重新点火,如果无法点着火或者点着后十分容易熄灭时,可以进行以下检查:检查点火线圈是否正常工作,若不发红应该为点火极部分故障;检查各气路中气体的流量是否处于工作范围,不易点火时可以适当加大氢气流量;使用热导池检测器时,查看检测器热敏元件及桥电流的设置是否正常。

2. 连接检查。检查离子信号线与检测器、放大器电路板的连接,以及输出信号线与仪器、积分仪/工作站的连接是否正确。

3. 电路等系统检查。不能正常调零时,要考虑电路系统的故障,需要检查信号线、放大器电路板、输出信号线或积分仪等。

4. 在进入甲烷等常规溶剂后,色谱图中还是没有出峰或者保留时间变大时,可以关闭色谱柱箱的加热,待温度降到了室温后,进行下列项目的检查:检查色谱柱是否已经在某处折断;检查载气是否正常进入色谱柱及 FID 检测器,流量是否正常。

5. 还有一些不出峰的原因,可以按照下列项目检查。检查注射器是否堵塞或损坏;检查分析条件设置的是否合适,如色谱柱温度、进样器温度、检测器温度、量程设定等;检查样品浓度、样品进样量是否在检测范围内;检查样品及色谱柱的选择是否合适。

色谱分析的复杂性决定了峰异常问题出现原因的多样性,除了上述一些情况外,还有一些问题需要我们在使用和实践中不断尝试,找到解决的办法,避免盲目操作,损坏色谱仪。

第二节 高效液相色谱分析中常见问题及对策

高效液相色谱法(high performance liquid chromatography,HPLC)是以液体为流动相,采用高压输液系统、高效固定相及高灵敏度检测器进行复杂样品分离分析的色谱方法。HPLC 是 20 世纪 60 年代末在经典液相色谱法的基础上,引入气相色谱法的理论和实验技术发展而成的现代液相色谱分析方法，具有分离效率高、选择性好、分析速度快、检测灵敏度高、操作自动化和应用范围广的特点。

与经典液相色谱法相比，高效液相色谱法具有以下优点：①应用了颗粒极细（一般为 10 μm 以下）、规则均匀的固定相，传质阻抗小，柱效高，分离效率高；②采用高压输液泵输送流动相，流速快，分析速度快，一般试样的分析需要数分钟，复杂试样的分析在数十分钟内即可完成；③广泛使用了高灵敏度检测器，大大提高了灵敏度。紫外检测器最小检测限可达 10^{-9} g，而荧光检测器最小检测限可达 10^{-12} g。

与气相色谱法相比，高效液相色谱法主要具有以下优点：①不受试样的挥发性和热稳定性的限制，应用范围广；②可选用不同性质的各种溶剂作为流动相，而且流动相相对分离的选择性有很大作用，因此分离选择性高；③一般在室温条件下就可进行分离，不需要高柱温。

高效液相色谱法已广泛应用于各种药物及其制剂的分析测定，尤其在生物样品、中药等复杂体系的成分分离中发挥着极其重要的作用。随着与质谱、核磁共振波谱等联用技术的发展，高效液相色谱法的应用将愈加广泛，目前，已广泛地应用于医药卫生、环境监测，以及食品检测等领域。

一、高效液相色谱法的分类

高效液相色谱法的主要类型与经典液相色谱法相似。按固定相的聚集状态分为液液色谱法和液固色谱法两大类。按分离机制则分为分配色谱法（partirion chromatography）、吸附色谱法（adsorption chromatography）、离子交换色谱法（ion exchange chromatography）和分子排阻色谱法（molecular exclusion chromatography）4 类基本类型色谱法。除此之外，高效液相色谱法还包括许多与分离机制有关的色谱类型，如亲和色谱法（affinity chromatography）、手性色谱法（chiral chromatography）、胶束色谱法（micellar chromatography）、电色谱法（electrochromatography）和生物色谱法（bio-chromatography）等。目前高效液相色谱法中最常用的固定相是化学键合相，故又将这些方法称为化学键合相色谱法。

化学键合相是通过化学反应将有机基团键合在载体表面构成的固定相，简称键合相（bonded phase）。以化学键合相为固定相的色谱法称为化学键合相色谱法，简称键合相色谱法（bonded phase chromatography）。由于键合相性质非常稳定，在使用过程中不易流失，还可以将各种不同极性的基团键合到载体表面，因此，化学键合相色谱法几乎适用于所有类型化合物的分离分析，是应用最广的色谱法，在 HPLC 中占有极其重要的地位。

根据化学键合相与流动相极性的相对强弱，键合相色谱可分为正相（normal phase，NP）和反相（reversed phase，RP）键合相色谱法。

二、高效液相色谱仪的基本工作原理

高效液相色谱仪如图6-1所示，是由溶液储液瓶、高压泵、进样系统、色谱分离柱、检测器和数据处理系统几部分组成。

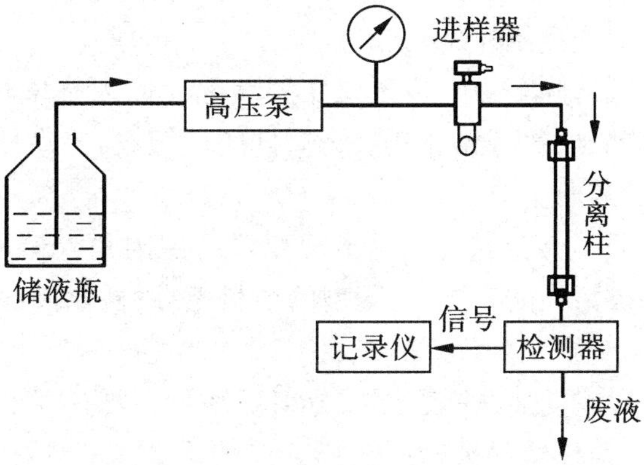

图6-1 高效液相色谱仪结构

高压泵从溶液储器中抽走流动相，流经整个仪器系统，形成密闭的液体流路。样品通过进样系统注入色谱分离柱，在柱内进行分离。柱流出液进入检测器，使已被分离的组分逐一被检测器收集，并将响应值转变为电信号后经放大被数据处理系统记录色谱峰，通过数据处理系统对记录的峰值进行存储和计算，从而完成整个分析过程。

液相色谱仪的色谱分离是依靠色谱柱进行的。研究证明：物质的色谱过程是指物质分子在相对运动的两相(液相和固相)中分配“平衡”的过程。液相色谱是以具有吸附性质的硅胶颗粒为固定相，各种洗脱液为流动相。当液体样品在载体流动相的推动下，在固-液两相间做相对运动时，由于各组分在两相中的分配系数(K)不同，则使各自的移动速度不同，即产生差速迁移。各组分在两相间经过多次分配，从而达到使混合物分离的目的。

$$K=\frac{\text{溶质在固定相中的浓度}}{\text{溶质在流动相中的浓度}}$$

上式反映了物质在两相中进行吸附、解吸、再吸附、再解吸……过程中，由于在两相中浓度的不同，而存在分配系数上的差异。分配系数及其差异是引起各组分在液相色谱柱分离的根本原因。

三、高效液相色谱常见问题、故障及对策

1. 柱压升高　通常是因为色谱柱入口接头的“U”形滤片被流动相或样品中颗粒堵住。样品组分在滤片上沉积堵住滤片。应卸下入口接头的滤片，使用1∶1的硝酸溶液超声清洗5 min，再用水、甲醇清洗。样品及流动相使用0.45 μm滤膜除去微量杂质。使用流动相作为溶剂配制样品。

2. 旧色谱柱柱效低，分离不好，柱入口床层塌陷　原因是填料被流动相溶蚀而流失。应用同型填料填补，柱效可部分恢复。对硅胶质填料，流动相pH值应在2～7范围内，否则填料可能被溶蚀。

3. 旧色谱柱柱效低，分离不好，有时出现双峰　原因是入口填料被污染所致。应用强溶剂冲洗。刮除被污染的床层，用同型的填料填补，柱效可部分恢复。污染严重，则应废弃或重新填装。

4. 色谱柱使用一段时间后，柱效下降，分离不好　主要有两个原因，一是柱填料被流动相溶解而流失；二是柱填料被样品污染。应使用预柱。如柱床层塌陷，用相同型号填料填补或推荐使用保护柱，或用强溶剂冲洗色谱柱除去污染杂质。

5. 新色谱柱接到仪器上后，柱头漏液　因为色谱柱接头与仪器之间连接管的压环变形量不够。用扳手顺时针方向拧紧1/4圈直到不漏液为止。

6. 新色谱柱接到仪器上后，启动仪器没有柱压降　因为色谱柱放置时间过长，柱内充装的液体已挥发干。继续开泵，用流动相将色谱柱内气体置换掉。

7. 新色谱柱接到仪器上，检测器出口不断有小气泡出现　因为色谱柱放置时间过长，柱内充装的液体已挥发干。继续开泵，用流动相将色谱柱内气体置换掉；流动相脱气不彻底，特别是甲醇-水体系，由于氢键作用很容易出现气泡。配制好流动相后一定要进行脱气处理。

8. 进样量增大与峰面积增加不成正比，即进样量与峰面积不是线性关系　通常是因为样品在流动相中的溶解度小，只有部分样品被流动相冲入色谱柱中，而另一部分则沉积在柱入口端。应用流动相溶解样品，样品溶液的浓度不宜太大，进样量不宜过大。

9. 使用缓冲液作流动相时，柱压降升高很快　这是因为霉菌生长所致。应在流动相中加入有毒物质或加叠氯化钠防止霉菌生长，并在实验结束后先用纯水，后用CH_3OH各冲洗20～30 min后关机。

10. 新柱柱效低　通常是因为柱外死体积大，样品在流动相中溶解不好，影响传质过程。应更换连接管，重新连接色谱柱，降低死体积。使用合适的流动相或使用流动相溶解样品。

11. 色谱峰脱尾　色谱分析中经常见到色谱峰脱尾现象，特别是用过的柱子，其主

要原因是：柱效下降、筛板堵塞、床体塌陷、柱头污染、进样超载、流动相不匹配、柱外效应等。为防止柱头堵塞污染，使用中最好加保护柱，如果柱头被污染，可用强溶剂反冲色谱柱，会恢复部分柱效。样品最好用流动相稀释，防止谱峰变形、样品沉淀及出现大溶剂峰。与高效液相色谱仪有关的柱外效应，如：流路的管线过长、检测器流通池的体积过大，也会使色谱峰脱尾，应尽量选择细内径的短连接管、小体积检测池。另外，流动相中加入三乙胺，三乙胺又称扫尾剂，具有防止色谱峰拖尾的作用。

12. 基线噪声较大　对于紫外检测器，氘灯光源打开后要预热 30 min 以上，基线才能稳定。

氘灯用的过久，接近寿命期时（氘灯的寿命约 1 000 h），会使基线噪声明显增加，应及时更换氘灯。除光源外，流路中的气泡也会产生噪声。

怎样判断基线噪声增大是由于光源灯的老化还是来自流路中的气泡呢？可将泵关上，继续走基线，如果噪声立即停止，基线呈一条直线，说明基线噪声来自流动相中的气泡，应设法排气；若停泵后仍有噪声出现，应考虑是灯的问题。

13. 检测器污染　管道污染阻塞是检测器常见故障。当流动相用了缓冲盐，更换流动相又不及时，常会在检测器管路中产生沉淀，可先用 5 倍柱体积的水冲洗，再用 10 倍柱体积的乙腈冲洗，再用 50 倍的柱体积的异丙醇冲洗，最后换上反相流动相平衡。

当检测器管路堵塞时，可表现为柱压升高，此时，应和柱头堵塞相区分。可断开柱子，直接接检测器，如泵压仍较高，可判断压力升高是由于检测器管道堵塞造成。检测器进口是常发生阻塞的地方，正向冲洗效果常不明显，可将检测器进出口管道对调，用 6 mol/L 硝酸溶液反冲检测器，能很快将阻塞冲开，但要注意用低流速冲洗，观察压力变化。

检测池阻塞和污染多见紫外检测器。池阻塞也可用上述方法反冲，一般都能疏通。通常，池阻塞的故障比较少见，而池污染常发生，如不干净的样品在池窗上积聚等，都会造成检测池污染。表现为基线噪声增大，仪器灵敏度下降。可用注射器依此回抽异丙醇、6 mol/L 硝酸，要小心操作，将池中的污物冲洗干净，最后用 100 mL 纯水正向冲洗检测池。反向冲洗还可防止检测池渗漏。对于电化学检测器，要注意维护工作电极表面的清洁度，当检测器检测了大量较脏的样品（如血浆、尿液）或用得过久，应用化学法或物理抛光法对电极表面进行清洁，可提高检测灵敏度，但要注意，最后一定要用纯水冲洗干净，不要带来其他污染。

四、如何保养色谱分离柱

作为 HPLC 分离过程的核心，稳定、高效的色谱柱和固定相是建立适应范围广、重现性好的分析方法的基本保证。

1. 及时冲洗色谱柱。每次分析工作结束时,冲洗完缓冲盐后,最后要过渡到用强溶剂冲洗色谱柱,如可用色谱纯甲醇、乙腈冲洗反相 C18 柱,目的是冲去吸附在柱上的强保留组分。如果用甲醇-水为流动相也应这样冲洗色谱柱,在一定程度上可恢复柱效,定期冲洗和再生色谱柱。

2. 做好样品纯化,最大限度减少柱的污染。样品纯化的程度越高,色谱柱的寿命就越长。反之,分析没有纯化的样品,色谱柱柱效下降较快。建立一个理想的色谱分析方法应该有一个有效的样品前处理方法,特别是在分析血浆和尿液样品时,要特别注意样品的纯化,尽量使处理后的样品中杂质(如大分子蛋白、有机物等)降到最低,保护色谱柱。

3. 提取纯化后的样品最好用流动相来溶解,一方面减少色谱图中的溶剂峰干扰,另一方面也是检查样品在流动相中的溶解性。如果样品进样后在流动相中沉淀,会堵塞进样器和柱头,甚至样品分解,出现异常峰。如果出现样品与流动相不溶,要设法改变溶解条件,如更换样品溶剂;改进处理样品的方法;过滤,去除不溶性物质等。

(王丽丽)

参考文献

[1]柴逸峰,邸欣. 分析化学[M]. 北京:人民卫生出版社, 2016.

[2]杭太俊. 药物分析[M]. 北京:人民卫生出版社, 2016.

[3]赵敏,吴方迪,何雅娟. 液相色谱仪检定规程:JJG 705-2014[S]. 北京:中国计量出版社,2014.

[4]胡树国,金美兰,盖良京. 气相色谱仪检定规程:JJG 700-2016[S]. 北京:中国计量出版社,2016.

[5]王玮. 工业气相色谱仪简介及案例分析[J]. 有色冶金设计与研究,2018,39(6):92-95.

[6]朱良漪. 分析仪器手册[M]. 北京:化学工业出版社,1997.